当代口腔系列丛书

李小兵 主编　朱敏 等 副主编

儿童口腔早期矫治：
基础、原则、策略

Contemporary Early Orthodontic Treatments:
The Basic Concepts, Essential Principles, Treatment Strategies

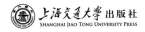
上海交通大学出版社
SHANGHAI JIAO TONG UNIVERSITY PRESS

内容提要

什么是错殆畸形早期矫治？错殆畸形为什么要早期矫治？为什么可以早期矫治？早期矫治应遵循的理论是什么？本专著从颅面殆的生长发育、口腔功能生长发育的角度对儿童口腔早期矫治的临床矫治理论及技术进行阐述，回答这些儿童口腔早期矫治的核心问题。

专著分别对颅面殆生长发育规律、儿童错殆畸形早期矫治的生物学基础、早期矫治的基本原则，以及早期矫治的临床治疗策略进行论述。明晰儿童生长发育规律对口腔早期矫治的决定性作用，儿童口腔早期矫治必须在深入了解儿童生长发育规律的基础上开展。结合临床病例，专著提出了儿童各类错殆畸形早期矫治的治疗原则、矫治时机，以及临床适应证选择。

专著是一本从儿童生长发育出发，全面论述儿童口腔早期矫治理论与技术的论著。其目的旨在厘清思路、明辨对错、夯实基础，从而提升我国儿童口腔早期矫治的理论与临床水平，促进我国儿童口腔早期矫治学科建设及临床矫治的高水平发展。

图书在版编目（CIP）数据

儿童口腔早期矫治：基础、原则、策略 / 李小兵主
编；朱敏等副主编. -- 上海：上海交通大学出版社，
2024.10（2024.12重印）--（当代口腔）. -- ISBN 978-7-313-31666-0
Ⅰ . R783.5
中国国家版本馆 CIP 数据核字第 2024LQ2424 号

儿童口腔早期矫治：基础、原则、策略
ERTONG KOUQIANG ZAOQI JIAOZHI: JICHU、YUANZE、CELÜE

主　　编：李小兵		副 主 编：朱敏 等	
出版发行：上海交通大学出版社		地　　址：上海市番禺路 951 号	
邮政编码：200030		电　　话：021-64071208	
印　　制：四川省平轩印务有限公司		经　　销：全国新华书店	
开　　本：787mm×1092mm　1/16		印　　张：32	
字　　数：640 千字			
版　　次：2024 年 10 月第 1 版		印　　次：2024 年 12 月第 2 次印刷	
书　　号：ISBN 978-7-313-31666-0			
定　　价：398.00 元			

儿童早期矫治

"在儿童生长发育期，利用生长发育潜力，以期达到更协调、稳定的颅面颌形态结构关系和咬合发育的正畸治疗。"

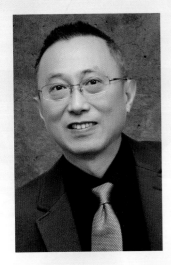

李小兵

教授/主任医师
硕士研究生导师
现任四川大学华西口腔医学院
儿童口腔科儿童早期矫治专科主任

主编简介

担任国家卫生健康委员会医院管理研究所"儿童早期矫治规范化诊疗项目"执行主任委员，中华医学会儿科学分会口腔医学学组组长，中华医学会儿科学分会中国青少年隐形矫治专家组组长，中华口腔医学会儿童口腔医学专委会常委，四川省口腔医学会儿童口腔专委会副主任委员，四川省口腔医学会口腔正畸学专委会常委，贵州省人民政府"医疗卫生援黔专家团核心专家"，国际牙医师学院院士，四川省侨联特聘专家委员会特聘专家，英国爱丁堡皇家外科学院海外院员（2002—2005），《口腔疾病防治》《中国实用口腔科杂志》编委，《中华口腔医学杂志》《华西口腔医学杂志》《国际口腔医学杂志》审稿专家。

从事儿童牙殆畸形的预防矫治、阻断性矫治及综合矫治30余年，主研方向是儿童错殆畸形矫治的临床技术与理论研究。开创性提出"咬合发育管理——儿童错殆畸形的全面矫治"的全新理念，并在正畸矫治与矫形的基础上创新性提出基于牙弓/牙槽骨发育的"牙槽骨塑形矫治理论"，创建我国第一个儿童早期矫治专科，为我国儿童错殆早期矫治领域领军人物。

承担1项国家出版基金项目、11项省市级科研课题、1项国际合作课题、1项临床GCP研究；荣获中华医学科技奖三等奖1项，四川省科技进步一、二、三等奖各1项，四川大学科技进步二等奖1项，成都市科技进步二、三等奖各1项。作为第一作者或通讯作者发表80余篇核心期刊论文和SCI论文。主编《中国儿童错殆畸形早期矫治专家共识及病例解析》《当代儿童正畸治疗经典应用》《中国青少年隐形矫治专家共识2018》《中国青少年隐形矫治专家共识》《儿童口腔科诊疗与操作规范常规》5部专著；主审《儿童口腔早期矫治》1部专著；副主编《口腔正畸，隐适美隐形矫治技术》1部专著；参编《华西口腔住院医师手册（第一版）》《华西口腔住院医师手册（第二版）》《中华口腔科学》《无托槽隐形矫正技术病例荟萃》《口腔正畸学——基础、技术与临床》《牙颌面畸形的功能矫治形》《华西儿保余妈妈告诉你生长发育那些事儿》等学术专著。其中《当代儿童正畸矫治经典应用》获得"2022四川好书"及国家出版基金资助项目2022年绩效考评优秀项目。获国家发明专利6项、国家实用新技术专利5项。入选2013年成都商报评选的成都"好医生"百强、2013年华西都市报评选的"榜样中国·我心目中的四川名医（口腔科）"上榜名医、2016年成都商报评选的"寻找成都的世界高度——打造城市医学名片"上榜名医。

◆ 前 言 ◆

  儿童错𬌗畸形的早期矫治是当今口腔医学界的热点。随着我国社会经济的高速发展，患者和家长对于儿童错𬌗畸形的重视程度越来越高，对口腔早期矫治的需求持续增加。这种临床治疗需求的增加，一方面促进了儿童口腔早期矫治的快速发展，但另一方面也对儿童口腔早期矫治临床提出了更高的挑战：错𬌗畸形为什么要早期矫治？为什么可以早期矫治？早期矫治应遵循的理论原则是什么？如何定义儿童口腔早期矫治的临床治疗？如何把握儿童口腔早期矫治时机？如何规范开展儿童口腔早期矫治？这些问题均是确保儿童口腔早期矫治健康发展的关键问题，是从事儿童口腔早期矫治的医生必须明确回答的问题。

  本书试图从正畸矫治的基础逻辑上初步回答儿童口腔早期矫治"to be or not to be"的问题，旨在为我国儿童口腔早期矫治医生提供可参考的理论基础。

  首先，追本溯源，本书从颅面𬌗的生长发育基本规律开始，着重论述与错𬌗畸形发生发展相关的颅面𬌗生长发育规律，阐述错𬌗畸形发生发展的病因与机制，并开始回答"为什么要、为什么可以早期矫治"等早期矫治的核心问题。基因通过蛋白质的合成来完成遗传表达，表观遗传学认为"基因并非遗传颅面𬌗生长发育的唯一决定因素，环境也调控颅面𬌗的生长"，错𬌗畸形是遗传和环境共同作用的结果。这从根本上确立了儿童口腔早期矫治学科的合理性。本书从遗传到环境，梳理颅面𬌗生长发育的调控理论，以分析基于颅面𬌗生长发育调控理论的儿童口腔早期矫治临床技术与颅面𬌗生长发育规律的关系，建立儿童口腔早期矫治的理论基石。从宏观上看，儿童口腔早期矫治是在颅面𬌗结构框架里的临床治疗，早期矫治是有限度的，它不是改变颅面𬌗的遗传框架的治疗。掌握颅面𬌗生长发育规律，这是开展儿童口腔早期矫治的基础。

其次，不同于恒牙列期的正畸综合矫治，儿童口腔早期矫治是在颅面𬌗生长发育期的矫治，是利用生长发育的矫治，其目的是追求疗效更稳定、功能更健康、颅面𬌗更美观协调的矫治。抓住儿童颅面𬌗生长发育的时期，最大限度地发挥颅面𬌗正常发育的潜力，这将有助于临床最大限度地控制错𬌗畸形的发生发展。本书系统论述了颅面𬌗不同软硬组织器官的生长发育过程、不同口腔/全身功能发育过程，以使读者全面掌握与错𬌗畸形相关的生长发育知识，更合理地规划口腔早期矫治临床目标，达到全面管理儿童颅面𬌗正常生长发育的目的。例如，本书初步探讨儿童身姿体态的发育与口腔早期矫治的相关性，虽然身姿体态对错𬌗畸形早期矫治不是最直接的决定因素，但表明了当代早期矫治的理论已经更综合全面，早期矫治也不再仅仅是牙及颌骨的问题，更宽纬度的思考将促进口腔早期矫治向更高水平发展。儿童口腔早期矫治的主要目的是降低错𬌗畸形发病率，降低错𬌗畸形对儿童颅面𬌗功能美观的影响。在颅面𬌗生长发育的不同阶段，应用各类临床矫治技术，有效利用儿童生长发育不同阶段的生长潜力，避免无效的过度治疗，高效达到早期矫治预防、阻断错𬌗畸形的目的，这是儿童口腔早期矫治的原则。

再次，错𬌗畸形的发生发展涉及颅面𬌗硬组织（包括颌骨、牙等）、口腔功能、颌面神经肌肉系统功能、身姿体态发育等内容，临床矫治的技术思路应是全面和系统的治疗。编者从自己的早期矫治临床研究出发，提出了各类错𬌗畸形早期矫治的策略：如"基于口腔功能发育的早期矫治策略""口腔软组织功能异常的早期矫治策略""儿童常见错𬌗畸形的早期矫治原则""牙弓/牙槽骨发育异常的早期矫治策略""牙发育异常的早期矫治策略"，以及"基于颌面生长发育的早期矫治策略"等，期望能为广大儿童口腔早期矫治医生提供明晰的治疗思路。儿童错𬌗畸形的复杂性与多变性决定了儿童口腔早期矫治的不确定性。编者抛砖引玉，希望借助本书厘清儿童口腔早期矫治思路、明辨早期矫治的适应证和禁忌证，从而进一步提高我国儿童口腔早期矫治临床规范化治疗水平，促进我国儿童口腔早期矫治学科的健康发展。选择正确、有效的早期矫治临床适应证、矫治时机及技术路径，这是儿童口腔早期矫治的策略。

本书共十一章，从颅面𬌗生长发育的基础出发，遵循儿童口腔早期矫治应顺应颅面𬌗生长发育的原则，思考儿童早期矫治的理论及技术策略，力图夯实儿童口腔早期矫治学科发展基础，展现儿童口腔早期矫治临床理论与技术的发展方向，希望能为我国儿童口腔早期矫治学科的发展、为我国儿童口腔健康事业的发展贡献作者的绵薄之力。

感谢本书的特邀编委，感谢各位编委为本专著付出的努力！

感谢四川大学华西口腔医学院邹静教授、郑黎薇教授、周媛博士对本专著的支持与帮助！

感谢米拉·巴合提、盛丽、宫惠敏、杨君君医生在专著病例整理中付出的努力！

祝我国儿童健康成长，"儿童强、中国强"！

李小兵

四川大学华西口腔医学院

2024年06月于成都

目　录

第四章　儿童口腔功能发育及对颅面骀生长发育的影响

第七章　儿童常见错殆畸形的临床表现及矫治策略

第八章 基于咬合发育的儿童早期矫治策略与时机

第九章 基于牙弓生长发育的儿童早期矫治策略与时机

第十章　基于颌面生长发育的儿童口腔早期矫治策略与时机

第十一章　儿童口腔早期矫治的颜貌美学

绪　论

　　理想的上下牙咬合关系，不仅仅靠牙的正常萌出与替换，还与正常的上下颌骨协调与平衡的发育、与面部邻接的颅骨（包括颅顶和颅底）及鼻的正常发育、口腔功能/口周软组织正常功能与发育，以及全身发育、身姿体态等因素有关。颅面𬌗各部分的生长发育相互关联、相互影响，这个交互关联且复杂综合的系统是咬合关系是否正常的相关决定因素，不同阶段的颅面𬌗的生长发育相互影响，造就了最终个体的特性化的咬合关系（见图0-1）。

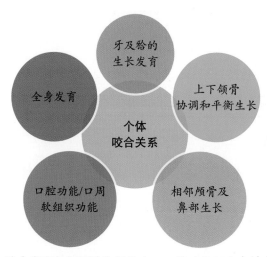

图0-1　咬合发育与颅面𬌗生长发育、口腔功能及全身健康的关系

　　Proffit WR认为，错𬌗畸形不是一种"病"，它是偏离了正常发育轨道的咬合异常变化（The malocclusion is not a disease, but defined as a developmental variation of the normal occlusion）（见图0-2）。错𬌗畸形早期矫治就是要预防与阻断这种咬合异常变化的"偏差"的形成，降低错𬌗畸形发病率和严重程度。

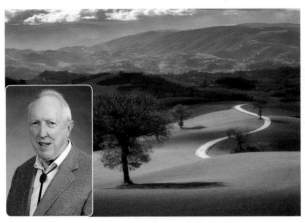

图0-2　Proffit WR：错𬌗畸形是咬合发育的"偏差"

Andrews LF理想口颌面六要素理论（the six elements of oralfacial harmony）包括上下颌骨矢状向、横向和垂直向三维关系、上下牙弓形态大小、上下咬合接触关系，以及颏的形态（见图0-3）。

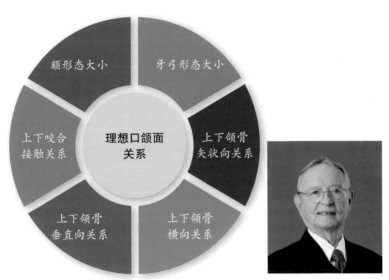

图0-3　Andrews LF 理想口颌面六要素理论

从胚胎期到新生儿、从婴儿到幼儿、从幼儿到儿童、从儿童到青少年，个体颅面𬌗表现出每个生长发育时期的特定规律，影响上下牙咬合发育，形成个体特有的儿童/青少年颅面形态（见图0-4）。

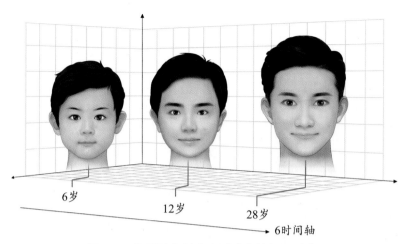

图0-4 颅面骀生长发育形成个体颅面形态

颅面骀作为相互关联的复合体，其生长发育规律既有与全身各系统发育的相互作用的整体性，也有其局部生长控制的特殊性。通过骨性和结缔组织连接的颅面骀，其相互影响、平衡、代偿的生长造就了个体颅面骀形态。儿童颅面骀生长发育规律不仅是正畸临床治疗的必备基础知识，更是解读儿童错骀畸形早期矫治的密码，实现临床高效预防/阻断颅面骀畸形、引导正常颅面骀生长、达到更好矫治目的的早期矫治必经途径（见图0-5）。

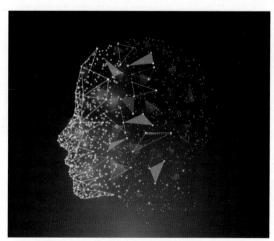

图0-5 儿童早期矫治临床方法的密码

（李小兵）

第一章

儿童口腔早期矫治相关颅面𬌗的解剖及功能结构

一、口腔解剖和功能

（一）口腔解剖和功能

1. 口腔解剖

口腔前壁为上下唇，侧壁为颊，上壁为腭，下壁为舌和舌下区。口腔前方经上下唇间的口裂与外界相通；后方经咽门与口咽部相延续。整个口腔由上下颌牙列、牙龈及牙槽黏膜分为前外侧的口腔前庭和后内侧部的固有口腔（见图1-1-1）。口腔前庭是位于唇、颊与牙列、牙龈及牙槽黏膜之间的U形的潜在腔隙。

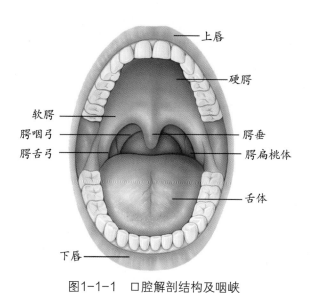

图1-1-1　口腔解剖结构及咽峡

2. 口腔功能

口腔功能包括咀嚼、吞咽、辅助呼吸、语言以及感觉。

（1）口腔咀嚼功能。

随着牙齿的萌出及殆的建立，吮吸活动逐渐变成咀嚼运动。食物先在前牙进行切咬，然后由舌、颊、唇运送到后牙，进行反复捣碎和磨细，与唾液混合形成食团吞咽入胃，然后又开始下一次的切咬和多次的捣碎磨细过程。咀嚼过程中，牙齿有不易察觉的轻微动度，可以促进压力区牙槽骨和牙髓的血液循环。咀嚼时，牙面与牙面、牙面与食物之间的磨耗可以减少建殆初期少数牙的早接触或殆干扰。咀嚼肌的功能性收缩对牙列、颌、面、颅底的组织有刺激作用，可以维持和促进殆、颌、面的正常生长发育。因此，婴幼儿乳牙萌出后应给予富有纤维的、粗糙耐嚼的食物咀嚼，刺激殆、颌、面的正常生长发育（见图1-1-2）。

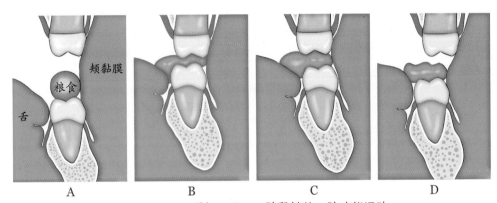

图1-1-2　咀嚼与吞咽——阶段性的口腔功能运动

A. 放在牙列的食团；B. 垂直咬合，咬碎食团；C. 颊肌紧贴牙齿，避免食团掉入颊侧，食团溢出到牙齿与舌头之间，并且与唾液混合；D. 舌头再把混有唾液的食团放回牙齿上。

（2）口腔吞咽功能。

吞咽是由多种咽肌参与的反射性协同运动，由吞咽中枢控制。吞咽可分为口腔相、咽腔相、食管相三个阶段。

①口腔相阶段（食团由口至咽），食物由于颊肌和舌的作用被移到舌背部分，然后舌背前部紧贴硬腭，食团被推向软腭后方而至咽部，这个过程是随意的。

②咽腔相阶段（食团由咽至食管上段），当食团经软腭入咽时，刺激了软腭部的感受器，引起一系列肌肉反射性收缩，结果鼻咽通路以及咽与气管的通路被封闭，呼吸暂停，食管上口张开，于是食团从咽被挤入食管。这个过程进行得很快，通常仅需0.1秒。

③食管相阶段（食团由食管下行至胃），个体通过口腔和食管吞咽时，会厌覆盖喉口，防止食物进入下呼吸道。食团进入食管后，引起食管蠕动，将食团经贲门推送入

胃。食管蠕动是食管肌肉的顺序舒张和收缩形成的一种向前推进的波形运动。在食团的上端为收缩波，下端为舒张波，舒张波和收缩波不断向下移动，食团也逐渐被推送入胃（见图1-1-3）。

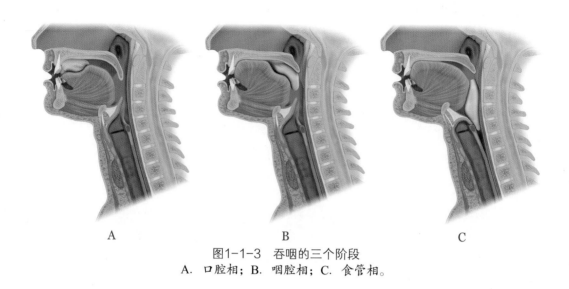

A   B   C

图1-1-3　吞咽的三个阶段
A. 口腔相；B. 咽腔相；C. 食管相。

（3）口腔辅助呼吸功能。

当正常的鼻腔通道部分或完全被阻塞，鼻部出现通气障碍无法呼吸时，可以通过口腔进行呼吸（见图1-1-4）。但口呼吸不是正常的呼吸，长期口呼吸会导致一系列错𬌗畸形，可表现为上牙弓狭窄、腭盖高拱、上前牙前突或者上颌拥挤、唇部外翻、开唇露齿、下颌后缩等。

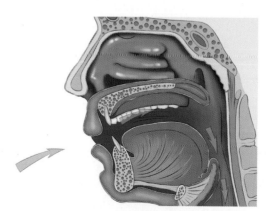

图1-1-4　口腔辅助呼吸功能

（4）口腔语言功能。

语言是人类的一种特殊功能，是人类交流的基本方式。语言的产生需要发音和构音共同完成。声带发音是在呼吸时肺和胸壁收缩，使肺内空气通过声门，由于气流的冲撞及摩擦，再使声带振动而发出声波。声波通过咽腔、鼻腔和口腔时，产生共鸣作用，随着口腔器官（如舌、软腭、硬腭、牙齿、上唇和下唇）的变化，声音得到加工、调整，会形成唇齿音、舌前音、舌中音和舌后音等，从而形成语音。口腔参与发音，也是语音的共鸣器官，当口腔发生疾病，甚至出现口腔器官缺损、畸形时，语言功能会延缓发育甚至出现障碍（见图1-1-5）。

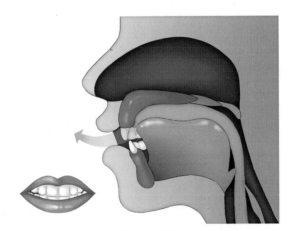

图1-1-5　口腔——语音的共鸣器官

（5）口腔感觉功能。

口腔的感觉包括浅感觉和深感觉（本体感觉）。

口腔浅感觉包括一般的痛觉、温度觉、触压觉和口腔特有的味觉。味觉是口腔的特殊感觉。味觉的感受器称为味蕾，主要位于舌的菌状乳头、轮廓乳头和叶状乳头内，部分也会分布于会厌、软腭和咽后壁等处的黏膜上皮，味觉感受器能感受酸、甜、苦、咸等不同的刺激和变化。味觉还能刺激唾液分泌、促进食欲，有助于消化（见图1-1-6）。

口腔深感觉主要是牙周本体感觉，主要感受牙的动度、反射性调节咬合力。

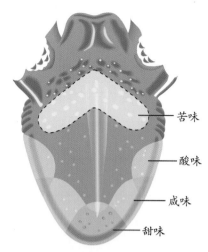

图1-1-6　位于舌的菌状乳头、轮廓乳头和叶状乳头内的味蕾感受味觉，是口腔特殊浅感觉

（二）咽的解剖与功能

上呼吸道由鼻、咽、喉组成，鼻/咽/喉参与了口腔呼吸、吞咽、语音等功能。

（1）鼻对吸入气体有过滤、保湿、加温作用。

（2）咽是呼吸系统和消化系统的共同通路。

（3）喉是发音的主要器官（见图1-1-7）。

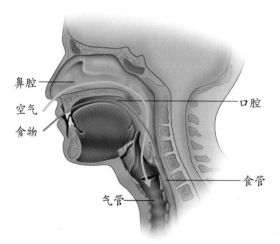

图1-1-7　鼻/咽/喉参与了口腔呼吸、吞咽、语音等功能

　　咽位于第1-6颈椎前方，上端始于颅底，下端止于第6颈椎下缘或环状软骨下缘平面，成人全长约12 cm。咽的前壁不完整，自上而下以腭帆游离缘和会厌上缘平面为

界，分为鼻咽、口咽和喉咽三部分（见图1-1-8）。

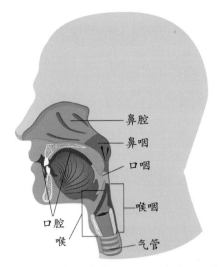

图1-1-8　咽部分为鼻咽、口咽和喉咽三部分

1. 鼻咽解剖结构与功能

（1）鼻咽的解剖结构。

鼻咽是咽的上部，又称上咽，位于鼻腔后方，向前经鼻后孔通鼻腔。

（2）腺样体。

鼻咽部上壁后部的黏膜下有丰富的淋巴组织聚集，呈橘瓣状，称咽扁桃体，又称腺样体，是咽淋巴环内环的组成部分，属于免疫器官，含有各个发育阶段的淋巴细胞，对侵入机体的各种有害物质具有积极的防御作用。

腺样体自人出生后即存在，幼儿时期较发达，6—7岁时最显著，一般10岁以后逐渐退化萎缩，到成人则基本消失。腺样体肥大是腺样体常见的病理性改变，主要是遗传、感染及环境等因素引起的腺样体持续增生。肥大的腺样体组织可部分或完全对上气道形成阻塞，影响呼吸的通畅性，进而影响儿童睡眠结构和睡眠质量（见图1-1-9）。而气道变窄、呼吸不畅会导致睡眠时发出鼾声、张口呼吸。长期张口呼吸，可影响儿童口颌面骨发育，出现"腺样体面容"，表现为上颌骨变长、腭盖高拱、牙列不齐、上切牙突出、唇厚、缺乏表情等。气道阻塞严重时还会引起儿童反应迟钝、认知功能下降等严重并发症，腺样体肥大常伴有腭扁桃体肥大（见图1-1-10）。

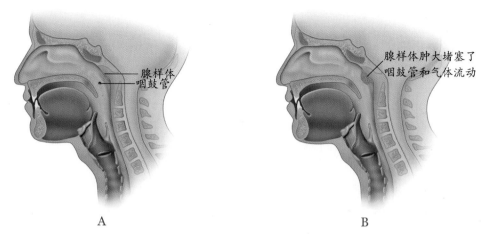

图1-1-9 腺样体及腺样体肿大
A. 腺样体；B. 腺样体肿大阻塞上气道。

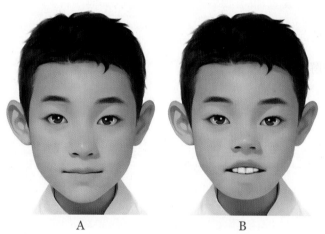

图1-1-10 常见的腺样体面容
A. 正常儿童面容；B. 儿童腺样体面容。

2. 口咽部解剖结构与功能

口咽又称中咽，是口腔向后方的延续部，位于软腭与会厌上缘平面之间。会厌正中壁与两外侧壁间形成两浅窝称为会厌谷，是异物容易滞留的部位。口腔上方的悬雍垂、软腭游离缘，与下方的舌背、两侧舌腭弓和咽腭弓共同构成的一个环形狭窄部分称为咽峡。

舌腭弓与咽腭弓之间为扁桃体窝，腭扁桃体位于其中（见图1-1-11）。扁桃体是咽淋巴组织中最大者，6—7岁时淋巴组织增生形成，由于扁桃体因接触外界变应原机会较多，可呈生理性/病理性肥大，中年以后逐渐萎缩。

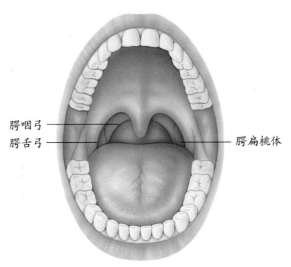

腭咽弓

腭舌弓

腭扁桃体

图1-1-11　口咽部解剖结构图示

3. 喉咽的解剖与功能

（1）喉咽的解剖。

喉咽是咽的最下部，又称下咽，稍狭窄，上起自会厌上缘平面，下至第6颈椎体下缘平面与食管相续。该部位可见梨状隐窝和喉口。

（2）喉咽功能。

喉是发音的主要器官。咀嚼吞咽时，会厌覆盖喉口，防止食物进入下呼吸道（见图1-1-3C）。

（李小兵　任彦洁）

二、颅面骨的解剖结构

除中耳的3对听小骨外，颅骨共有23块（见图1-2-1）。以眶上缘、外耳门上缘和枕外隆凸连线为界，将颅分为脑颅和面颅。

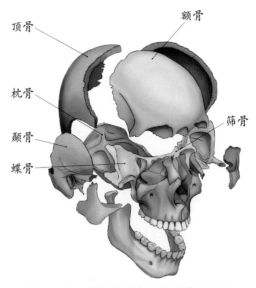

图1-2-1　颅骨的形态及相对位置关系

（一）脑颅部骨的解剖结构

颅骨包括成对的顶骨及颞骨，不成对的额骨、枕骨、蝶骨及筛骨，共8块。

1. 顶骨

顶骨于前方经冠状缝与额骨相连，内侧经矢状缝与对侧顶骨相连，后经人字缝与枕骨相连（见图1-2-2）。从新生儿颅顶观察可见颅顶各骨尚未发育完全，各骨间由纤维组织膜相连，在多骨交汇处间隙较大，此处的膜称为颅囟。额骨与双侧顶骨交汇处，呈菱形的为前囟（额囟），而位于双侧顶骨后上角与枕骨交汇处，呈三角

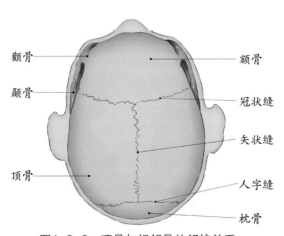

图1-2-2　顶骨与相邻骨的邻接关系

形的为后囟（枕囟）。后囟多在新生儿出生不久后关闭，而前囟则在1.5—2岁时闭合（见图1-2-3）。

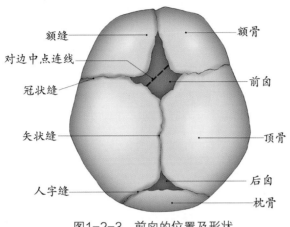

额缝　　额骨
对边中点连线
冠状缝　　前囟
矢状缝　　顶骨
后囟
人字缝　　枕骨

图1-2-3　前囟的位置及形状

颅腔的体积通过颅骨骨缝的成骨作用，以及外表面形成新骨、内表面吸收旧骨而逐渐增大从而适应脑组织的体积变化。新生儿脑颅远大于面颅，随着年龄增长，咀嚼和呼吸器官（尤其是鼻旁窦）的发育使成年时脑颅占全颅的比例由7/8降至3/4。

2. 颞骨

颞骨以外耳门为中心分为鳞部、鼓部和岩部，鳞部前下方的颧突与颧骨的颞突形成颧弓，颧突后下方为下颌窝，窝前缘的隆起为关节结节（见图1-2-4）。下颌窝及关节结节与下颌骨的髁突共同组成颅骨之间唯一可动关节——颞下颌关节。

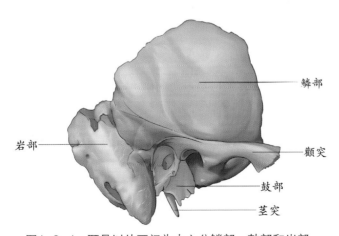

鳞部
岩部　　颧突
鼓部
茎突

图1-2-4　颞骨以外耳门为中心分鳞部、鼓部和岩部

3. 额骨

额骨位于脑颅的前上方，分额鳞、眶部和鼻部三部分。额鳞内含额窦开口于鼻腔，为鼻旁窦之一；眶部呈水平薄板向后构成眶上壁；鼻部位于两侧眶部之间，与筛骨和鼻骨相连（见图1-2-5）。

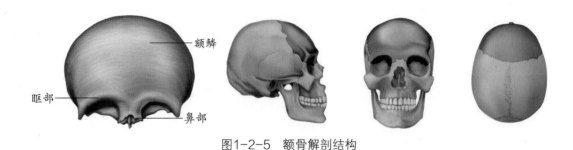

图1-2-5　额骨解剖结构

4. 枕骨

枕骨位于颅的后下部，按枕骨大孔将其分为基底部、枕鳞和侧部（见图1-2-6）。

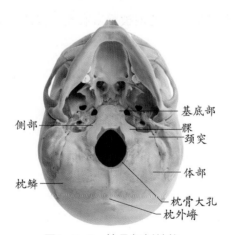

图1-2-6　枕骨解剖结构

5. 蝶骨

蝶骨呈蝴蝶形位于颅底部，前有额骨、筛骨，后有颞骨、枕骨，分为体、大翼、小翼和翼突四部分（见图1-2-7），体部内含筛窦，为鼻旁窦之一。

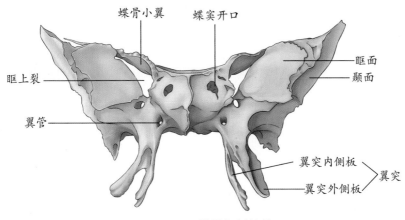

图1-2-7　蝶骨解剖结构

6. 筛骨

筛骨位于眼眶、额骨与蝶骨之间，冠状切面观筛骨呈"巾"字形，参与构成鼻腔上部和外侧壁，以及鼻中隔。筛骨分为筛板、垂直板和筛骨迷路，其中垂直板为骨性鼻中隔的上部，筛骨迷路外侧壁为眶的内壁，称为眶板。筛骨迷路由许多骨片构成小腔，称筛窦，为鼻旁窦之一，内侧壁有两卷曲骨片，分别为上鼻甲和中鼻甲，上鼻甲及其对应的鼻中隔以上的鼻腔顶部区域被覆富有嗅细胞的鼻黏膜，与气味分辨有关。（见图1-2-8）

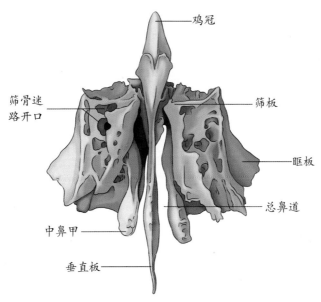

图1-2-8　筛骨冠状切面呈"巾"字

（二）面颅部骨的解剖结构

面颅部骨包含6对成对骨以及3块不成对骨，成对骨有上颌骨、鼻骨、泪骨、颧骨、腭骨以及下鼻甲，不成对骨有下颌骨、犁骨及舌骨。

1. 上颌骨

上颌骨位于颜面的中部，参与构成眼眶底、口腔顶、鼻腔底及侧壁、颞下窝、翼腭窝、翼上颌裂和眶下裂（见图1-2-9）。其左右成对，呈不规则的一体四突形态。一体指上颌体，呈锥体型，内有一对空腔即上颌窦，上颌窦是最大的鼻旁窦，窦底为上颌骨牙槽突，其底壁与第二前磨牙及第一、第二磨牙紧邻，其中第一恒磨牙根尖距上颌窦底壁最近。四突指额蝶突、颧突、腭突以及牙槽突。额蝶突上连额骨，前接鼻骨，后临泪骨；颧突向外上连颧骨，向下延伸形成颧牙槽嵴；腭突为水平骨板，与对侧腭突在中线相接形成腭中缝，组成硬腭的前3/4；牙槽突又名牙槽骨，呈弓形包绕牙根周围，与牙发育萌出、咀嚼功能等相关，是骨骼系统中骨组织改建最为活跃的部分，正畸治疗即是根据此生物学特征，对错位牙施以合适的矫治力，随着牙槽骨的吸收与新骨形成，达到矫治错𬌗畸形的目的。

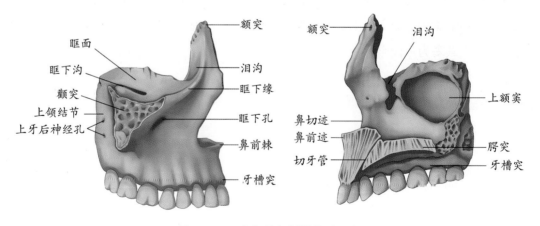

图1-2-9　上颌骨解剖结构（一）

上颌骨承受咀嚼压力较大的部分骨质较厚，形成三对支柱，下起牙槽骨，上达颅底，起传导咀嚼压力的作用。三对支柱为尖牙支柱、颧突支柱以及翼突支柱，分别传导尖牙区、第一恒磨牙区以及磨牙区的咀嚼压力（见图1-2-10）。

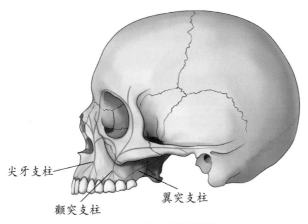

尖牙支柱
颧突支柱
翼突支柱

图1-2-10 上颌骨解剖结构（二）

上颌骨后下部粗糙的圆形隆起称为上颌结节，是上颌骨主要生长区之一，上颌向前下生长移位的同时，上颌结节后侧骨沉积，内侧骨吸收，使上颌牙弓长度增加。上颌骨与周围骨相接，分别形成额颌缝、颧颌缝、颞颧缝、翼腭缝四个大致平行的骨缝，骨缝处沉积骨质使面部向下前方扩展，面部的深度及高度得以增加。骨缝生长是种特殊的膜内生长表现形式，是指两块骨间骨缝区的骨沉积，在生长发育早期较活跃。骨缝受牵张时骨质增生、受压时骨质吸收的特性是儿童功能矫形治疗的组织学基础。与成年人的相比，儿童的上颌骨短而宽，垂直径短于横径和矢径，上颌体较牙槽突小，牙槽窝深度接近眶底，上颌窦为一浅窝；随着年龄的增长，牙槽突以及上颌窦的发育，使上颌骨垂直径增大，乳磨牙、第一恒磨牙与眶底分开；直至老年期，因牙列缺失，牙槽骨萎缩，上颌骨的垂直径减小。

2. 鼻骨

鼻骨呈长方形，位于上颌骨的额突之间，参与构成鼻背基础（见图1-2-11）。

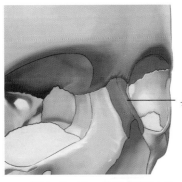

鼻骨

图1-2-11 鼻骨解剖结构

3. 泪骨

泪骨前接上颌骨额突，后连筛骨眶板，呈薄的方形骨片，位于眶内壁前区（见图1-2-12）。

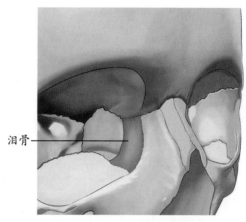

图1-2-12　泪骨解剖结构

4. 颧骨

颧骨颞突与颞骨颧突相连形成颧弓，为面颊部骨性突起，其形态对个体面部外形有较大的影响（见图1-2-13）。

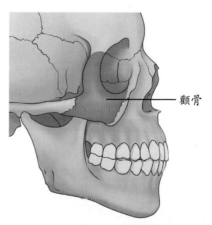

图1-2-13　颧弓由颧骨颞突与颞骨颧突相连形成

5. 腭骨

腭骨呈L形，位于上颌骨腭突与蝶骨翼突之间，其水平板构成硬腭的后部（见图1-2-14）。

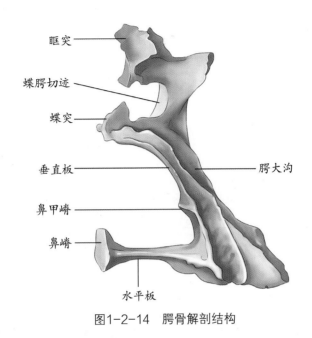

图1-2-14　腭骨解剖结构

6. 下鼻甲

下鼻甲位于上颌体和腭骨垂直板之间，由薄的卷曲骨片构成。下鼻甲黏膜富含鼻腺，与调节空气流通和呼吸有关。

7. 下颌骨

下颌骨为最大的面颅骨，下颌骨通过其后上方的髁突与颞骨的关节窝和关节结节共同构成颞下颌关节，是颅面部骨中唯一能动者。下颌骨分为一体两支，即水平部和垂直部。水平部为下颌体，含牙槽突，即牙槽骨；垂直部为下颌升支，含喙突及髁突（见图1-2-15）。与上牙槽骨相比，下牙槽骨的密质骨厚且致密，故上下颌牙齿移动所需的支抗要求不同，难易度亦不相同。髁突是下颌骨的主要生长区之一，若在颅面发育完成之前受到损伤，将导致下颌发育异常，形成颌面部畸形。

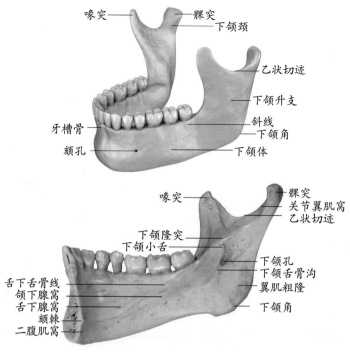

图1-2-15　下颌骨解剖结构

8. 犁骨

犁骨与鼻中隔软骨和筛骨垂直板一起将鼻腔分为左右两侧，构成骨性鼻中隔的后下份（见图1-2-16）。

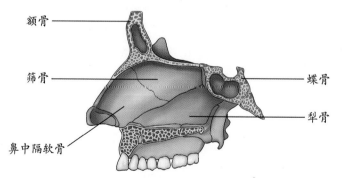

图1-2-16　犁骨与鼻中隔软骨和筛骨垂直板一起将鼻腔分为左右两侧

9. 舌骨

舌骨呈马蹄铁形，位于下颌骨后下方，分为舌骨体、大角和小角（见图1-2-17）。

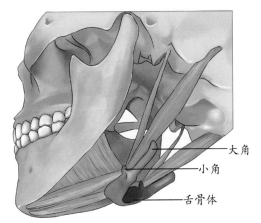

大角
小角
舌骨体

图1-2-17 舌骨解剖结构

（三）颞下颌关节的解剖结构

颞下颌关节由颞骨关节面（即颞骨关节窝及关节结节）、下颌骨髁突、关节盘、关节囊和囊内外韧带构成，是颅骨之间唯一一对滑膜关节（见图1-2-18）。关节囊内有关节盘将关节腔分为上下两部分，属于复合关节。由于下颌骨是一个整体，将左右两侧的关节联合在一起，两侧关节必须同时活动，因此颞下颌关节也属于联合关节。颞下颌关节的主要功能包括承载咀嚼肌的咬合力以及支持下颌运动。

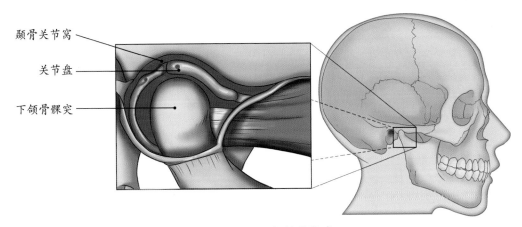

颞骨关节窝
关节盘
下颌骨髁突

图1-2-18 颞下颌关节构成

1. 颞骨关节面

（1）颞下颌关节窝。

颞下颌关节窝位于颞骨鳞部下表面，呈底为关节结节嵴、顶与颅中窝相邻的三角形

（见图1-2-19）。

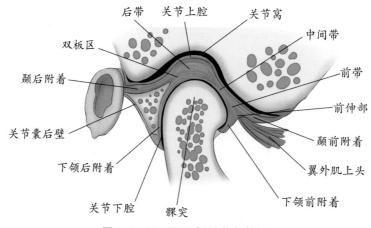

图1-2-19　颞下颌关节矢状切面

（2）关节结节。

关节结节由一骨嵴分前、后斜面。后斜面为关节窝前壁，与关节结节顶共为主要功能负荷区（见图1-2-19）。

2. 髁突

髁突分为头颈两部，髁突头呈梭形，其前后径短于内外径。髁突内外侧的突起分别称为内极和外极，外极可在开口运动时于耳屏前扪及。上面观可见一横嵴将髁突关节面分为前、后两个斜面。前斜面较窄长，为主要的关节功能区（负重区），许多关节疾病常先破坏此处。髁突头下方为髁突颈，翼外肌下头附着于髁突颈的关节翼肌窝内（见图1-2-20）。

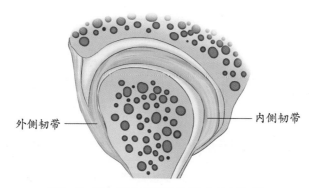

图1-2-20　髁突冠状切面及内外侧韧带

3. 关节盘及其周边附着

（1）关节盘。

关节盘约呈椭圆形，前后径短于内外径，在斜矢状方向上根据厚度变化可将其分为前带、中带和后带，后带最厚（3mm），前带次之（2mm），中带最薄（1mm）。正常情况下，中带位于关节结节后斜面与髁突前斜面之间，无血管神经分布，是关节盘的主要功能负荷区，为关节盘穿孔好发部。关节盘具有吸收震荡，缓解关节内压，调节关节面与髁突形态、大小差异，维持关节运动稳定性等功能（见图1-2-18）。

（2）关节盘附着。

关节盘附着包括颞前附着、下颌前附着、颞后附着以及下颌后附着。由颞后附着、下颌后附着以及这两者间的神经、血管等疏松结缔组织构成的双板区为关节营养及润滑的重要结构，也是关节盘穿孔的好发部位（见图1-2-19）。

（3）内外侧韧带。

内外侧韧带又称为盘侧韧带，其将关节盘及髁突紧密连接为盘-髁复合体，关节盘及髁突间仅能做转动运动，盘-髁复合体则能在颞骨关节面下行大范围运动（见图1-2-20）。

（4）关节腔。

关节腔由关节盘分为关节上腔及关节下腔两部（见图1-2-19）。关节盘上表面与颞骨关节面构成盘-颞关节，以滑动为主，故又称滑动关节；关节盘下表面与髁突关节面构成盘-髁关节，主要做转动运动，故又称铰链关节。

4. 关节囊

关节囊为强韧性的纤维结缔组织，向前附着于关节结节前斜面的前缘，向后附着于鼓鳞裂及岩鳞裂的前方，内外侧附着于关节窝边缘，包裹髁突及关节盘并限制其运动（见图1-2-21）。

5. 关节囊外韧带

关节囊外韧带每侧有颞下颌韧带、蝶下颌韧带及茎突下颌韧带，共同行使悬吊下颌骨、防止下颌在正常范围外运动的功能（见图1-2-21）。

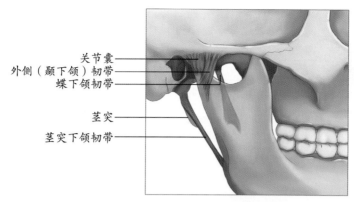

图1-2-21　关节囊及关节囊外韧带

6. 颞下颌关节的增龄性变化

乳尖牙萌出前，婴儿的下颌主要做前后向的吞咽运动，此时关节面浅平，髁突形态低平。乳尖牙萌出后，婴儿的咀嚼逐渐向成年人的咀嚼方式过渡，关节面和髁突开始发育直至18—25岁，此时关节窝加深，髁突增高，体积增大，下颌骨的高度明显增加。

（李小兵　彭怡然　马玗玟）

三、颅面部肌肉解剖结构与功能

儿童牙颌面在生长发育过程中，肌肉和骨骼功能与结构相互适应、协调发育达到平衡，促成颅面猞美观协调外观的形成。

（一）舌体肌肉解剖结构与功能

1. 舌体肌肉解剖

舌以骨骼肌为基础，表面覆以黏膜，属肌性器官。舌位于口腔底部、咽的前部，具有搅拌食物、产生味觉和辅助发音的功能。舌肌分为舌内肌和舌外肌两类。

（1）舌内肌起止于舌内，由上下、前后和左右等不同方向肌纤维组成，相互交错，收缩改变舌体形状。

（2）舌外肌起于舌外、止于舌内，包括颏舌肌、舌骨舌肌和茎突舌肌。舌内外肌协调活动，使舌体能向各方灵活运动（见图1-3-1）。

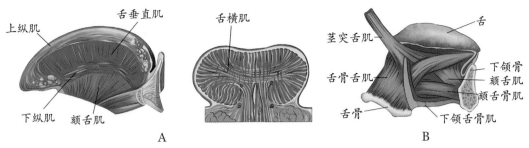

图1-3-1　舌内肌、舌外肌
A. 舌内肌；B. 舌外肌。

　　婴儿期舌体较成人相对大，充满整个口腔，舌的前端较宽而无舌尖，由于舌系带较短，因此不容易伸出口腔外，且由于婴儿卧位，使舌根靠后，加上婴儿喉部较高，故极易造成呼吸道阻塞而出现张口呼吸。

　　分布于舌的神经有舌下神经、三叉神经、面神经和舌咽神经。

2. 舌体肌肉功能

　　舌体肌肉参与呼吸、咀嚼、吞咽及语音等口腔功能，并与牙弓、牙槽基骨弓的形态密切相关，舌体肌肉与口周肌张力平衡与否对牙齿唇（颊）舌向倾斜度及颌面部骨形态发育有着显著的影响（见图1-3-2）。

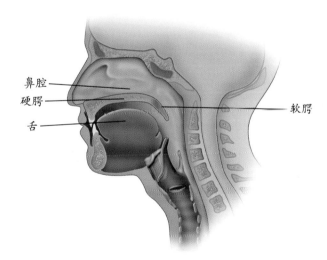

图1-3-2　舌体肌肉参与呼吸、咀嚼、吞咽及语音等口腔功能，并与牙弓、
牙槽基骨弓的形态密切相关

（1）舌肌与口唇肌力平衡。

舌体运动与固有口腔空间的大小及呼吸方式有着密切的关系（见图1-3-3）。例如，当固有口腔空间宽大、舌体运动不受限、呼吸道通畅时，很容易建立口唇闭合状态的鼻呼吸功能。

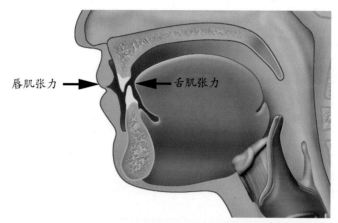

图1-3-3　舌体肌肉与口周肌力量协调对牙齿唇颊向倾斜度的影响

存在口呼吸不良习惯的患者通常由于固有口腔空间狭窄，为了确保气道通畅而出现不良舌习惯及上下唇松弛等现象，从而使口腔内外的肌力平衡被打破，继而造成上下颌切牙唇向倾斜、前牙开𬌗、牙弓狭窄、咀嚼肌功能降低、磨牙区咬合高度增加、下颌后下旋转等临床表现。

（2）舌肌与咀嚼肌肌力平衡。

磨牙颊舌向倾斜角度及牙槽骨宽度受舌肌与咀嚼肌张力平衡的影响。当舌位下降，舌背不能接触到腭盖时，上颌牙弓和牙槽基骨弓将变狭窄（见图1-3-4）。

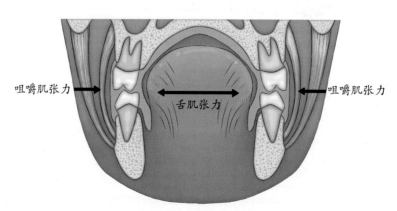

图1-3-4　舌肌与咀嚼肌张力平衡对上牙弓和牙槽骨弓宽度的影响

（二）面部口周肌肉解剖结构与功能

1. 口轮匝肌解剖结构与功能

（1）口轮匝肌解剖结构。

口轮匝肌是位于面下部中央、环绕口裂的环形肌肉，与口唇皮肤和黏膜紧密相连，分上唇和下唇两部，由围绕口裂数层不同方向的纤维组成（见图1-3-5）。浅层为固有纤维，从唇的一侧至对侧，构成浅层。部分纤维来自颊肌唇部，构成深层。中层由颧大肌、颧小肌、提上唇肌、提上唇鼻翼肌、提口角肌、降口角肌和降下唇肌的纤维参与组成。

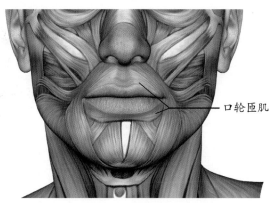

图1-3-5　口轮匝肌解剖图示

（2）口轮匝肌功能。

口轮匝肌是口腔周围肌肉群的组成部分之一。其主要功能是维持上下唇和面部的正常形状，参与张开/闭合嘴唇或嘟嘴，协助吸吮、吞咽和咀嚼，在发音和语言方面也有协同作用，与其他面部肌肉共同构成人体面部表情肌。

口轮匝肌功能失调会导致闭唇功能的紊乱，上下唇过度松弛可导致前牙唇舌向肌力

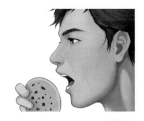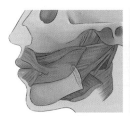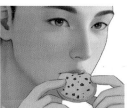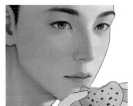

图1-3-6　口轮匝肌功能

不平衡、前牙唇向倾斜，而异常的唇部不良习惯（如咬上唇或咬下唇）可导致前牙深覆盖或反𬌗等错𬌗畸形。

2. 咀嚼肌解剖结构与功能

（1）咀嚼肌解剖结构。

咀嚼肌位于下颌骨与其上方的颞骨、上颌骨、颧骨和蝶骨之间，是运动颞下颌关节进行咀嚼的主要肌肉，由三叉神经的下颌神经分支支配，并由上颌动脉及其分支、颞浅动脉、上颌静脉及其属支供给其血液。咀嚼肌包括咬肌、颞肌、翼外肌和翼内肌（见图1-3-7）。

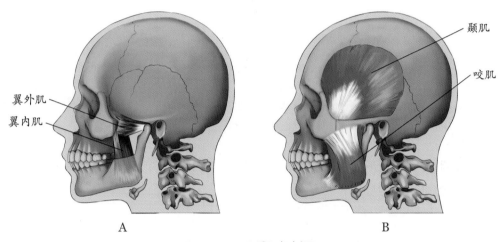

图1-3-7　咀嚼肌解剖图示
A. 翼内外肌；B. 颞肌和咬肌。

（2）咀嚼肌功能。

咀嚼肌各部分功能不同，其中咬肌、颞肌、翼内肌起到上抬下颌骨（闭口肌）的作用；翼外肌起到使下颌骨向前移动、向侧方向移动（张口肌）的作用；颞肌后部肌束起到使下颌骨后退的作用（见图1-3-8）。由于闭口肌力量大于张口肌，所以下颌的自然姿势是闭合的。

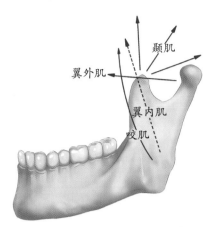

图1-3-8 咀嚼肌的作用方向

咀嚼肌的功能与磨牙区的咬合高度密切相关，为了改善咬合并使矫治后咬合长期稳定，正常的咀嚼肌功能是不可缺少的。

当咀嚼肌功能过大时，磨牙区的咬合高度降低，可表现为前牙深覆殆、下颌平面角低角，下颌角前切迹明显（见图1-3-9）。当咀嚼肌功能不足时，磨牙区的咬合高度变高，可表现为前牙开殆、下颌平面高角形态。咀嚼肌功能不足临床上可与不良舌习惯、口呼吸等同时存在，造成上颌牙弓及牙槽弓狭窄，上下颌磨牙伸长（即磨牙区咬合高度过高），下颌骨后下方旋转。

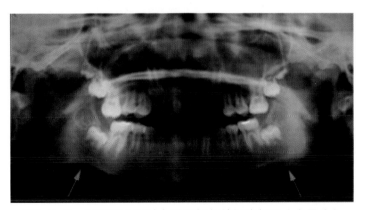

图1-3-9 咀嚼肌功能过大时下颌角前切迹加深（全景片）

（三）颈部肌肉解剖结构与功能

颈部肌肉包括颈前肌（舌骨上肌群、舌骨下肌群）、颈侧肌（颈阔肌、胸锁乳突肌）和颈后肌。在这些肌肉中，舌骨上/下肌群和舌骨位置与下颌骨的位置相关（见图1-3-10）。

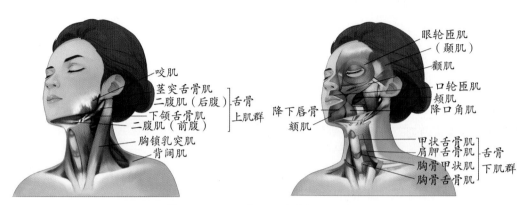

图1-3-10　颈部肌肉解剖图示（一）

1. 颈前肌解剖结构与功能

（1）舌骨上肌群。

舌骨上肌群位于下颌骨和舌骨之间，由4个肌群（下颌舌骨肌、茎突舌骨肌、二腹肌、颏舌肌）组成，形成了口底结构。在固定下颌时上抬舌骨，使舌升高。当舌骨上肌群紧张时固定舌骨，使开口肌发挥作用，是降低下颌的肌群。

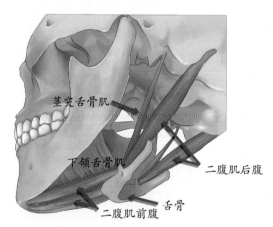

图1-3-11　舌骨上肌群解剖图示

（2）舌骨下肌群。

舌骨下肌群位于舌骨的下部，由甲状舌骨肌、肩胛舌骨肌、胸骨甲状肌、胸骨舌骨肌4个肌群组成。舌骨下肌群与舌骨上肌群一起参与开口及吞咽运动，是下降舌骨与喉的肌群。

（3）舌骨上/下肌群的功能。

舌骨上肌群及舌骨下肌群协同联合在开口及吞咽运动时发挥作用。舌骨下肌群紧张功能亢进时，舌骨被拉低向后下方，下颌被迫后下旋，阻止了下颌向前下方的生长发育，从而变成"小下颌、无颏"的面容，使侧貌不美观。除此之外，下颌向前发育不足使舌背无法充分到达腭顶，腭盖宽度发育不足，上颌牙弓变得狭窄，而口腔固有空间变窄将诱发不良舌习惯及口呼吸，进一步导致磨牙区反𬌗、髁突形态异常、出现颞下颌关节症状等不利影响。

2. 其他颈部肌肉解剖结构及功能

（1）其他颈部肌肉解剖。

其他颈部肌肉包括颈侧肌（颈阔肌、胸锁乳突肌）和颈后肌（浅层、深层肌群）（见图1-3-12）。

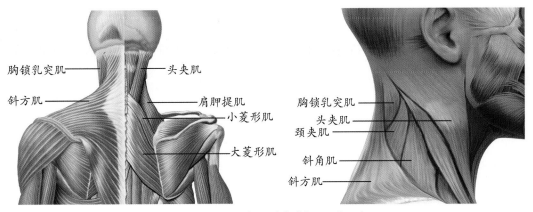

图1-3-12 颈部肌肉解剖图示（二）

（2）其他颈部肌肉功能。

①颈侧肌在左、右两侧胸锁乳突肌同时起作用时，头部后仰；而单侧肌肉发挥作用时，头部向发挥作用侧旋转、倾斜；当两侧肌肉固定时，具有呼气肌的作用。

②颈后肌（浅层、深层肌群）的主要功能为背伸、侧屈、旋转及稳定脊柱。

3. 颈部肌肉与颅面𬌗功能形态的关系

颈部肌群功能存在左右差异时，会导致颅面𬌗功能形态异常。

当一侧胸锁乳突肌、背阔肌短缩时：①咀嚼肌、磨牙区的咬合高度出现左右差异；②颈椎形态异常、头位异常及头部的旋转运动受限；③下颌升支及髁突形态不对称（见图1-3-13）。这种肌肉、颌骨、头颈姿势不对称会造成面部形态不对称，从而导致下颌功能异常。

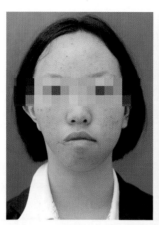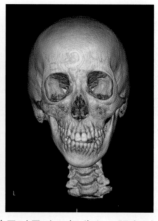

图1-3-13　颈部肌群功能存在左右差异时导致下颌升支、髁突形态不对称

（四）表情肌肉解剖结构和功能

人类细微的面部表情，是由不同组合的表情肌协同收缩并牵动皮肤来实现的（见图1-3-14）。

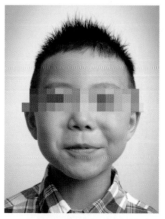

图1-3-14　面部表情（由表情肌实现）

表情肌是位于面部浅筋膜面处的肌肉，起始点均为颅骨的不同部位，止点均为面部

皮肤，主要分布在头面部的孔裂周围，如眼裂、口裂和鼻孔等，由环形肌和辐射肌分别行使其功能，开大或闭合上述孔裂（见图1-3-15）。表情肌全部由面神经支配。

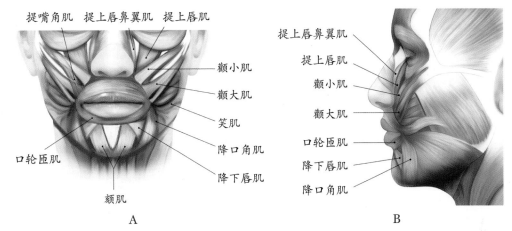

图1-3-15　面部表情肌解剖结构图示
A. 正面观；B. 侧面观。

与咬合发育及口腔功能相关的面部表情肌群主要是口周上组及下组表情肌群、口轮匝肌和颊肌四组肌肉。

1. 口周上组肌肉

口周上组肌肉包括上唇方肌、颧肌和笑肌。

（1）上唇方肌：近似四角形，其作用是上提上唇，张大鼻孔，该肌受面神经颧支、颊支支配。

（2）颧肌：呈带状，其作用是牵引口角向外上方，受面神经颧支支配。

（3）笑肌：呈带状，其作用是牵引口角向外上方，受面神经颊支支配。

2. 口周下组肌肉

口周下组肌肉包括三角肌、下唇方肌和颏肌。

（1）三角肌：又称口角降肌，呈三角形，其作用是降口角，受面神经颊支支配。

（2）下唇方肌：下唇方肌也称下唇降肌，呈方形，其作用是下降下唇，受面神经颊支支配。

（3）颏肌：呈圆锥状，其作用是上提颏部皮肤，受面神经下颌缘支支配。

3. 口轮匝肌

口轮匝肌呈椭圆形，其作用是控制口裂的开闭（见图1-3-16）。深部肌束可使唇靠近牙，口唇突出，成为吹口哨样动作，并可与颊肌共同作用做吸吮动作。口轮匝肌受面神经颊支和下颌缘支支配。

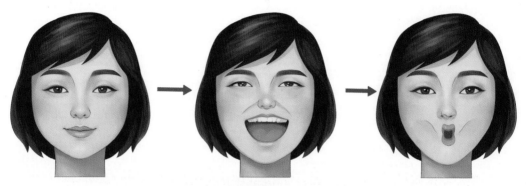

图1-3-16　口轮匝肌功能：控制口裂的开闭

4. 颊肌

颊肌位于深层，起于上颌骨牙槽突的后外侧面，翼突下咽缝，颊肌嵴止于口角皮肤。颊肌的作用是牵引口角向外（见图1-3-17）。颊肌受面神经颊支及下颌缘支支配。

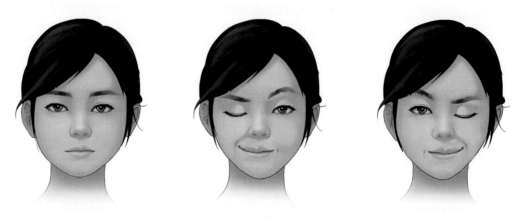

图1-3-17　颊肌功能：牵引口角向外

（李小兵　彭怡然　廖珮吟）

四、口腔功能结构

脊椎动物的祖先是在海中诞生的，为了摄取更多的营养，在移动方向的前方形成一个大篮子，这个篮子就是原始的口腔（见图1-4-1）。人类的口腔具有摄取营养成分和呼吸两种功能，同时它的形状也在不断变化，经过上亿年的进化才有了现在的形状。

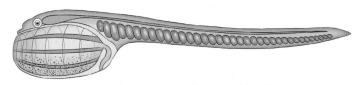

图1-4-1　脊椎动物最原始的口腔

（一）口腔呼吸功能结构

腭将口腔分为两部分，腭的上部是鼻腔，属于呼吸系统的一部分，而口腔则专门用于进食。除了一些特殊情况（如游泳），口腔的正常功能应该是进食而不是呼吸。不良姿势（如驼背以及腺样体、扁桃体肥大）会诱导口呼吸。生长发育期的儿童长期进行口呼吸，有可能会导致腺样体面容。

（二）口腔咀嚼功能结构

口腔另外一个重要功能是咀嚼。脊椎动物的牙齿和构成口腔的上、下颌骨的形状因食性的不同而不同（见图1-4-2、图1-4-3）。人是杂食性动物，颅面形状介于食草动

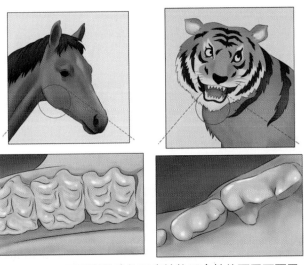

图1-4-2　不同脊椎动物牙齿结构因食性的不同而不同

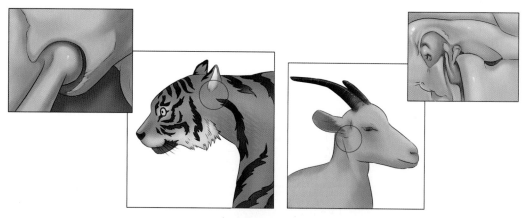

图1-4-3　不同脊椎动物面部颞下颌关节结构因食性的不同而不同

物和食肉动物之间。在人类进化的过程中，向前突出的上、下颌骨缩了回去，并且咀嚼肌退化，人的脸变平坦了。咀嚼肌（咬肌和颞肌）是附着在下颌骨上的骨骼肌，在下颌骨最后方下端附着的是咬肌，附着在耳朵前上方的是颞肌（见图1-4-4）。咀嚼时可以感受到肌肉的收缩。

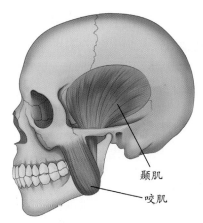

颞肌

咬肌

图1-4-4　附着在下颌骨上的咀嚼肌（咬肌和颞肌）

（三）口腔吞咽功能结构

　　咀嚼和吞咽是连贯的动作。鱼类和鸟类（如鱼鹰）主要是咽部进食，几乎没有咀嚼过程（见图1-4-5）。与鱼类和鸟类不同，哺乳动物（特别是人类）的食性包括液体、流质和固体，人类的进食功能更为精细，需要完整的舌、唇、面肌肉的功能配合。人的咽部肌肉功能与鱼类相似。在进化中，哺乳动物的咽部肌肉延伸到了嘴唇，这是为了方

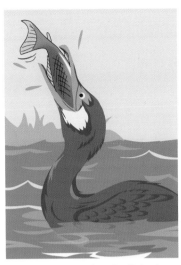

图1-4-5　鱼鹰咽部进食过程

便哺乳动物更好地喝奶，并行使咀嚼功能。

人类口腔吞咽过程：咀嚼食物可以看作是吞咽的准备期。吞咽以咽部为中心，随着食物的移动，吞咽分为口腔相、咽相和食道相三个阶段。①口腔相：口腔开始吞咽由咀嚼形成的食块。舌头紧贴在切牙的舌腭侧，食块由前方到后方。然后舌头压在上腭，食块向咽部输送。②产生吞咽反射的是咽相，通过鼻咽闭锁、口咽闭锁、喉咽闭锁，食块可以顺利流入咽部。③食块进入食道到达胃的过程称为食道相。

（李小兵　贾淑娴）

五、牙体解剖结构与功能

牙齿在口腔中以一定顺序、方向和位置排列，行使咀嚼、发音等功能。牙体的解剖结构及口腔内的三维排列均与其功能息息相关。

（一）牙的基本结构

1. 牙体外形结构
每颗牙均由牙冠、牙根和牙颈三部分组成（见图1-5-1）。

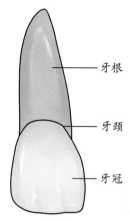

图1-5-1　牙的外部组成

（1）牙冠是指牙体显露于口腔，被牙釉质覆盖的部分，是发挥口腔咀嚼功能的主要结构。

（2）牙根是指牙颈以下，埋于牙槽骨内，被牙骨质覆盖的部分。它也是牙体的支持部分。

牙根的形态及数目随功能而有不同。如前牙用于切割食物，一般为单根；磨牙的功能为研磨、咀嚼食物，常有2～3根，且有分叉，以增强其在颌骨内的稳定性。

根尖孔是指每一牙根根尖处通过牙髓血管神经的小孔。

（3）牙颈是指牙冠与牙根的交界处。因其呈一弧形曲线，故也叫颈线或颈缘。牙骨质和牙釉质也在此处相接，称为釉牙骨质界。

2. 牙体组织结构

从牙体的纵剖面可见，牙体内部由三层硬组织（牙釉质、牙本质、牙骨质）和一种软组织（牙髓）组成（见图1-5-2）。

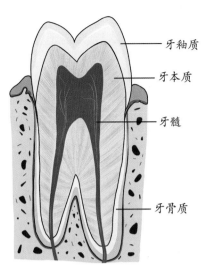

牙釉质
牙本质
牙髓
牙骨质

图1-5-2　牙体的纵剖面

（1）牙釉质是构成牙冠表层的、白色的半透明硬组织，是牙体组织中高度钙化的部分，由96%的无机物、4%的有机物和水组成。牙釉质高度钙化，是人体中最坚硬的部分。

牙釉质厚度因部位不同而不同：①牙冠顶部最厚，至颈部逐渐变薄；②不同的牙齿釉质厚度不同，如切牙切缘釉质厚度约2 mm，而磨牙牙尖釉质厚度约为2.5 mm。

牙齿因釉质颜色常呈现乳白色或淡黄色。牙齿颜色随釉质矿化程度和厚度不同而变化：①矿化程度越高，釉质越透明，其深层的黄色牙本质更易透出，显得牙冠较黄，如乳牙矿化较恒牙低，常显得比恒牙白；②釉质越厚，牙冠显得越白，如牙齿颈部一般呈现淡黄色，而切缘常为灰白色。

釉质表面极为光滑，使食物残渣、细菌等不易在牙冠表面存留，从而使牙冠保持良好的自洁作用。

（2）牙本质是构成牙齿主体部分的硬组织，其牙冠部分覆盖牙釉质，牙根部分覆盖牙骨质，颜色呈淡黄色，由70%的无机物、30%的有机物和水组成。牙本质硬度低于牙釉质，高于牙骨质及骨组织，同时牙本质具有一定的弹性。

（3）牙骨质是牙根表面颜色淡黄的硬组织，由45%～50%的无机物和50%～55%的有机物组成。牙骨质在近牙颈部很薄，而在根尖及根分叉处稍厚。

（4）牙髓是牙体组织中唯一的软组织，由血管、神经、淋巴管、结缔组织和成牙本质细胞组成。牙髓位于髓腔中。髓腔由两部分组成：在牙冠部分膨大成室，称为髓室；在牙根部分细小成管，称为根管。根管末端开口处称为根尖孔，牙髓中的血管、淋巴、神经通过此孔与根尖部的牙周组织相连通。

（二）牙齿外部形态及功能

1. 恒牙外形及功能

恒牙共有32个，上、下颌各16个。凡位置对称的同颌牙，解剖形态相同；凡功能相同的牙，其形态也相似，故恒牙按形态功能可分为切牙、尖牙、前磨牙和磨牙四种类型。

（1）切牙。

切牙位于口腔前部，牙冠由唇面、舌面、近中面和远中面四个轴面和一个切嵴组成。牙冠唇、舌面略呈梯形，邻面呈楔形，颈部厚而切端薄，牙根为单根。其主要功能为切断食物，对于发音及衬托面部外形亦有重要作用。口内共8颗切牙，上/下颌切牙的形态基本相似（见图1-5-3 ~ 图1-5-6）。

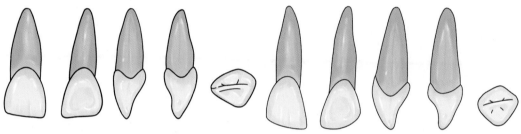

图1-5-3　右侧上颌中切牙外形（至图1-5-12顺序均为唇面、舌面、近中面、远中面、切端）　　图1-5-4　右侧上颌侧切牙外形

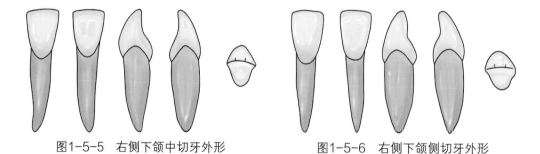

图1-5-5　右侧下颌中切牙外形　　图1-5-6　右侧下颌侧切牙外形

（2）尖牙组。

尖牙位于侧切牙的远中，牙冠较厚，有一长大的牙尖，牙根为单根。其功能为穿刺和撕裂食物（见图1-5-7、图1-5-8）。

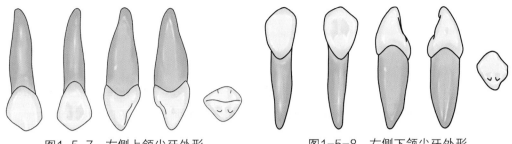

图1-5-7　右侧上颌尖牙外形　　　　图1-5-8　右侧下颌尖牙外形

（3）前磨牙。

前磨牙又称双尖牙，位于尖牙和磨牙之间。牙冠呈立方体，一般𬌗面有两尖，牙根为单根或双根。主要功能为协助尖牙撕裂食物，同时具有捣碎食物的作用（见图1-5-9～图1-5-12）。

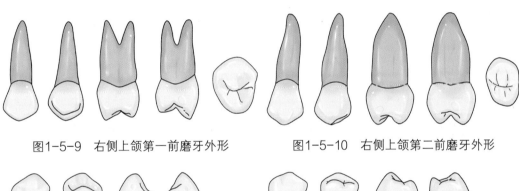

图1-5-9　右侧上颌第一前磨牙外形　　图1-5-10　右侧上颌第二前磨牙外形

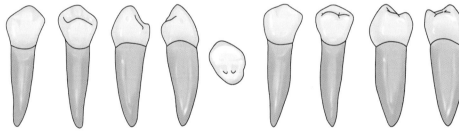

图1-5-11　右侧下颌第一前磨牙外形　　图1-5-12　右侧下颌第二前磨牙外形

（4）磨牙。

磨牙位于前磨牙的远中，包括上颌第一、第二、第三磨牙和下颌第一、第二、第三磨牙，牙体由第一恒磨牙至第三磨牙依次减小。磨牙的牙冠体积较大，有4～5个牙尖。牙根一般为2～3个。磨牙具有磨细食物的作用（见图1-5-13～图1-5-16）。

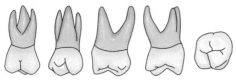
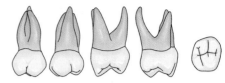

图1-5-13 右侧上颌第一磨牙外形（颊面、舌面、近中面、远中面、殆面）

图1-5-14 右侧上颌第二磨牙外形（颊面、舌面、近中面、远中面、殆面）

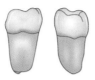

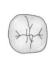

图1-5-15 右侧下颌第一磨牙

图1-5-16 右侧下颌第二磨牙

2. 乳牙外形特点

乳牙共20个，上、下颌各10个，位于中线两侧，左右成对排列，由中线向远中依次为乳切牙、乳尖牙和乳磨牙。乳牙与恒牙相比，无乳前磨牙。除下颌第一乳磨牙的形态特殊外，其余乳牙的形态与恒牙相似。

乳牙具有下列特点：

（1）乳牙体积小，牙冠短而宽，乳白色。

（2）乳牙牙颈缩窄，唇颈嵴、颊颈嵴突出，殆面缩窄，冠根分明。

（3）乳前牙的特点是宽冠窄根（见图1-5-17～图1-5-20），但上颌乳中切牙为宽

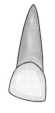
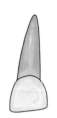
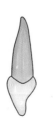

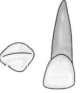
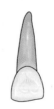
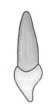
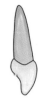

图1-5-17 右侧上颌乳中切牙

图1-5-18 右侧上颌乳侧切牙

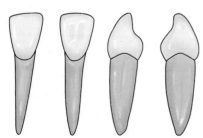
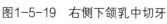
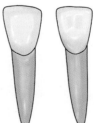
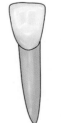
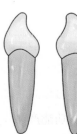

图1-5-19 右侧下颌乳中切牙

图1-5-20 右侧下颌乳侧切牙

冠宽根，根尖弯向唇侧。

上颌乳尖牙的近中牙尖嵴长于远中牙尖嵴，是乳尖牙和恒尖牙中唯一牙尖偏向远中者（见图1-5-21、图1-5-22）。

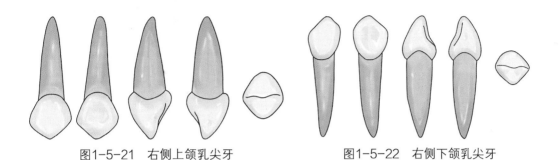

图1-5-21　右侧上颌乳尖牙　　　　　图1-5-22　右侧下颌乳尖牙

下颌第一乳磨牙形态不似任何恒牙（见图1-5-23、图1-5-24）；下颌第二乳磨牙近中颊尖、远中颊尖和远中尖等大（见图1-5-25、图1-5-26）。

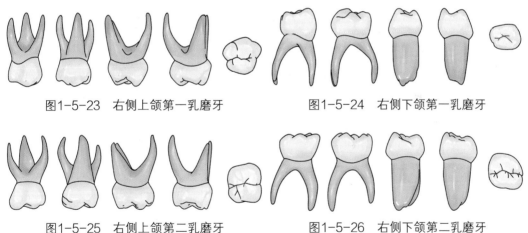

图1-5-23　右侧上颌第一乳磨牙　　　图1-5-24　右侧下颌第一乳磨牙

图1-5-25　右侧上颌第二乳磨牙　　　图1-5-26　右侧下颌第二乳磨牙

（三）牙列结构与功能

牙齿按照一定的顺序、方向和位置排列成弓形，称为牙弓或牙列。正常牙列外形规则、整齐。牙齿在牙槽骨内均有特定位置，牙与牙之间紧密邻接，行使咀嚼功能。同时，牙排列成弓形，舌侧便于舌的运动，唇、颊侧使面部丰满。牙列异常对面部美观、咀嚼、发音等功能产生不同程度的影响。

1. 不同时期的牙列特点

（1）乳牙列为全部由乳牙组成的牙列。完整的上、下颌牙列各含10颗牙。乳牙列较恒牙列短小，故其牙列宽度与长度的比例大于恒牙列，形态接近半圆形（见图1-5-27）。

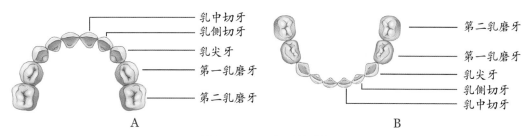

图1-5-27 乳牙列形态
A. 乳牙列上颌牙弓；B. 乳牙列下颌牙弓。

（2）恒牙列为全部由恒牙组成的牙列。完整上、下颌牙列各16颗牙，上下牙列形态为近似悬垂链状（见图1-5-28）。由于上颌切牙较宽，尖牙至前磨牙段曲度较大；而下颌切牙较窄，前磨牙向舌侧倾斜程度大于上颌牙，故下颌尖牙至前磨牙段的曲度较小，使恒牙列的上颌牙列较下颌牙列略显窄长。

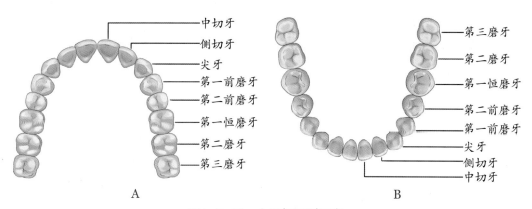

图1-5-28 上下恒牙列形态
A. 恒牙列上颌牙弓；B. 恒牙列下颌牙弓。

（3）混合牙列由若干乳牙和恒牙组成，在不同发育阶段形态略有差异，但基本形态仍为近似悬垂链状（见图1-5-29）。

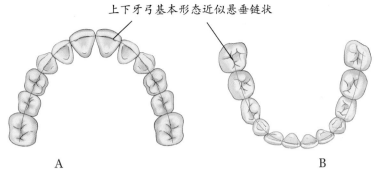

图1-5-29　混合牙列基本形态
A. 混合牙列上颌牙弓；B. 混合牙列下颌牙弓。

2. 牙列不同维度的倾斜规律

牙齿在牙槽骨中的排列有一定的倾斜方向与角度，这样有利于发挥牙齿咀嚼食物的功能，同时保护和维持牙周组织的健康，另外对衬托唇颊、保持面下1/3的形态也起着重要的作用。

3. 牙列骀曲线的形态特征

上下牙列的牙尖高度并不一致，以此为基础的牙列形态也具有一定的曲度，骀曲线就是用来描述这一牙列骀面形态特征的重要概念。

（1）纵骀曲线。

下颌牙列的纵骀曲线又称为司匹曲线，是连接下颌切牙的切缘、尖牙的牙尖、前磨牙的颊尖以及磨牙的近远中颊尖的连线，是一条从前向后呈凹形向上的曲线（见图1-5-30A）。上颌牙列的纵骀曲线又称为补偿曲线，是连接上颌切牙的切缘、尖牙

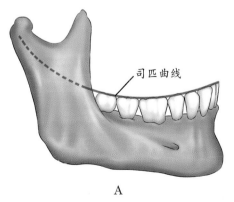

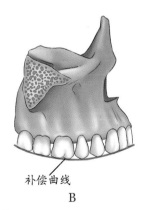

图1-5-30　牙列纵骀曲线
A. 司匹曲线；B. 补偿曲线。

的牙尖、前磨牙的颊尖以及磨牙的近远中颊尖的连线，是一条从前向后呈凸向下的曲线（见图1-5-30B）。

（2）横𬌗曲线。

连接双侧同名磨牙颊、舌尖形成的曲线称为横𬌗曲线，又称Wilson曲线（见图1-5-31）。上颌磨牙由于向颊侧倾斜，上颌横𬌗曲线凸向下。而下颌磨牙舌侧倾斜，下颌横𬌗曲线常凹向上，与上颌曲线相一致。

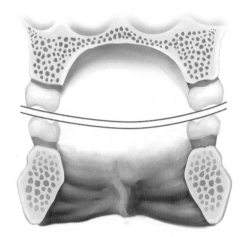

图1-5-31　牙列横𬌗曲线

（李小兵　刘向红）

第二章

儿童口腔早期矫治的牙及咬合发育基础

一、儿童口腔早期矫治的牙发育基础

（一）牙的发育

牙齿的发育是一个复杂、长期的过程。从胚胎第6周乳牙开始发育，到第三磨牙发育完成，大约需要20年时间。每颗牙齿的发育都经历三个时期——生长期、钙化期、萌出期，但各期之间并没有明确的发育阶段分界（见图2-1-1）。

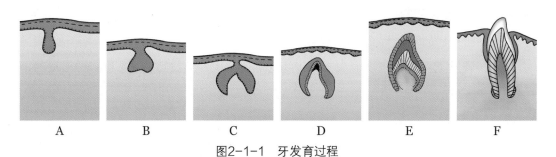

图2-1-1　牙发育过程
A. 起始期（蕾状期）；B. 增殖期（帽状期）；C. 组织分化和形态分化期（钟状期）；
D. 基质沉积和钙化期；E. 牙槽骨内萌出；F. 口腔内萌出。

牙的正常发育是咬合发育的基础，异常的牙发育导致牙结构、数目、形态及萌出异常，从而导致咬合紊乱。其中，牙结构的发育与胚胎期、婴幼儿期的正常均衡的营养摄入有关；牙齿数目的发育与先天、遗传及环境因素有关；牙齿形态发育与局部、全身及遗传因素有关；牙齿萌出与牙生成、局部及全身环境因素有关。充分认识牙发育的生理过程，了解可能造成牙发育异常的各类因素，去除、避免异常因素对牙发育的影响，及时维护正常牙发育，早期干预牙发育异常造成的咬合发育问题，就能预防、阻断由于牙发育异常造成的错𬌗畸形，这也是儿童口腔早期矫治医生必须掌握的基础知识（见图2-1-2）。

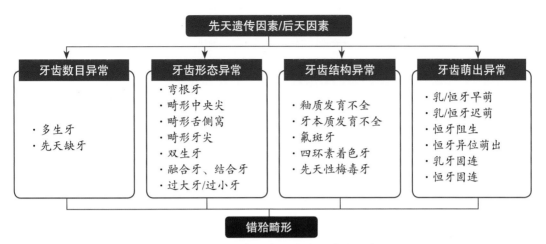

图2-1-2　引起儿童牙发育异常的因素

1. 牙发育阶段：生长期

生长期主要是牙胚组织的形成、生长阶段。乳牙胚在胚胎第6周时发生，恒牙胚在胚胎第4个月时发生。牙胚由来自外胚叶的上皮细胞形成的成釉器及中胚叶的乳突状结缔组织构成，经过细胞增殖、组织分化、形态分化和基质形成逐渐形成牙体组织。根据形态的变化牙胚发育可分为3个连续的阶段。

（1）蕾状期：牙板末端膨大，上皮细胞迅速增生，形成圆形或卵圆形的上皮芽，形如花蕾。蕾状期形成早期的成釉器（见图2-1-3）。

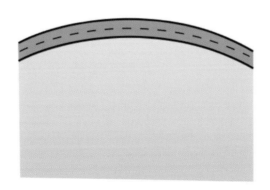

图2-1-3　蕾状期形成早期成釉器

（2）帽状期：胚胎第9—10周，上皮芽继续生长，体积增大，且基底部向内凹陷，形如帽子，称为帽状期成釉器（见图2-1-1B）。同时，外胚间叶细胞密度增加，形成细胞凝聚区，称为牙乳头。另外，包绕成釉器和牙乳头边缘的外胚间叶细胞，密集成一结缔组织层，称为牙囊。成釉器、牙乳头和牙囊共同形成牙胚。

（3）钟状期：胚胎第11—12周，成釉器长大，上皮凹陷更深，其周缘继续生长，形似吊钟，称为钟状期成釉器（见图2-1-1C）。

2. 牙发育阶段：钙化期

随着颌骨的不断生长发育，牙胚上出现钙盐沉积、基质变硬，牙胚逐渐钙化（见图2-1-1D）。乳牙在胚胎4—5个月开始钙化，第一恒磨牙在胚胎第28周前没有钙化，钙化可能在之后的任何时间开始。

发育期乳牙都处于矿化过程中，在婴儿出生后，若生长短时间停止，可造成牙发育的矿化不良，牙齿形成新生线。其他持续1～2周或更长的生长干扰因素（如疾病、外伤）也会引起乳恒牙类似牙发育新生线的出现。临床可以通过类新生线出现的位置判断婴儿期和儿童早期疾病发生的时间（见图2-1-4）。

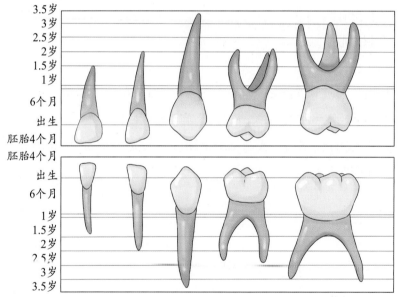

图2-1-4　基于新生线的乳牙发育时间表
（通过类新生线出现的位置判断引起釉质发育障碍的疾病或外伤发生的时间）

3. 牙发育阶段：萌出期

随着牙齿的钙化及发育，牙胚突破牙龈进入口腔。从牙根形成移动，到牙冠出龈，再到上下牙接触、建立咬合关系的全过程称为牙萌出。

正常情况下，牙根发育到根长1/2时，牙齿向龈方移动；发育到2/3时，牙齿出龈；

出龈后牙齿继续萌出至与对殆牙接触时，牙根发育接近完成。

（二）牙萌出与建殆

牙齿萌出过程包括牙冠、牙根形成及牙齿殆向移动，穿过牙槽骨和口腔黏膜最终达到其功能位置。按破龈与否，乳恒牙萌出可分为破龈前牙萌出和破龈后牙萌出。按建殆与否，可分为萌出前期、萌出期和萌出后期。

①萌出前期：牙胚随牙根形成在牙槽骨中的移动。②萌出期：乳牙和恒牙的萌出始于牙根的形成，持续到牙进入口腔并形成与对颌牙的咬合接触。③萌出后期：当牙萌出到建立殆关系时，牙周支持组织开始出现牙槽骨密度增加、牙周膜纤维定向排列等变化。新萌出的牙根继续发育，至萌出后2～3年根尖完全形成。成年后的牙齿殆面不断发生磨耗和磨损，可由牙齿持续缓慢的殆向移动得到补偿。

1. 破龈前牙萌出

破龈前牙萌出有两个必须的条件：萌牙冠方的牙槽骨吸收（恒牙萌出时还包括恒牙胚冠方的乳牙根吸收），形成牙萌出轨道；乳/恒牙牙根发育。牙齿的正常萌出必须沿着牙槽骨/牙根吸收形成的正常方向的萌出轨道移动。破龈前，萌牙冠方牙槽骨吸收及牙根发育的任何一个萌出过程受到影响，均会导致牙齿萌出/替换的异常。

另外，牙萌出/替换正常与否还与萌出轨道的方向、牙胚位置、牙萌出动力、有无萌出阻挡等因素有关。牙萌出异常将导致牙阻生、迟萌、乳牙滞留等问题，从而导致牙性错殆畸形（见图2-1-5）。

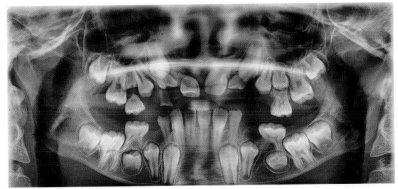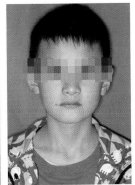

图2-1-5　混合牙列期恒牙萌出及乳恒牙替换异常（包括11弯根、16～46迟萌、13易位等）

2. 破龈后牙萌出

一旦牙齿萌出进入口腔，将迅速与对𬌗牙接触并建𬌗。建𬌗后由于咬合力作用导致萌出速度明显降低。牙齿建𬌗后其咬合关系并不是一成不变的。随颌骨及面部肌肉发育、面部肌肉平衡改变，上下牙在不同年龄段进行咬合调整，以适应不同阶段的牙颌面生理变化，行使正常口腔生理功能。

（1）破龈后快速萌出：牙齿突破牙龈直至建𬌗的过程相对较快，称为破龈后快速萌出。

（2）青少年𬌗平衡建立：此时颌骨处于青春期快速生长阶段，牙齿因颌骨垂直向/矢状向的生长获得更多萌出空间，故继续萌出以适应颌骨生长。在咬合力的限制下，最终建立咬合平衡（见图2-1-6）。

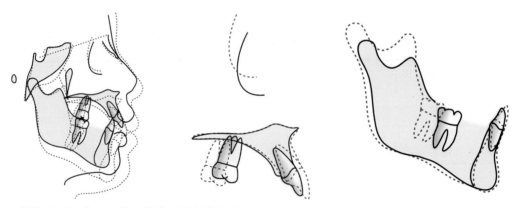

图2-1-6　上、下第一恒磨牙𬌗向萌出（9岁女性，功能前导后头影测量描记重叠图）
黑实线：功能前导前；红虚线：功能前导后。

（3）成人𬌗平衡：当青春生长迸发期结束，牙齿萌出进入成人𬌗平衡阶段。牙齿继续以非常缓慢的速度萌出，以补偿部分因牙齿磨耗带来的𬌗面高度丧失。

3. 牙萌出建𬌗机制

一般婴儿出生后第6个月，上下颌乳牙相继萌出并相互接触，即开始了建𬌗。此过程持续全第三恒磨牙萌出并相互接触。

（1）牙萌出移动的控制机制。

牙齿萌出是牙与牙周支持组织不断相互调整的过程。牙𬌗向移动的动力机制有以下几点：

①牙根的形成。牙根的生长与牙冠的𬌗向移动有同步性。

②液体压力。根尖组织中局部组织液压力的增加可能对牙齿产生殆向推力。

③牙周骨组织的吸收及有选择的沉积。如萌出前期在上下颌骨的生长中通过牙冠方骨吸收、根方骨沉积，使牙发生殆向移动。

④牙周膜纤维的殆向牵引力。

⑤牙囊是牙萌出调控机制的重要因素。

（2）建殆的动力平衡。

①向前的动力。一方面发育过程中上下颌骨后缘新骨沉积，使牙列向前方移动。另一方面颞肌、咬肌、翼内肌收缩产生的咀嚼力也可推动上下牙弓向前发育。

②向后的动力。唇颊肌加在上下颌前牙向后的力，通过邻接点及牙尖斜面传至牙弓及对颌。

③内外动力平衡。牙列内外侧舌肌及唇颊肌的力量相对平衡时，牙列宽度发育正常。

④上下动力平衡。上下牙列间正常的尖窝嵌合关系，制约着每一颗牙齿的上下方向位置关系，使之保持稳定。若牙列缺损未修复，则上下动力平衡遭到破坏，牙齿移位（见图2-1-7）。

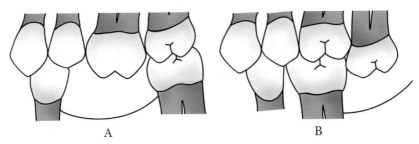

图2-1-7 缺牙后对殆牙齿继续萌出移位
A. 下颌第一恒磨牙缺失，上颌第一恒磨牙继续萌出移动；B. 下颌第二恒磨牙缺失，上颌第二恒磨牙继续萌出移动。

（3）殆的发育阶段。

殆的发育分为乳牙列期、替牙列期、恒牙列期。其发育过程及特点详见下文咬合发育部分。

（三）牙发育异常

牙发育异常包括牙齿萌出替换异常、牙齿数目异常、牙齿形态异常和牙齿结构异常。牙发育异常的病因是牙齿在生长发育过程中受到先天遗传因素或后天因素（如局部外伤、感染、营养不良、母体药物不当使用、化学因素等）影响有关。儿童牙齿发育异常影响口腔功能、健康及美观，是牙性错𬌗畸形的常见机制之一。

1. 牙齿萌出替换异常

乳/恒牙萌出替换异常与影响基质形成和矿化的全身及局部因素有关，常见乳/恒牙萌出异常包括：

（1）乳牙早萌。常见的乳牙早萌为诞生牙（出生时就有的牙齿）及新生牙（出生后30天内萌出的牙齿）（见图2-1-8）。多为下颌乳切牙或多生牙，常成对出现。多数婴儿其他方面表现正常，可有或没有家族遗传史。少数婴儿的诞生牙或新生牙可能是多种环境因素引起的局部表现或一种潜在的综合征（如Eills-van Creveld综合征、Hallermann-Streiff综合征、Pierre Robin综合征和Sotos综合征），故需要对有新生牙及诞生牙的婴儿进行全面诊断评估。诞生牙及新生牙若松动度大、影响进食母乳、造成舌系带损伤，则需早期拔出。拔出下颌乳中切牙的诞生牙或新生牙将导致乳牙列牙缺失。

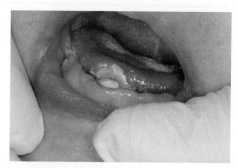

图2-1-8　婴儿诞生牙（出生时就有的牙齿），刺激形成舌下溃疡

（2）恒牙早萌。多由于后天局部因素（如乳牙根尖周炎导致感染破坏牙槽骨或恒牙胚的牙囊）所致，过早萌出的恒牙牙根尚未形成或仅有颈1/3牙根形成，易受外伤或咬合干扰而脱落（见图2-1-9）。恒牙早萌有阻萌器阻挡其继续萌出的早期矫治方法，但当代儿童口腔医学认为恒牙早萌无需再用阻萌器阻止其继续萌出。

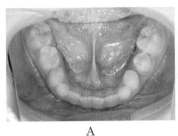 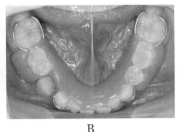

图2-1-9　乳牙早失，恒牙早萌
A. 75早失，35早萌；B. 84早失，44早萌。

（3）乳牙迟萌。乳牙晚于正常萌出时间6个月以上称为乳牙迟萌，多与先天、遗传发育异常等全身因素有关，临床常见于全身发育迟缓的儿童。

（4）恒牙迟萌。恒牙晚于正常萌出时间6个月以上或迟于对侧同名牙萌出6个月，伴或不伴恒牙萌出顺序异常，称为恒牙迟萌。恒牙迟萌与受累牙发育异常、全身发育迟缓（同乳牙迟萌）、局部物理障碍（多生牙、肿瘤、囊肿、牙齿异位萌出、间隙不足、根骨粘连等）导致的萌出间隙不足或萌出道受阻有关（见图2-1-10）。迟萌恒牙可能是全身发育不良的局部症状，或者局部占位性、感染性疾病的表现。可能压迫邻牙牙根，甚至不能萌出造成功能性牙缺失。早期矫治应早发现、早治疗、早干预。确定并去除迟萌原因，视情况牵引患牙萌出。

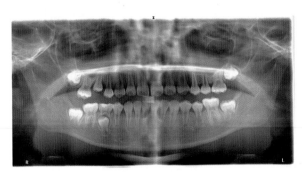

图2-1-10　10岁女性，45发育迟缓、迟萌

①全身因素影响乳/恒牙齿萌出，如唇腭裂、唐氏综合征、颅锁发育不全、甲状腺功能减退、垂体功能减退、软骨发育不全性侏儒症（见图2-1-11、图2-1-12）。

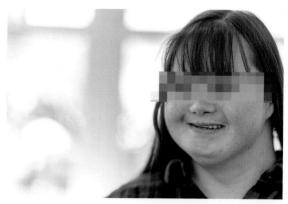

图2-1-11　唐氏综合征

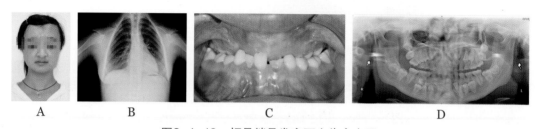

A　　　　　　　　B　　　　　　　　C　　　　　　　　D

图2-1-12　颅骨锁骨发育不全临床表现

A. 颅骨发育异常；B. 锁骨发育异常；C. 颌骨及牙发育异常；D. 牙槽骨和乳牙吸收异常导致
继承恒牙迟萌。

②其他与牙齿迟萌相关的疾病包括：牙龈纤维瘤病、软骨外胚层发育不良症、家族
性低磷血症等。乳恒牙萌出异常诊疗流程如图2-1-13所示。

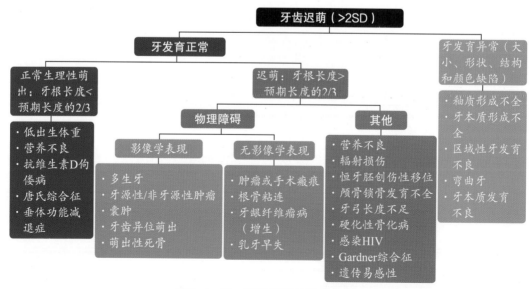

图2-1-13　牙齿迟萌的诊疗流程

（5）恒牙阻生。阻生牙特指牙齿在萌出过程中由于位置异常或萌出通道异常导致的不萌或迟萌牙。常发生阻生的牙位发病率由高到低依次为下颌第三磨牙、上颌尖牙、上颌第三磨牙、上下颌第二前磨牙、上中切牙。恒牙阻生常见的原因有以下两个。

①萌出通道上的物理障碍：如多生牙、肿瘤、囊肿、牙龈纤维瘤病、瘢痕、恒牙萌出间隙不足，其他牙齿错位、牙易位等（见图2-1-14）。

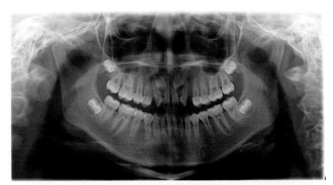

图2-1-14　双侧上颌尖牙侧切牙易位，尖牙阻生

②萌出方向异常：恒牙胚创伤性移位、乳牙根尖周疾病致恒牙萌出方向异常等。阻生牙可能压迫邻牙牙根，不能萌出可造成功能性牙缺失。故临床上应早发现、早治疗、早干预。临床上应积极发现并去除病因，视情况牵引萌出或拔除阻生牙（见图2-1-15）。

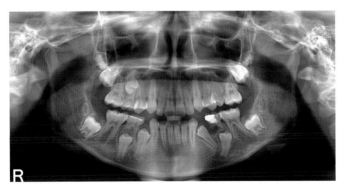

图2-1-15　75近中牙根尖周炎，累及34、35萌出道异常、阻生

（6）恒牙异位萌出。恒牙在萌出过程中偏离正常位置，或者恒牙未在牙列的正常位置萌出，称为恒牙异位萌出。常见于上颌恒尖牙及第一恒磨牙，具有较高的家族遗传

性，先天性唇腭裂、全身发育迟缓等全身因素也有影响。恒牙异位萌出的局部因素与恒牙冠相对较大、颌骨发育不足或位置相对颅底靠后相关。第一恒磨牙异位萌出分为可逆型与不可逆型，对于可逆型第一恒磨牙异位萌出，患牙可自行重新进入正常萌出路径并排列入牙弓，且不影响第二乳磨牙，大部分在患儿7岁左右自愈。而7—8岁观察到的第一恒磨牙异位萌出均为不可逆型，上颌第一恒磨牙同第二乳磨牙牙根颈部相接触。若不能得到有效治疗，可能引起第二乳磨牙早失，牙弓长度减小（见图2-1-16）。

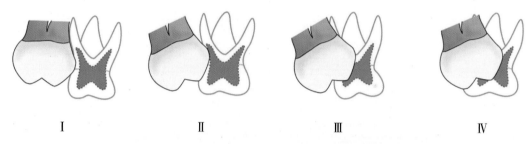

| Ⅰ | Ⅱ | Ⅲ | Ⅳ |

图2-1-16　第一恒磨牙异位萌出及严重程度分级

Ⅰ级（轻度）：仅牙骨质或少量牙本质吸收；Ⅱ级（中度）：牙本质发生吸收，未累及牙髓；Ⅲ级（重度）：远中根吸收并累及牙髓；Ⅳ级（极重度）：吸收超出远中根，累及除远中牙根以外的牙根或髓腔。

（7）乳牙固连。常好发于下颌乳磨牙，与遗传因素有关。而乳前牙的固连只有在外伤情况下才可能发生。乳牙固连发生可能的机制为：乳磨牙在生理性吸收伴随着修复过程，在修复过程中可能出现乳牙和牙槽骨粘连。如果固连发生较早，而邻牙又在不断地萌出，那么固连牙将低于正常殆平面，甚至被软组织覆盖（见图2-1-17）。乳牙固连可能导致乳牙无法正常脱落，继承恒牙无法萌出。临床上需早期发现和诊断，必要时拔除患牙。

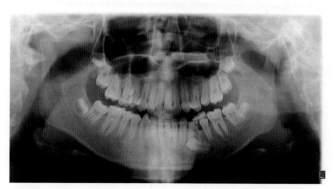

图2-1-17　74乳牙固连，34水平低位阻生

（8）恒牙固连。恒磨牙固连可能与小面积的牙根固连有关（见图2-1-18）。在生长发育过程中，由于其他牙齿不断生长，而粘连牙却因保持原有的萌出高度表现为相对下沉。同样，若固连发生较早，固连牙将低于正常殆平面，甚至被软组织覆盖。有学者认为，固连的原因可能是由于局部慢性炎症对牙囊和牙周组织的刺激造成。临床上对固连恒牙需早期诊断，早期治疗局部炎症，尽量避免治疗延迟导致的恒磨牙永久性固连。

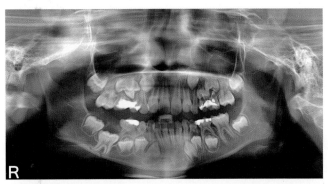

图2-1-18　右下第一恒磨牙萌出异常：固连（弯根）

2．牙数目异常

（1）多生牙。多生牙又称额外牙，是指正常乳/恒牙列牙数之外的牙。最好发于上颌中切牙之间，其次是牙弓末端第三磨牙之后（见图2-1-19）。病因机制有：牙蕾二分理论、牙齿发育起始阶段成釉器细胞过度增殖和分化理论、返祖现象理论等。多生牙对咬合发育的影响包括恒牙迟萌或异位萌出、邻牙错位、邻牙结构受损、牙列拥挤/间隙、早接触和咬合干扰、阻生牙/多生牙囊性病变等。故临床上应早发现，根据手术难度选择拔除时机并早期矫治多生牙引起的咬合问题。

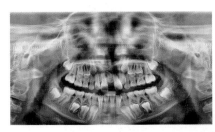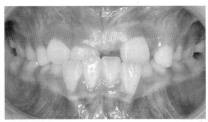

图2-1-19　儿童中切牙间多生牙

（2）先天缺牙。发生在牙齿形成的起始阶段和增殖阶段的一种先天性缺陷，牙胚未能发育，从而导致牙齿缺失。病因机制不明，与遗传、外胚叶发育不良、基因突变等相关。先天缺牙可分为：①个别牙先天缺失，即不包括第三磨牙在内、少于6颗牙齿的缺失称为个别牙先天缺失。常好发于第三磨牙、上颌恒侧切牙、下颌第二前磨牙。②超过6颗恒牙的缺失称为多数牙先天缺失（见图2-1-20）。③无牙症：这种现象非常罕见，指单颌或双颌牙列的完全缺失。

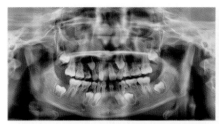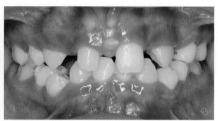

图2-1-20　儿童上下颌多数牙先天缺失

3. 牙形态异常

（1）弯根牙。弯根牙指牙冠或牙根偏离牙长轴的牙发育异常，常表现为牙冠与牙根（或部分牙根）形成一定弯曲角度。前牙区及后牙区均可见，后牙区以下颌第三磨牙较多见，可造成阻生并增加拔牙难度（见图2-1-21）。前牙区以上前牙多见，常阻生，影响口颌面美观、功能，且可能压迫邻牙使其移位或牙根吸收，造成错𬌗畸形。乳牙外伤是引起前牙区继承恒牙弯根最常见的原因。根据恒牙胚发育的阶段，乳牙外伤对恒牙发育的影响包括：在恒牙牙冠形成阶段，牙冠釉质发育出现异常，导致牙冠釉质发育缺损；恒牙牙冠完成、牙根开始发育阶段，乳牙外伤使恒牙牙冠位置偏移，牙冠与牙根间成角，形成弯根牙。乳牙外伤引起的牙嵌入、牙移位累及其下方正在发育的恒牙

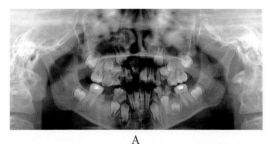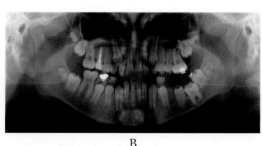

　　　　　　　　　　A　　　　　　　　　　　　　　　　　　　B

图2-1-21　前后牙弯根牙
A. 前牙（11）弯根牙；B. 后牙（36）弯根牙。

胚，使恒牙发育受损。

根据对恒牙牙根发育的影响，乳牙外伤可有以下两种影响继承恒牙发育异常的情况：一是影响恒牙牙根的继续发育，使牙根发育停滞，牙根变短；二是乳牙外伤后，继承恒牙牙根继续发育形成弯根并与牙冠成角（见图2-1-22）。

（2）畸形中央尖。畸形中央尖指在前磨牙𬌗面的中央窝处，或接近中央窝的颊尖三角嵴上，突起的一个圆锥形的牙尖。最常见于前磨牙，常为双侧发生，下颌多见（见图2-1-23）。畸形中央尖牙根尖孔不闭合，中央尖磨耗露髓，引发牙髓炎及根尖周炎。

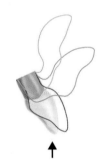

图2-1-22 乳牙外伤造成牙根弯曲

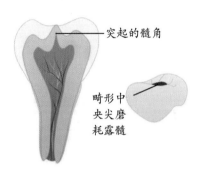

突起的髓角

畸形中央尖磨耗露髓

图2-1-23 畸形中央尖

（3）畸形舌侧窝、畸形舌尖。切牙在发育过程中，舌窝内陷卷入牙冠中，形成一个窝状畸形，称为畸形舌侧窝。在舌窝内陷的同时，舌隆突又过度突起而形成畸形牙尖，即为畸形舌尖（见图2-1-24）。按好发牙位依次为恒侧切牙、中切牙、前磨牙、尖牙、磨牙，上颌较多见。若内陷非常严重，可形成一个腔洞，洞壁包含牙釉质、牙本质，外形好似包含在牙中的小牙，称为"牙中牙"。畸形舌侧窝为常染色体显性遗传，并有表现出变异性和不完全外显率。畸形舌侧窝/尖易导致龋坏、牙髓炎、根尖周炎。

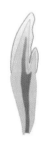
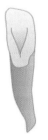

图2-1-24 畸形舌侧窝、畸形舌尖

（4）双生牙。双生牙是牙胚在发育期间，成釉器内陷将牙胚分开而形成的畸形牙，表现为分开的牙冠和共同的牙根。牙冠通常比正常要宽，上有一小沟从切缘延伸到颈部。乳牙、恒牙均可发生，乳牙更常见（见图2-1-25）。双生牙的发生与遗传相关，影响咬合关系。

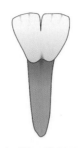

图2-1-25　乳牙双生牙

（5）融合牙（结合牙）。融合牙是两个独立发育的乳牙或恒牙产生融合。一般发生于下颌前牙区，与家族遗传相关（见图2-1-26A）。局限于牙骨质的融合称为结合牙或粘着牙，多因牙齿拥挤或创伤造成（见图2-1-26B）。乳恒牙的融合牙影响咬合关系，乳牙融合牙常伴继承恒牙先天缺失。

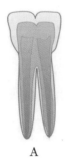

A　　　　　　　　　　　　　　　　　　　　B

图2-1-26　恒牙融合牙及粘着牙
A. 融合牙；B. 粘着牙。

（6）牙的大小异常。牙的大小因种族和性别不同具有一定的差异，牙与颌骨的大小具有一定的比例，通常由遗传因素决定。牙的大小异常和数目异常经常同时存在，具体机制不明。牙的大小异常影响咬合关系。

①过大牙：牙相对于颌骨体积或比对侧同名牙明显过大称为过大牙（见图2-1-27）。个别过大牙或部分过大牙可能与遗传因素有关，并常伴有其他发育异常，如唐氏综合征、先天性心脏病等。常见于上颌中切牙、下颌第三磨牙。而全牙列广泛过大牙往往和

垂体功能亢进的巨人症、松果体增生症及高胰岛素血症等有关。过大牙患者牙量骨量不协调，常有牙齿拥挤、异位、排列不齐等错殆畸形表现。

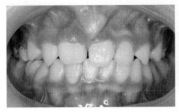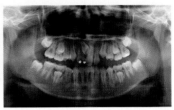

图2-1-27　11阻生、12过大牙

②过小牙：牙相对于颌骨比正常明显小称为过小牙。个别或部分过小牙常伴一定的常染色体显性遗传。常见于上颌侧切牙且伴有牙冠形态的异常。而全牙列过小牙常见于垂体功能低下的侏儒症、唐氏综合征等疾病。过小牙患者常出现有牙间隙（见图2-1-28）。

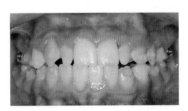

图2-1-28　恒侧切牙过小

4. 牙齿结构异常

牙齿结构异常指在牙齿基质形成或钙化时，因受到不良因素影响导致牙齿发育异常，并在牙体组织上留下永久性缺陷或痕迹。牙齿结构异常的类型包括牙釉质发育不全、牙本质发育不全、氟牙症、四环素着色牙、先天性梅毒牙、牛牙样牙等。牙齿结构异常造成牙釉质、牙本质及牙髓腔的结构形态异常，属儿童牙病治疗范畴，但也影响正畸治疗矫治技术的选择（釉质发育不全影响固定托槽粘接，破坏牙釉质、牙本质）。

（李小兵　周陈晨　刘向红）

二、儿童口腔早期矫治的咬合发育基础

儿童𬌗发育是自第一颗乳牙萌出到最后一颗恒牙萌出的一个连续变化的过程（见图2-2-1）。

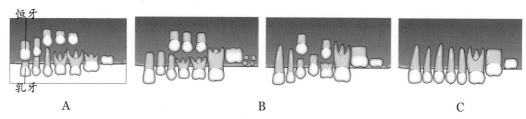

图2-2-1 乳牙列期到恒牙列早期𬌗的发育
A. 乳牙列期；B. 混合牙列期；C. 恒牙列早期。

儿童𬌗发育过程从第一颗乳牙萌出开始至第三恒磨牙完全萌出结束（出生后6个月—18岁），儿童咬合不断变化，最后形成成熟的咬合关系（见图2-2-2）。

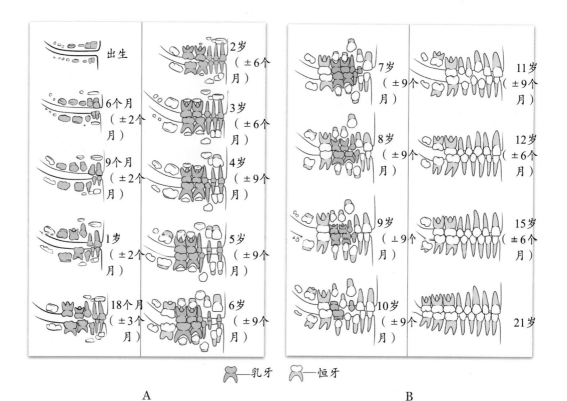

图2-2-2 儿童咬合形成过程
A. 乳牙𬌗的形成；B. 恒牙𬌗的形成。

（一）乳牙列期（6个月至6岁）的咬合发育

1. 乳牙𬌗形成（6个月至3岁）

乳牙萌出顺序：婴儿一般在出生后6个月左右下颌乳中切牙萌出，乳牙列开始发育。乳牙萌出的顺序：乳切牙萌出、第一乳磨牙萌出、乳尖牙萌出，最后是第二乳磨牙萌出（见表2-2-1、图2-2-3）。乳牙萌出时间可存在个体差异，提前或延后6个月均属正常。

表2-2-1　乳牙萌出及发育完成时间

乳牙列牙位	萌出		根部形成完毕	
	上颌	下颌	上颌	下颌
中切牙	10个月	8个月	1.5岁	1.5岁
侧切牙	11个月	13个月	2岁	1.5岁
尖牙	19个月	20个月	3.25岁	3.25岁
第一磨牙	16个月	16个月	2.5岁	2.25岁
第二磨牙	29个月	27个月	3岁	3岁

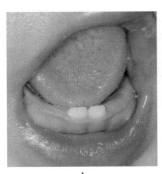
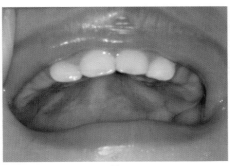
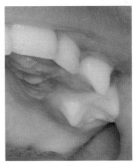

A　　　　　　　　　　　B　　　　　　　　　　　C

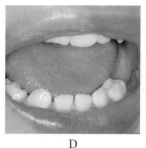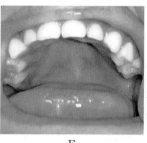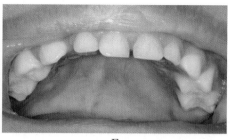

D   E   F

图2-2-3　乳牙萌出顺序

A. 下颌乳中切牙萌出；B. 上颌乳中切牙、乳侧切牙萌出；C. 上颌第一乳磨牙萌出；
D. 下颌第一乳磨牙萌出；E. 上颌乳尖牙萌出；F. 上颌第二乳磨牙出龈。

2. 乳牙咬合发育的特点

（1）乳牙建𬌗过程中𬌗发育特点。

①乳牙萌出建𬌗过程中，随乳磨牙的萌出，其前牙覆𬌗逐步变浅。

②乳切牙萌出时，颞下颌关节窝平坦，下颌运动范围大；乳牙建𬌗有利于颞下颌关节的发育，促进下颌正常功能运动的形成。

③灵长类间隙在乳尖牙的萌出后形成。

④乳牙建𬌗时间为20～30个月。

（2）建𬌗后期的乳牙𬌗特点（3—6岁）。

①生长发育间隙与灵长类间隙：在正常发育的乳牙列中，乳切牙间存在散在间隙，称为"生长发育间隙"；大多数上颌乳尖牙近中、下颌乳尖牙远中存在明显间隙，称为"灵长类间隙"。这些间隙的存在，有利于恒前牙的萌出和替换（见图2-2-4）。

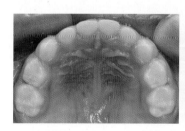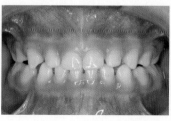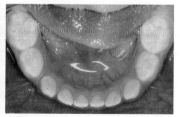

图2-2-4　乳牙列期生长发育间隙和灵长类间隙

②乳磨牙𬌗关系：上下颌第二乳磨牙远中面一般在一个垂直平面上，称为齐平的终末平面（见图2-2-5）。若上下颌第二乳磨牙的近远中径异常、乳磨牙邻面龋或有不良吸吮习惯，则可造成近中阶梯或远中阶梯。乳磨牙终末平面关系与第一恒牙的建

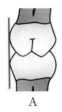 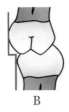 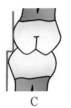

图2-2-5 乳磨牙终末平面关系
A. 齐平终末平面；B. 近中阶梯终末平面；C. 远中阶梯终末平面。

𬌗关系密切。

③乳前牙𬌗关系：乳切牙长轴较垂直，上、下切牙间的交角约15°；覆𬌗较深，10%～40%均属正常；覆盖范围在0～4mm（见图2-2-6）。

 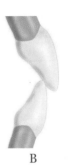

图2-2-6 乳前牙𬌗关系
A. 乳前牙覆𬌗关系；B. 恒前牙覆𬌗关系。

（二）替牙列期（6—12岁）的咬合发育

替牙列期时间从儿童第一恒磨牙（或下中切牙）萌出至最后一颗乳牙被替换（6—12岁）为止。根据乳恒牙替换过程中恒牙萌出时间及替换规律（见表2-2-2），可分为替牙列早期、替牙列中期及替牙列晚期。

表2-2-2 替牙列期乳恒牙替换时间

乳牙列牙位	萌出		根部形成完毕	
	上颌	下颌	上颌	下颌
中切牙	7.25岁	6.25岁	10.5岁	9.5岁
侧切牙	8.25岁	7.5岁	11岁	10岁

（续表）

乳牙列牙位	萌出		根部形成完毕	
	上颌	下颌	上颌	下颌
尖牙	11.5岁	10.5岁	13.5岁	12.75岁
第一前磨牙	10.25岁	10.5岁	13.5岁	13.5岁
第二前磨牙	11岁	11.25岁	14.5岁	15岁
第一恒磨牙	6.25岁	6岁	10.5岁	10.5岁
第二磨牙	12.5岁	12岁	15.75岁	16岁

注：替牙列期乳恒牙替换时间（Proffit WR, Fields HW, Larson BE, Sarver DM. Contemporary Orthodontics 6th ed St. Louis: ELsevier, 2018.）

恒牙的萌出规律是成组萌出（第一恒磨牙及前牙组、侧方牙群组、第二恒磨牙组、第三恒磨牙组），临床上根据不同继承恒牙萌出的时间和顺序来判断牙龄（咬合发育阶段）和咬合发育有无异常（见图2-2-7）。

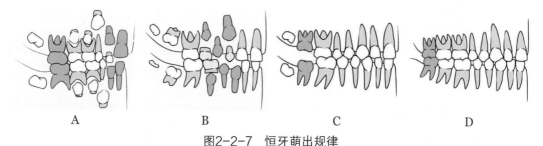

A   B   C   D

图2-2-7 恒牙萌出规律
A. 第一恒磨牙及前牙组；B. 侧方牙群组；C. 第二恒磨牙组；D. 第三恒磨牙组。

继承恒牙萌出时间延迟在6个月内，临床一般只观察，不做治疗。同名牙左右不对称萌出时间相差6个月以上，需要拍摄X线片来确定有无临床异常。如果继承恒牙的组内或组间萌出顺序异常，则很可能存在由于咬合发育异常造成的儿童错殆畸形，如继承恒牙阻生、弯根牙、异位萌出、萌出粘连、恒牙胚异位等（见图2-2-8）。

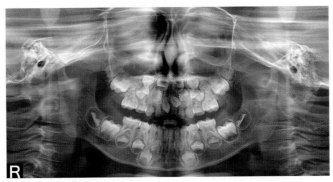

图2-2-8　儿童替牙列期牙萌出顺序异常（上、中切牙间2个多生牙造成上中切牙迟萌）

1. 替牙列早期（6—8岁）咬合发育的特点

（1）第一恒磨牙及切牙组萌出。

（2）替牙列早期牙龄判断。

①6岁牙龄：同时或相继萌出的下颌中切牙、下颌第一恒磨牙，以及上颌第一恒磨牙。

②7岁牙龄：上颌中切牙、下颌侧切牙的萌出。

③8岁牙龄：上颌侧切牙的萌出。

（3）替牙列早期常出现暂时性错𬌗畸形。

①侧切牙未萌、牙胚压迫造成上中切牙间隙、牙冠远中倾斜。

②未萌的尖牙牙胚压迫，使上侧切牙牙冠远中倾斜。

③切牙债务导致约1.6mm下前牙暂时性轻度拥挤，以女性为主。

④第一恒磨牙萌出高度不足，造成暂时性的前牙深覆𬌗。

⑤第一恒磨牙沿第二乳磨牙远中邻面萌出，形成暂时性的磨牙远中关系，即混合牙列期第一恒磨牙平齐终末平面。

暂时性错𬌗常被称为儿童替牙列早期"丑小鸭"现象（见图2-2-9），随儿童生长发育可自行调整改善，临床一般只做观察，不做治疗。

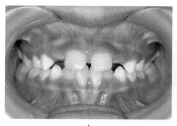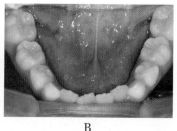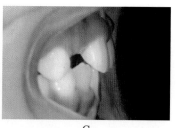

A   B   C

图2-2-9　替牙列早期暂时性错𬌗畸形（混合牙列早期"丑小鸭"现象）

A. 上中切牙间隙、牙冠远中倾斜；B. 下前牙暂时性轻度拥挤；C. 磨牙轻度远中关系、
前牙深覆𬌗。

2. 替牙列中期（9—10岁）咬合发育的特点

替牙列中期没有继承恒牙的萌出，乳恒牙替换处于"暂时静止"状态。未替换乳牙牙根继续吸收，继承恒牙牙根继续发育。

（1）9岁牙龄：下颌尖牙及下颌第一前磨牙牙根形成约1/3，第二前磨牙牙根发育开始或接近开始；上颌第一前磨牙牙根开始发育，尖牙牙根发育可能同时进行（见图2-2-10）。

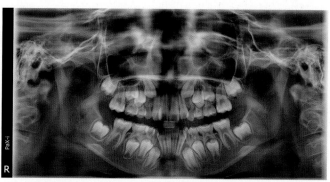

图2-2-10　替牙列中期9岁牙龄儿童的咬合发育

上颌侧切牙萌出1年，其他切牙及第一恒磨牙的牙根发育基本完成；下颌尖牙、第一前磨牙、上
颌尖牙牙根形成约1/3，上颌第一前磨牙及上下颌第二前磨牙牙根开始发育。

（2）10岁牙龄：下颌尖牙及下颌第一前磨牙牙根发育约1/2；上颌第一前磨牙牙根发育近1/2，下颌第二前磨牙、上颌尖牙和上颌第二前磨牙也有很明显的牙根发育（见图2-2-11）。

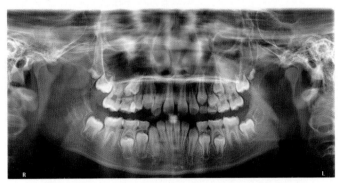

图2-2-11　替牙列中期10岁牙龄儿童的咬合发育

部分乳尖牙脱落，乳磨牙牙根吸收更明显。上下颌尖牙及第一前磨牙牙根发育超过1/2，第二前磨牙牙根发育约1/3。

3. 替牙列晚期（11—12岁）咬合发育的特点

替牙列晚期牙龄特征及发育特点：

（1）11岁牙龄：下颌尖牙及上下颌第一前磨牙萌出。

（2）12岁牙龄：下颌第二前磨牙、上颌第二前磨牙或尖牙萌出。

（3）替牙间隙与第一恒磨牙关系调整：第一、二前磨牙萌出，由于乳磨牙与继承前磨牙牙冠近远中宽度的差异，出现替牙间隙。一般上颌替牙间隙为0.9 mm/侧，下颌替牙间隙为1.7 mm/侧～2.0 mm/侧。替牙间隙一般因第一恒磨牙近中移动而关闭，有助于磨牙关系从替牙列早期的轻度远中关系调整为恒牙列期的中性关系（见图2-2-12）。

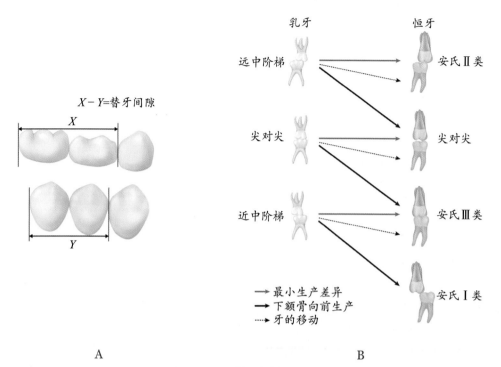

$$X - Y = 替牙间隙$$

A   B

图2-2-12　替牙间隙及磨牙关系的调整
A. 替牙间隙；B. 混合牙列期，上下乳磨牙关系，以及替牙后第一恒磨牙关系调整。

（三）恒牙列期（12—18岁）的咬合发育

12岁继承恒牙替换完成后，进入恒牙列初期。第二磨牙萌出至18岁左右第三磨牙萌出即青春期结束为恒牙列期。其特点如下：

（1）恒牙列初期建𬌗后，第二、第三磨牙继续萌出。

（2）恒牙列后期可能出现轻度下切牙拥挤，与颌骨生长旋转、牙齿邻面磨耗、后牙近中𬌗向继续萌出移动等有关，其具体机制不明。

（3）第三磨牙常在17—21岁期间萌出。第三磨牙常常出现阻生、先天缺失、畸形、过小等问题。对于萌出障碍或畸形的第三磨牙，临床上常考虑拔除。

（李小兵　刘向红）

第三章

儿童口腔早期矫治的颜面生长发育基础

一、颅面生长发育基础知识

（一）生长发育基本概念

1. 生长与发育

生长和发育是形态学的专业名词。由于正常的生长发育是同时进行的，因此两者密切相关，常常被伴随使用，但其含义并不相同。

生长是解剖现象，是指个体生命进程中细胞数量的变化和（或）组织体积上的变化。通常指正向的增多，其来源于细胞数目增加、细胞间质增长（见图3-1-1），但也有体积变小的情况，如青春后期胸腺的萎缩。

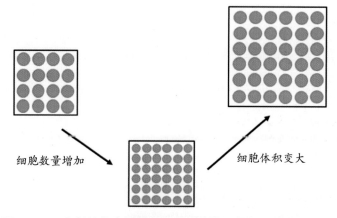

图3-1-1 生长的基本逻辑之一：细胞数目增加＋体积变大

发育是机体从其生命开始到成熟的变化，是生物有机体的自我构建和自我组织的过程。发育在更为精细的组织和细胞水平上描述了"生长"的生物学机制，它更多是指生理和行为的变化，包含形态的形成和分化，以及功能的获得和成熟。发育是一种渐进性的分化，因此其意味随着发育组织器官的分化潜能逐步消失。机体各部分的发育相互影响、制约，使机体逐渐成为一个功能性整体（见图3-1-2）。

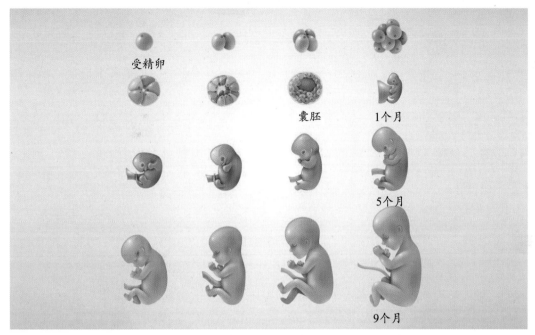

图3-1-2　胚胎发育全过程：发育是机体从其生命开始到成熟的变化

2. 生长型

生长型是一种四维的概念，贯穿整个生长发育过程，反映了身体各部分在生长发育过程中一系列随时间变化的复杂空间比例关系。生长型包含以下三个层次的含义：①时空比例的变化，指在正常生长发育过程中的全身比例变化。②生长速率的差异，指全身组织系统的不同生长速度。③可预测性和变异性，指各个时期生长的比例关系变化可以用数学的方法精确地预算，但由于每个人的生长方式并不相同，临床还要判断生长发育的变异有无超出正常范围。

广义的生长型是机体的各个组分在各个时间点上的空间比例构成的集合。在正畸学中，主要诊断的是面部生长型以分析面部的生长特征。面部生长型包括平均、水平和垂直生长型。

3. 个体的头尾生长梯度规律

头尾生长梯度是生长型概念的重要部分，代表着身体各部分的比例随着生长的变化方向呈一条从头到脚增加的轴线。它涉及全身每个部分的生长。正畸治疗中，重点分析头部和全身的生长梯度关系，以及颅骨和面部的生长梯度关系两个方面。

（1）头部和全身的生长梯度关系。

在胎儿前3个月的发育阶段，头部几乎占全身长度的50%，四肢仅初步发育，而躯干则尚未发育，这表明胎儿期前3个月头部生长发育速度较快，随后，四肢和躯干的生长速度开始超过头面部的生长。出生时，婴儿头部占全身的比例下降为30%。之后的生长型都遵循这种趋势，头部占全身的比例在6岁时降至16%，12岁时为14%，成年期仅为12%（见图3-1-3）。

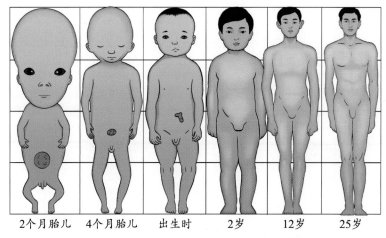

| 2个月胎儿 | 4个月胎儿 | 出生时 | 2岁 | 12岁 | 25岁 |

图3-1-3　正常生长发育过程中全身的比例变化

（2）颅面的生长梯度关系。

颅面的头尾生长梯度是全身头尾生长梯度的缩小版，两者原理与趋势相同。与成人颅骨相比，新生儿颅骨相对面部较大，表明出生后面部生长潜力大于颅部。面部生长在出生后由于颌骨的生长与牙齿的萌出，使面部大为增长，然后明显下降，10岁时达成人的65%，青春后期生长达高峰，然后生长再次明显下降，直至成年生长基本完成（见图3-1-4）。

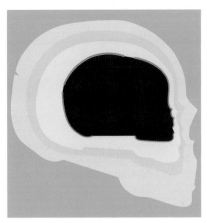

图3-1-4　出生后颅面生长发育变化

面部高度生长发育的头尾生长梯度改变也很明显。颅面高度比：1岁时约为3∶1，乳牙秴时为2∶1，第一恒磨牙萌出时为3∶2，到成人时变为1∶1（见图3-1-5）。

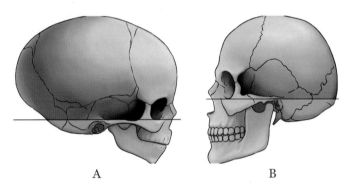

A　　　　　　　　　　　B
图3-1-5　新生儿与成人颅面部比例的对比
A. 新生儿；B. 成人。

颅部与面部的体积比变化：新生儿为7∶1，6岁时为3∶1，成人为1∶1。出生后不同阶段颅面生长完成的比例见表3-1-1。

表3-1-1　出生后不同阶段颅面生长完成的比例

颅部/面部	生长发育阶段		
	1—5岁	5—10岁	10—20岁
颅	85%	11%	4%
上颌骨	45%	20%	35%

（续表）

颅部/面部	生长发育阶段		
	1—5岁	5—10岁	10—20岁
下颌骨	40%	25%	35%

注：引自Graber TM. Orthodontics. 3rd ed. Philadelphia: W. B. Sanders, 1972.

上下颌骨的差异性生长也是颅面头尾生长梯度的一种表现，这更为正畸医师所熟知。离大脑更近的上颌骨的生长发育较下颌骨早，下颌骨生长时间较晚且持续时间长。下颌骨在青春生长发育高峰期时开始快速生长，而此时上颌生长已较少。在6—20岁期间，下颌长度变化是上颌长度变化的2倍。

离大脑更远的下颌颏部的生长更晚（男性18—20岁、女性16岁完成）、发育时间更长，成年后下颌和颏部矢状向生长更明显，使儿童到成人的侧貌突度减少，面部侧貌更直立（见图3-1-6）。

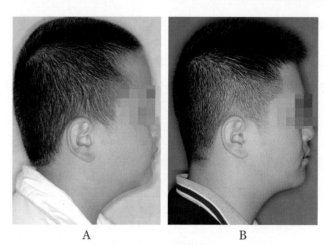

A   B

图3-1-6　颏的发育面部侧貌随年龄的变化
A. 9岁侧貌；B. 15岁侧貌。

生长过程中，新生儿颏不明显，3岁牙齿萌出后，颏开始形成，一般女性16岁、男性18—20岁左、右颏的生长基本完成，男性颏较女性更明显。

在除头部与全身、颅与面的生长外，身体的其他部分也存在头尾生长梯度的差异性。例如，出生时，腿长占全身总长的1/3，随后下肢的生长量逐渐增加（超过上肢），到成年时，腿长占身高的比例增至1/2（见图3-1-7）。

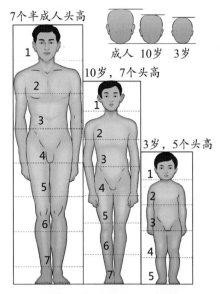

图3-1-7 出生后全身比例变化

4. 身体各组织系统的生长量曲线

个体生长型的另一重要表现为身体主要组织系统按生理的需求呈现不一致的生长速率。哈佛大学教授Richard Scammon研究绘制了人体主要组织系统生长量曲线图（见图3-1-8）。图中可见：①中枢神经系统发育最快，在6—7岁时即已接近完成。②身体的一般组织，如肌肉、骨骼（包括颌骨）和内脏的生长则呈S形，出生时生长较快，儿

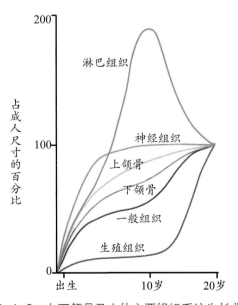

图3-1-8 上下颌骨及人体主要组织系统生长曲线

童期生长速度变慢，到青春期则又开始快速生长。③儿童时期淋巴组织的增生明显快于成年期，在青春后期则逐渐消退。④生殖组织在青春期前生长缓慢，青春后期快速生长。

（李小兵　马宇星）

（二）全身及颅面生长发育基本规律

1. 生长发育速率和顺序

儿童生长发育是由量变到质变的复杂过程，有连续性、阶段性、不平衡性、一般规律性和个体差异性等特点（见图3-1-9）。

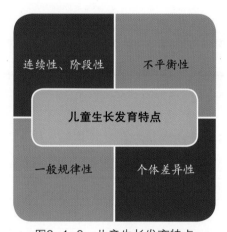

图3-1-9　儿童生长发育特点

生长发育是一个连续的过程，在整个儿童时期不断进行，不会间断，不会停滞。但生长发育在各年龄阶段有不同的特点，并非等速进行，儿童的生长速率是有阶段性的（见图3-1-10）。在不同的生长时期，全身的不同部位或不同组织系统以不同的速率生长发育。各系统器官发育速率不平衡，可根据发育过程的生长特点分为一般型、神经系统型、性器官型，以及淋巴系统型。此外，生长发育有一定顺序性：遵循由上到下、由近到远、由粗到细、由低级到高级、由简单到复杂的规律（见图3-1-11）。

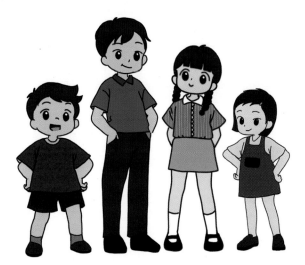

图3-1-10　要重视儿童生长发育的阶段性

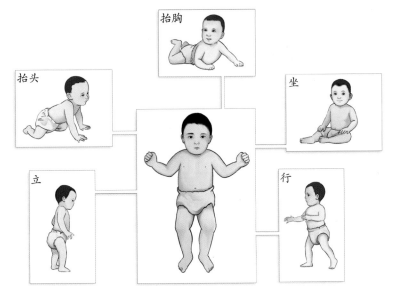

图3-1-11　儿童生长发育的规律（由上到下、由近到远、由粗到细、由低级到高级）

2. 个体发育速率及快速生长期

从婴儿到成年，个体通常会有三个快速生长期，分别是3—7个月、4—7岁、11—15岁（即青春期）。尽管存在个体发育差异，但通常女性的青春发育高峰期平均比男性早1～2年。个体在3—7个月和11—15岁出现两个明显的生长高峰（见图3-1-12）。

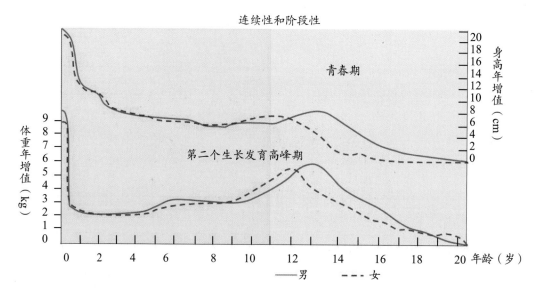

图3-1-12　个体发育（体重、身高）随年龄增长的变化（3—7个月和11—15岁出现两个明显的生长高峰）

（1）全身生长发育速率及快速生长发育。

自出生到1岁，是婴儿生长发育最快的时期，婴儿的各个器官、身高、体重持续性地快速生长。之后因不同组织系统的生长速度不同，幼儿身体各部分的生长发育出现差异，其差异在整个生长发育期最大。儿童7岁时，其神经系统的发育基本完成，淋巴系统发育也较成人水平高，但性器官尚未开始发育。此时儿童的全身生长速度较婴幼儿时期有所下降，随后将维持在一个较低水平直到青春期。青春期时，儿童第二性征出现，性激素和生长激素分泌增多。性激素除了有促进生长的作用外，还能促进性器官及骨骼的成熟。儿童青春期生长发育再次进入高峰期，体格的快速生长也影响颌骨的生长，淋巴系统在此时开始退化。

（2）颅面生长发育顺序及速率。

儿童颌面部的快速生长期和平缓期与全身发育基本一致，三个快速生长期（3—7个月；4—7岁；11—15岁）均有牙萌出替换的咬合发育变化。颅面颌快速生长期与全身发育一致，基本上个体的每一个快速生长期都与牙萌出及替换密切相关，可以说儿童牙萌出、牙替换的时间就是颅面颌及个体的快速生长期。

①出生后大脑的发育。

大脑的成长过程，叫脑成长：婴儿刚出生时平均脑重约370 g，约占体重的10%，6个月时即达700 g左右，到了2岁时约为900～1000 g，达成人脑重的60%，4岁时约为成人脑重的80%，7岁时已接近成人脑重。脑成长的关键期为0—6岁婴幼儿时期，青春期为大脑发育的第二高峰期，儿童达到一生智力顶峰（见图3-1-13）。

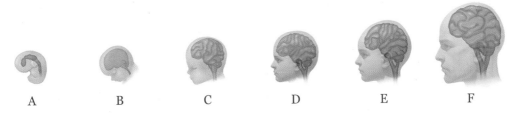

A   B   C   D   E   F

图3-1-13　大脑发育过程

A. 3-4孕周，神经管开始发育；B. 孕中期脑细胞快速分化，体积增大，并建立联络；C. 孕晚期大脑沟回结构、功能分区更加完善；D. 2岁时脑重为成人的60%；E. 6岁时脑重为成人的90%；F. 青春期为大脑发育的第二高峰期。

②出生后颅骨的生长发育顺序。

颅颌面存在不同的生长模式，面部骨骼比颅穹隆成熟晚，体现了头尾生长梯度规律。包含额叶的前颅底部在6—8岁间早期生长完成，全颅底的生长从4岁延续到20岁，男性颅底长度（N-Ba）平均增加15 mm，女性平均增加10 mm（见图3-1-14）。

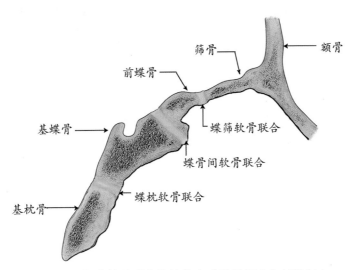

图3-1-14　颅底软骨联合的软骨内成骨是颅底生长机制之一

③出生后面部的发育顺序。

儿童出生后颅面骀生长发育的先后顺序为先宽度，再长度，最后是高度。面部生长发育中：①面高度发育完成最晚，增加最多，而且面下1/3的高度增加得最多。②面长度次之，3岁左右面上部矢状向长度已发育完成80%，面中部完成77%，面下部完成69%，到14岁前面中部还余18%生长量，面下部还余22%生长量。③面宽度发育完成最早，在整个面部的生长中增量最少。儿童5—6岁时面宽度发育完成80%以上，至生长发育后期，上面宽度发育基本完成，下面宽度发育完成93%以上（见图3-1-15）。

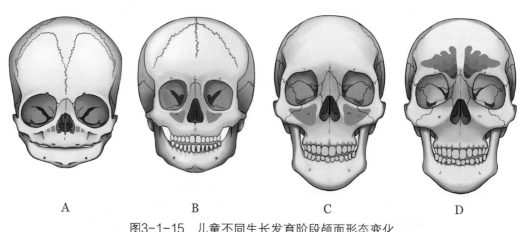

图3-1-15　儿童不同生长发育阶段颅面形态变化
A. 新生儿；B. 幼儿；C. 青少年；D. 成年。

④出生后颌骨生长发育顺序。

上颌骨的生长速率与神经系统更为相似，鼻上颌复合体与颅底之间的联合软骨，在7岁当大脑生长结束时开始减慢，一直生长到15岁。在7—8岁，上颌结节是上颌骨生长活跃区域，这种向后生长不仅决定了上颌骨矢状向长度的增加，还决定了其横向发育，并使磨牙能够找到空间。下颌骨悬浮于颅中窝下方，其生长模式介于躯体和神经之间。在青春期前，下颌骨升支以每年1～2 mm的速度生长，而下颌骨体的生长为每年2～3 mm。在高峰期，这些数值增加了1倍。随后，下颌骨的生长速度减慢，女性在17岁左右、男性在19岁左右达到成年人的水平。

颅面颌快速生长期与儿童错殆畸形矫治密切相关，是早期矫治的最佳时期。

个体成年后面部形态大小继续生长，上下颌骨、鼻部、面部软组织和嘴唇等部位的生长改建持续一生。

（李小兵　张赟　王艺　贾淑娴）

（三）颅颌面各部位"平衡"生长机制

1. 颅面骨的改建和移位

颅颌面骨的总体生长包括骨的改建和移位，两者是同时发生的（见图3-1-16）。在生长过程中，颅面部各部分的形态和模式基本保持不变（如比例、形态、相对尺寸和角度等），从开始到结束，面部都是基本形态的延续（是各阶段大小尺寸累加的变化）。

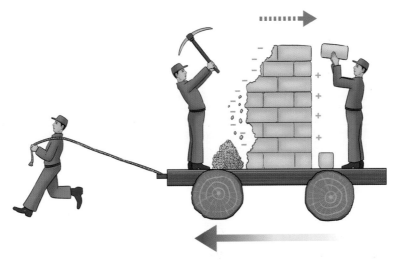

图3-1-16　骨的改建和移位示意

2. 颅面生长发育的平衡与代偿

理想的面部和颅部按照恒定的形状和比例扩大，平衡地生长。然而现实中完美的颅面部的平衡生长模式是不存在的，局部的不平衡发育却经常出现，导致儿童颅面生长发育进程中会经历侧貌和面部比例的一系列变化，这是发育和成熟过程中的正常现象（见图3-1-17）。

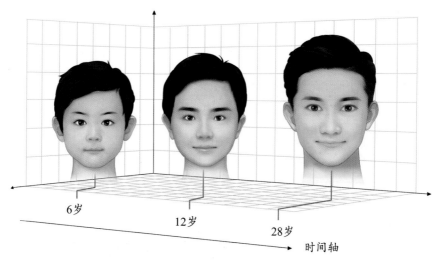

图3-1-17　个体颅面部"发育"和"成熟"

"代偿"是为面部不平衡生长提供的一个范围，以中和（或抵消）面部非比例生长部位对形态的影响。每个人的面部都是由许多平衡和不平衡生长的颅面结构部分组成的复合整体，不同部位的不平衡通常趋于彼此相互代偿，以实现形态和功能的平衡。

儿童口腔早期矫治的策略是利用口腔早期矫治的临床方法，在儿童颅面骀生长发育出现不平衡的时候，尽量有效地促进儿童的代偿效能，以达到最大限度对不平衡生长发育的代偿，去除或降低儿童颅面骀不平衡生长发育带来的功能与形态的异常。

3. 上颌骨的向后改建和向前移位

上颌结节后方的皮质骨表面出现新骨沉积，与之相对的上颌窦内侧皮质骨发生骨吸收，上颌骨向后改建（见图3-1-18A）；在上颌结节向后生长和伸长的同时，外围软组织发育扩大，纤维牵引及鼻中隔软骨生长使上颌骨整体前移（见图3-1-18B）。上颌骨向后骨改建和向前的移位量相等，翼上颌裂位置不变，上颌骨整体向前。

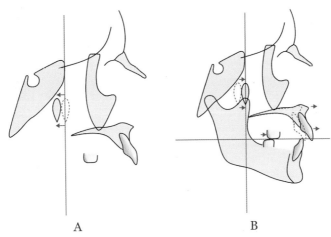

图3-1-18　上颌骨的改建和移位
A. 上颌骨向后改建；B. 上颌骨整体前移。

4. 下颌骨体的改建与移位

下颌骨体通过下颌升支的前部向后的骨吸收得以伸长，下颌骨体的伸长量与上颌骨的骨改建量相等，上下颌骨长度匹配。下颌骨髁突骨质向上后增生以及下颌升支后部的骨增生使下颌整体前移，适应上颌骨向前的移位（见图3-1-19A）。下颌升支前部吸收、后部增生，目的是维持升支的宽度（升支宽度的变宽另有机制）（见图3-1-19B）。下颌骨的移位是由面部不断发育的软组织（沙比纤维）前牵而自身生长扩大，并因髁突的生长稳定其前移的改变。

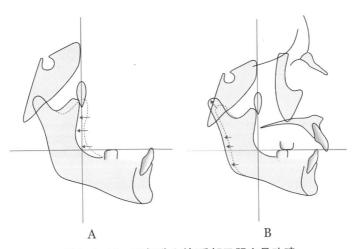

图3-1-19　下颌升支前/后部及髁突骨改建
A. 下颌骨体通过下颌升支的前部向后的骨吸收而长度增加；B. 下颌升支前部吸收、后部增生维持升支的宽度。

5. 颅中窝生长与鼻上颌复合体的继发性移位

在颌骨生长与改建的同时，大脑的颞叶和颅中窝也在不断增大，颅内侧骨吸收、外侧骨沉积、蝶枕软骨联合增生。随着颅中窝生长，颅中窝前方的所有颅面结构都将前移，包括前额、颧骨、腭部和上牙弓都将向前移位。这些结构的移位并未涉及颅面自身的扩大，仅仅是因为颅中窝的扩大而引起移位，因此属于继发性移位。颅中窝的扩大也带动着下颌前移，但下颌前移量小于上颌（见图3-1-20）。鼻上颌复合体的继发性移位是由于颅脑前叶和颞叶组织生长的生物机械力带动产生的。

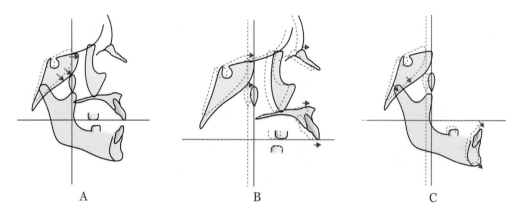

A B C

图3-1-20 颅中窝扩大及上下颌骨继发性移位
A. 颅中窝生长；B. 颅中窝生长推动鼻上颌复合体继发性移位；
C. 颅中窝生长推动下颌骨向前下移动。

6. 颅中窝与下颌升支的协调生长

如前所述，颅中窝的生长使上颌骨发生的继发性前移与下颌升支改建带动下颌牙弓前移相匹配。因此，下颌升支与颅中窝在骨改建及移位上存在对应关系，颅中窝矢状向生长与下颌升支的矢状向增加相匹配（见图3-1-21）。在匹配颅中窝及上颌骨矢状向生长的同时，下颌升支自体及相互间的宽度也同时扩大，以适应咽腔、颅中窝及牙齿排列的需要。

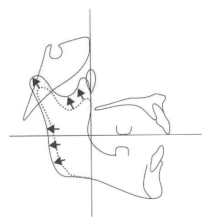

图3-1-21 颅中窝矢状向生长及下颌升支生长改建和继发性移动形成的矢状向生长相

7. 颅面垂直向生长的平衡

髁突向上后生长，下颌垂直向及矢状向增大，鼻上颌复合体垂直生长量、牙槽嵴垂直生长量需与之匹配，保持平衡。

8. 颅前窝和前额生长与面中份（筛骨及上颌骨、鼻部区域）、上颌骨、腭部生长的平衡

脑组织的增大是额骨、顶骨、枕骨、颞骨间邻接骨缝的骨增生，颅骨外侧骨质沉积、内侧吸收，颅骨体积增大，骨厚度增加而完成。颅前窝矢状向生长需和上颌骨长度生长、面中份矢状向生长，以及腭部矢状向生长相匹配，以保持侧貌平衡（见图3-1-22）。

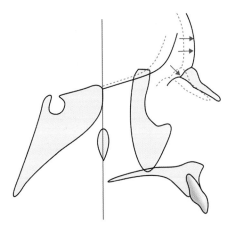

图3-1-22 颅前窝底部及前额向前的生长移位

9. 鼻部区域生长的平衡

随颅前窝和前额的向前生长，鼻部区域也出现相应的等量生长，并与其下面的上牙弓及腭部的增长相匹配。鼻骨前方皮质骨表面发生骨沉积，而大部分鼻腔各骨内侧发生骨吸收，同时鼻腔随着上颌骨、筛骨各骨缝的生长而整体迁移，综合表现为鼻腔向前和向侧方扩大。鼻部同时发生垂直向的生长，生长源于骨改建（腭部向下移位）和随着自身扩大发生的整体性移位。腭部向下移位增加了鼻腔垂直向空间，以满足儿童呼吸等功能增大的需求（见图3-1-23）。

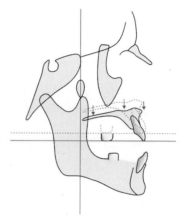

图3-1-23　腭部向下移位，鼻腔垂直向空间增大

10. 上颌前牙槽嵴的生长

人类上颌牙弓前部牙槽嵴区域外侧骨吸收，内侧骨沉积，生长方向向下，而其他物种（包括灵长类动物）向前下生长，口鼻更突出（见图3-1-24）。

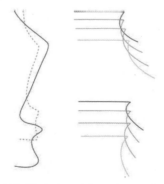

图3-1-24　上颌前部骨改建（外侧吸收、内侧沉积，向下生长）

11. 腭部/上颌牙垂直向生长及"垂直向牙漂移"（vertical drift of the tooth）

（1）上颌骨自体生长时，腭部通过鼻腔侧骨吸收及口腔侧的骨沉积向下移动，适应上颌骨因周围骨缝在表面软组织牵引下骨缝内成骨向下移位及上颌骨自体的生长（见图3-1-25）。

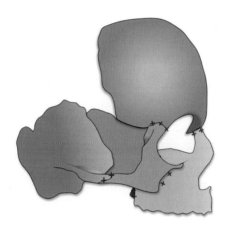

图3-1-25　上颌骨周围骨缝成骨形成向下的移位

（2）牙萌出时牙槽窝内骨改建，牙弓高度增加（从位置1到位置2，见图3-1-26）。

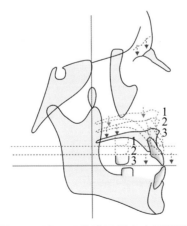

图3-1-26　牙萌出及垂直向牙漂移

（3）在上颌骨向下移位的推动下，腭部及上颌牙弓垂直向下移位（从位置2到位置3），形成垂直向的牙漂移（见图3-1-26）。

（4）腭部及上颌牙弓的生长旋转及自我调节：平衡的腭部及上牙弓移位是前后部的垂直向等量生长，当前后部的生长出现不一致的时候，腭部和牙弓会发生顺时针/逆时针旋转。这时腭部和牙弓会通过自身的反方向改建来协调这种不良的旋转，以达到调整腭部及牙弓的平整。

（5）腭部及上颌牙弓从位置2到位置3，鼻上颌复合体移位及"垂直向牙漂移"可通过临床控制来辅助个体的自我调控，改变其生长方向及生长量。这是早期功能矫形纠正上下颌骨矢状向、垂直向不调临床治疗的颅面𬌗生长发育理论依据。

12. 下颌牙槽骨及牙的"𬌗方漂移"（drift upward）

当上颌出现位置2到位置3的"垂直向牙漂移"时，下颌在牙"𬌗方漂移"的带动下，牙槽骨改建"𬌗方漂移"，建立咬合（见图3-1-27）。若要保持面型发育的不变，下牙弓这种向上的生长和上牙弓向下生长的总和应该等于下颌升支和颅中窝垂直向改建的总和。

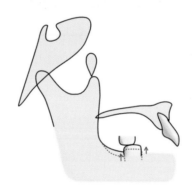

图3-1-27　下颌牙齿和牙槽骨向上"𬌗方漂移"建立咬合

13. 下前牙和颏的变化

下切牙舌向倾斜，上切牙盖过下切牙，从而形成适当的覆合。下切牙表现为向后旋转，同时向上方漂移。颏部的形态随着年龄的增长逐渐变得明显，颏部本身新骨的生成及其上面的牙槽区域向后方的骨改建逐渐使颏部变得越来越突出（见图3-1-28）。

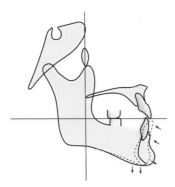

图3-1-28　下前牙和颏的变化

14. 颧骨的变化

颧骨与上颌生长模式相似，颧骨前表面吸收，后面的骨沉积超过前面的骨吸收，从而使整个颧隆突变大并向后移位。侧方颧额缝成骨，眶边缘高度增加。随着下缘的骨沉积，颧弓高度显著增大。颧弓侧表面的改建表现为侧表面的骨沉积和颞窝内近中侧的骨吸收（见图3-1-29），宽度增加。颧骨矢状向和垂直向生长和移位与上颌骨相匹配，颧骨整体向前下生长移位。

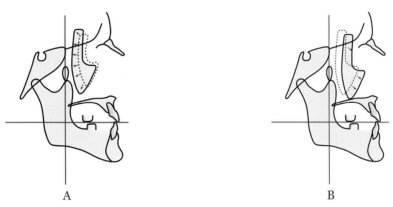

图3-1-29　颧骨的生长改建
A. 颧骨向后改建；B. 颧骨向前下生长移位。

总之，面部并不是简单地等比例扩大，而是所有局部变化的总和。颅面复合体实际的生长进程包括：①骨吸收和骨沉积的改建；②位置的改变；③骨改建移位；④相邻结构组织生长造成的移位等（见图3-1-30）。颅面猞生长发育的平衡与代偿机制，是临床开展儿童口腔早期矫治的理论与技术基础。

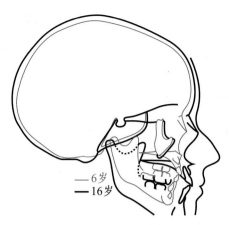

—6岁
—16岁

图3-1-30　颅面复合体生长

（李小兵　贾淑娴）

（四）儿童颅面生长发育控制理论

1. 当代颅面生长发育控制理论

（1）遗传控制理论。

人们对颅面生长的最初认识是传统的"基因决定一切"的遗传控制理论。当时人们认为，骨的生长直接受遗传控制，遗传是生长的主要决定因素；骨的生长是独立的，直接受遗传影响，不依赖其他器官和组织；颅骨及其周围结构同时扩大，归因于彼此间的遗传因素影响。

但是实验研究发现，骨缝没有内在的固有生长潜力，并且如用机械力牵张骨缝，新骨沉积于骨缝中；如果骨缝受压，其生长则受到抑制。可见，骨缝不是生长中心，而是生长区。

遗传理论在20世纪50年代比较盛行，因而当时很少用矫形力改变面部的生长。目前已较少应用该理论。

（2）软骨生长理论。

Scott（1956年）认为，软骨是控制颅面生长的决定因素。在多数骨骼的生长发育过程中，软骨先主导生长，以后逐渐被骨组织替代。此理论认为，软骨联合、鼻中隔、下颌髁突是真正的生长中心，骨缝的生长仅是一种补偿。

但实验结果表明，当髁突软骨细胞增生环境改变后，就会完全失去形成软骨的特性。另一方面，去除髁突软骨后，下颌的生长并未受明显的影响（Pemenidis，1972

年）。Proffit（1986年）观察儿童时期如发生髁突骨折，只有15%～20%生长受到抑制，而这些都与软组织损伤的程度和形成的瘢痕有关。由此可见，髁突是生长区而不是生长中心。

（3）颅面生长发育调控的"功能基质"学说。

由Van Der Klaauw（见图3-1-31）提出并经Melvin Moss完善的功能基质学说（Functional Matrix Theory）是当今颅面生长发育调控机制的标志性理论，其深刻影响了当代正畸临床治疗及颅面生长发育研究。其核心功能基质（functional matrix）概念着重探寻颅面成骨的终极调控机制，虽然该机制还不是完全清楚，但该学说提供了一个更直接的颅面生长发育控制机制的研究思路。

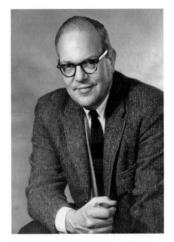

图3-1-31　Van Der Klaauw

不同的功能环境因素产生不同的细胞外信号，使胞内器官基因生成特定组织蛋白类型、酶，从而激活给定细胞的生理功能。生长产生的刺激产物和生长发育中"功能基质"的作用，直接或间接地开启和关闭各个细胞器的活动以及整个"基因"成分的表达。功能环境对其"开""关"的作用，决定了颅面生长发育基因的最终表达。颅面生长发育中每个骨块都持续并精确地与这些综合变化的功能环境相适应，而正是这一复杂的环境影响系统对其形态、大小、适应性改建进行调控，这个环境的调控系统同时还包括时间因素。

因此，颅面骨骼的生长、改建、适应性有了区域性环境调控特征，颅面各部分的骨骼生长发育相互影响，且随着发育条件的变化和区域内生物机械条件的改变而时时与之更新适应，并使整个颅面的生长集合形成一个相互关联的整体（见图3-1-32）。

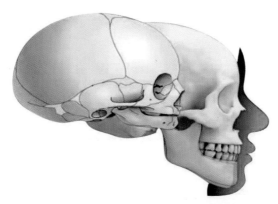

图3-1-32 颅面生长发育是相互关联的整体

Melvin Moss认为，颅面的生长是对功能需要的反应结果，局部的区域性因素在颅面生长发育过程中起主要作用，软骨和骨生长是对功能基质生长的代偿性反应。功能颅成分是指完成各种功能所需的组织、器官、腔隙及相应的骨骼组织。Melvin Moss还认为，头部作为身体中的一个特定部分，具有各种相对独立的功能，如呼吸、咀嚼、吞咽、语言、嗅觉、视觉和听觉等，每种功能都由相应的功能颅成分完成。而功能基质则是指功能颅成分中行使功能的组织、器官及功能腔隙等结构的合称。

功能基质学说的基本内容：

第一，功能基质学说认为，个体的生长发育过程是在各器官和各个部分的发育过程中逐渐形成的，是各个因素调控的结果，不完全受遗传控制。

第二，功能基质学说认为，机体每一发育阶段都具有某一特性。当其进入下一个更高、更复杂的阶段时，它不仅包含所有低级状态的特性，而且有了新的特性。

第三，功能基质学说否定了造骨细胞基因组依靠本身的遗传信息来调控骨组织生长的类型、大小、速率、方向和时间。该学说认为，骨组织和器官的起源、生长和维持都是继发性和补偿性的，是对机械力的适应性反应，而有关的功能基质发生的过程是原发性的事件。颅颌面部的骨缝和软骨均不是生长中心，而是生长区。它们的生长和改建是对功能基质的外来环境作用起反应，本身并没有遗传因素。

第四，功能基质学说认为，功能基质是生长的决定因素，骨的生长和改建均是对功能基质变化的反应，不同的功能基质产生不同的骨生长方式。

总之，功能基质学说认为机体的生长发育是一种开放式的系统，这一系统不同阶段的变化不完全是由遗传基因所决定的，"渐成"因素起着重要作用。在骨组织的生长发育过程中，同样遵循这一基本原则，即骨的生长是继发性的，功能基质的发育是原发的，功能基质在"渐成"因素引起功能变化的过程中，改变了骨组织的生长，因而改变了其形态和大小（见图3-1-33）。因此，功能基质学说有助于阐明正常生长发育和生长控制的机制，解释生长异常的产生，并指导异常功能和形态的恢复，为正畸矫形治疗提供了理论依据。

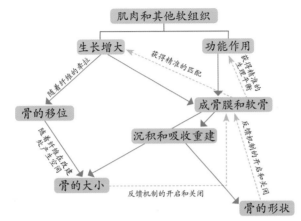

图3-1-33　颅面生长发育中形态结构与功能的相互影响关系

（4）Van Limborgh假说。

Van Limborgh认为，以上理论不能很好地解释颅面的生长，他综合前人的理论提出了一个新的概念，认为软骨性颅和早期中胚层颅块是有区别的。

软骨性颅几乎完全受遗传因素所控制，而早期中胚层颅块除受少许遗传因素控制外，还受许多来自头部邻接结构的影响，以及局部渐成因素的控制，他认为一般的渐成因素和一般的环境因素起次要作用。颅面生长的控制因素归纳如图3-1-34所示。

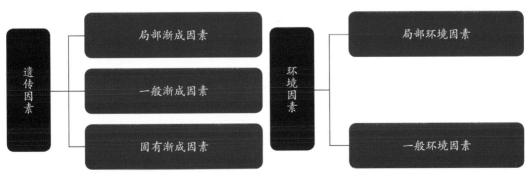

图3-1-34　颅面生长控制因素

（5）Petrovic. A. G伺服系统假说。

20世纪70年代，Petrovic. A. G（见图3-1-35）等根据大量实验结果及现代控制理论的观点，提出了生长控制的伺服系统假说。他们认为，颅面生长发育是一种信息产生、感觉传递和储存的生理过程。

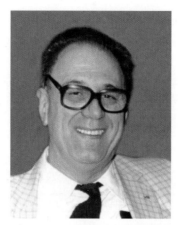

图3-1-35　Petrovic. A. G教授

Petrovic. A. G教授于1977年首先提出用控制论的模式，描述面部生长、正畸临床和功能性矫治器作用方式间的生理关系，推理出正畸功能矫治的一种可能的临床机制。Petrovic. A. G教授认为，控制论的思路有助于口腔正畸工作者对颅面生长发育和颅面畸形矫形的进一步研究，该理论对正畸临床治疗设计也有较大的贡献。

伺服系统假说认为，生长激素对原发性软骨是"命令"式控制，不受任何局部"反馈链"的影响；用伺服理论来理解，可以将上牙弓看作是维持变化的参照输入量，而下牙弓则为受控制的变量。牙弓间这种逐渐协调制约的变化就是有效的伺服作用。这种上下牙弓间的相对作用也可能会产生某些偏差信息，改变翼外肌及其他咀嚼肌的活性，使下颌调整到适宜的咬合位。翼外肌活性的改变又可以影响髁突软骨的生长速度。改变翼外肌活性类似的装置或Ⅱ类牵引，或引导下颌前伸，都可以引起髁突产生类似反应。这种偏差信息不仅可以改善咀嚼肌功能，而且在面部骨骼发育的整个过程中，协调着上下颌骨的生长。

Petrovic. A. G教授的实验结果表明，不存在遗传上预先确定的下颌最终长度，而髁突生长方向和生长量的变异是对上颌长度量的反应。Petrovic. A. G教授的这种突破性思想，对在应用功能性矫治器矫治Ⅱ类错𬌗畸形、改变下颌的生长量上有重要意义。

了解生长激素对不同软骨的作用，也有着重要的临床意义。原发性软骨的生长受一般外在因素，特别是生长激素和生长素的影响，矫形治疗措施可以改变生长方向，不能改变生长量；而继发性软骨的生长则受局部外在因素、生长激素和生长素的影响，矫形治疗措施既可以改变生长方向又可以改变生长量。

（6）生物机械力在颅面生长发育过程中的作用。

19世纪后期出现的Wolff理论试图从作用于骨的物理力角度来解释骨的发育、形态改建、组织学结构生成及物理性能变化的调控机制。但该理论忽略了对成骨调控更重要的结缔组织的功能作用，这是不完善的控制学说。不过，作为激活成骨结缔组织的"信号"之一，生物机械力参与了颅面生长发育骨改建的调控。

（7）骨缝、髁突和软骨联合在颅面生长发育过程中的作用。

颅面生长发育一度被认为是由上下颌骨生长时，其自身骨缝、骨膜和软骨中的细胞内源性基因程序控制；其生长过程中的位移则是受加载于骨缝和软骨上的张力和由此产生的成骨作用而形成的，颅面骨骼生长发育存在"生长中心"。而当今的研究表明，颅面骨组织的生长发育不是由所谓的"生长中心"控制完成，而更多是由"生长点"在局部环境和条件变化的调控下的适应性改建完成的。目前，颅面生长发育控制理论更倾向于认为颅面各部分间生长发育交互影响、相互适应和调控是颅面生长发育的主要机制。

2. Donald H. Enlow和Mark G. Hans颅面生长发育调控机制观点

Donald H. Enlow和Mark G. Hans从古代地质学历史中上百万年前的生物骨组织化石到现代脊椎动物的形态开始，研究人类自身颅面骀发育的规律及生长发育调控的机制，使我们对于人类颅面骀的生长发育逐步形成了更为清晰的画面（见图3-1-36）。Donald H. Enlow和Mark G. Hans的颅面生长发育理论分析了功能环境是如何影响基因表达从而

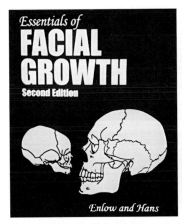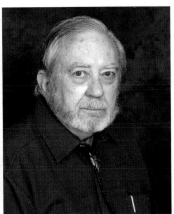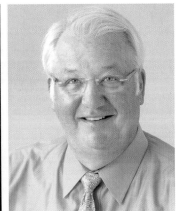

图3-1-36 Donald H. Enlow和Mark G. Hans教授主编的*Essential of Facial Growth*

影响颅面粭生长发育的，其表观遗传学研究成果为正畸临床治疗策略指明了方向，成为当代正畸矫治临床理论发展的基础之一。

（1）颅面生长发育的表观遗传学调控理念。

①基因调控在颅面生长发育中的作用。

"基因对生长发育的真正作用如何"一直是生长发育调控学术讨论中的首要问题（见图3-1-37）。人们一般会认为，基因预先控制了颅面基本形态结构的生长发育，而其他内在或外在的环境因素只对颅面生长发育产生一定的影响。但当代学者并不认同这一观点，基因不是决定所有颅面生长发育参数（如局部生长量、生长速率和局部结构关系等）的唯一因素。对"基因调控"更准确的理解应为基因只是参与了每个细胞器功能表达的调控。例如，基因参与了破骨细胞、成软骨前体细胞、成纤维细胞的功能激活及功能终止的整个过程，但并非其功能变化的真正的"开关"。实际上，机体内所有细胞的DNA序列完全一致，而各类型终末分化细胞不同的RNA转录水平及最终的蛋白质翻译水平决定了细胞胞内蛋白和胞外蛋白的表达以及该细胞的最终功能表达（见图3-1-38），从组织学水平上看是细胞间的环境变化改变了细胞的发育过程。我们需要了解的是这些细胞进程变化及组织发育的改变如何交互影响并形成最终的生长型，这可能与基因有选择性和有控制的功能激活形成细胞的不同功能表达有关。

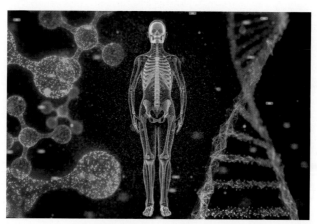

图3-1-37　基因调控机制是生长发育调控理论的核心问题

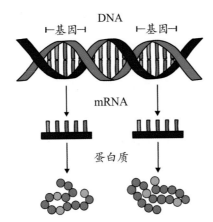

图3-1-38　细胞RNA不同的表达决定了细胞胞内蛋白质和胞外蛋白质的表达
以及该细胞的最终功能

　　颅面生长发育的表观遗传控制（epigenetic regulation），即环境影响因素能够在一定程度上调节组织生长，这是理解颅面基因控制理论的关键思路。也就是说，在组织器官发育过程中，细胞组织对自身的生长发育不能完全"自主"，而更多地受到相邻其他组织及其功能、结构、发育等一系列外在输入信号的控制（见图3-1-39）。

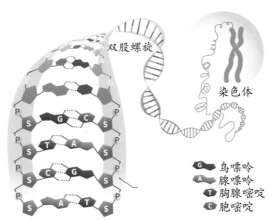

图3-1-39　环境影响因素能够在一定程度上决定基因控制的组织生长

　　②颅面生长发育的细胞水平的组织学特征。

　　细胞间信号转导通过各种类型的细胞膜信号敏感受体激活了细胞和组织的下游功能，包括成软骨细胞、成骨细胞、成肌细胞、成纤维细胞、神经母细胞（卫星细胞）以及任意其他类型的前体细胞和未分化细胞。信号包括机械力、生物电势、激素、酶、氧分压以及其他类似的信号。在每个细胞内部，随即发生信号转导级联反应，从细胞质到细胞核、细胞器（如内质网、溶酶体和线粒体），形成特定细胞功能：向外分泌碱、磷酸、基础物质（蛋白黏多糖）和胶原；或通过细胞分裂或成熟分化成为特异性组织类型，如软骨、骨、骨膜、肌肉、上皮、血管或神经（见图3-1-40）。在生长发育过程中，持续的活化信号存在于组织细胞内部。但需要强调的是，临床治疗会调控生长发育的生物学过程，并最终影响颅颌面部组织器官的生长量和方向。

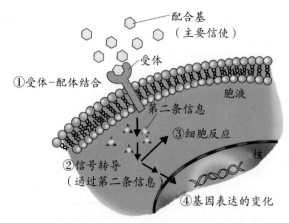

图3-1-40　细胞间的信号转导

（2）颅面生长发育是一个整体关联的"建筑过程"。

①颅面整个发育过程涉及所有组成脑颅（大脑和相关感觉器官）和面颅的部分。这些部分既是相对独立的，又是相互关联和相互依存的，每部分的颅面生长都不是与其他结构无关的孤立的过程。

控制骨骼发育的基因和功能因素（即生长调控信号）存在于软组织中，结缔组织（骨膜、骨内膜、骨缝、牙周膜）产生"开始/结束"或"加速/减速"的成骨改建信号。颅面生长发育不是骨骼本身预先"安排"的过程，它还包括"膜性"的生长。肌肉、皮肤、黏膜、神经、血管、淋巴、结缔组织和舌、嘴唇、气道、咽、扁桃体、大脑组织等不同组织器官都是颅面生长发育中的调控信号，调控了颅面最终的生长发育（见图3-4-41）。因此，颅面骨骼设计、构造和生长的"蓝图"位于其周围的组织中。

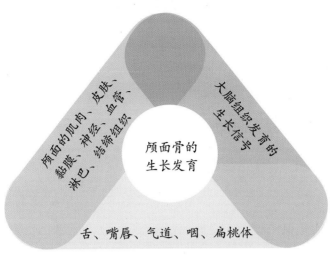

图3-1-41　颅面骨的生长发育调控

②腭部和下颌骨的生长发育可以很好地说明颅面骨的生长发育与周围环境因素的关系。一般人或许会认为腭的生长发育机制是单纯的内在生长和位置调整，从婴儿到成人腭部只是体积变大而已。但实际上腭部的生长发育还包括了很多其他方面，如腭骨的发育性旋转、骨缝内成骨形成的位移、腭骨改建移动再定位，以及整个发育过程中不断调整的腭部大小、形状和与其相邻结构关系等（见图3-1-42）。同样，对下颌骨而言，造成颅中窝扩宽的多种因素，包括颅前窝的旋转，牙齿萌出，咽部的生长，面部双侧发育不对称，增大的舌、唇和颊，肌肉功能行为的变化，颅型的变化，鼻气道的变大，从婴儿到儿童吞咽方式的改变，腺样体发育，与睡眠习惯有关的头位、体位变化，多种形式的形态和功能变化等，这些都会持续影响颅面结构平衡关系状态的

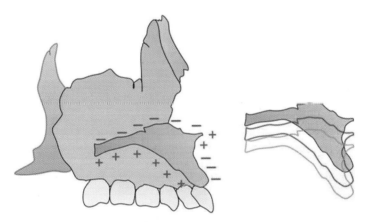

图3-1-42　腭部的生长发育包括大小、形状、与相邻结构关系、自身旋转、骨缝成骨、位移等多方面变化

变化并影响下颌骨的生长发育（见图3-1-43）。

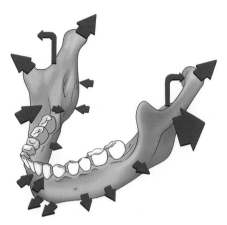

图3-1-43　颅面其他结构的形态功能变化对下颌生长发育的影响

无论有无错殆畸形或颌骨形态异常，颅面的生长发育都是一个结构和功能平衡不断累加的"建筑过程"。无一例外，每一个颅面结构生长发育都是颅面生长发育整体的一部分。错殆畸形早期阻断治疗必须认识颅面生长发育的整体性，有效控制颅面生长发育异常。

（3）颅面生长发育。

颅面结构的生长发育过程中，各结构存在一个由上至下的因果影响关系。首先，大脑额叶影响颅前窝底大小形态的发育，而颅前窝的外侧骨壁构成鼻腔的顶部，因此其形态大小决定了气道的关键部位——面部气道的形态大小。接下来，面部气道的形态又影响到位于其下部的鼻腔侧腭部的形态和大小比例。然后，口腔侧腭部又决定了上颌牙弓基骨的大小及周长。由此，面部不同层次的生长发育均可看作是颅前窝生长发育产生的形态投射。颅底生长发育的投射继续向下依次影响上牙弓、下颌骨体和下牙弓的形态与大小的发育（见图3-1-44）。

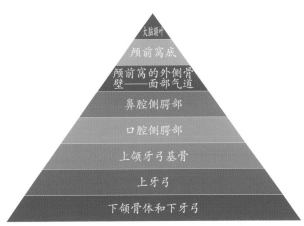

图3-1-44　颅面殆生长发育的形态投射层级

下颌骨的下颌升支与上颌骨并不存在对应关系。下颌升支的前后向尺寸由其相邻咽部的水平向宽度决定，而咽部的水平向宽度则是由其上方大脑颞叶下部的颅中窝决定。因此，在颅底生长发育的调控下，下颌升支宽度的发育使得下颌牙弓位于与上颌牙弓相协调的咬合关系上。在垂直方向上，不断生长发育的下颌升支使下颌骨体位置下降，逐渐变长，以适应颅中窝的垂直向生长、气道的垂直向生长以及咬合的发育。

因此，面部结构按层级的垂直向发育共用了同一个生长发育模板。这使得在面部发育开始进行时，各个结构既能够协调一致地发展，又能分别实现各自特有的功能结构特点。

（4）颅面发育对口腔区域生长发育的影响。

除了上述影响上下颌骨的形态、尺寸和位置的颅底和呼吸道相关因素之外，还有一些因素应该被纳入考虑的范畴。大脑和颅底形态的不对称会影响面部的生长发育，会出现两种情况：①引起相应的面部不对称；②面部发育过程中通过补偿机制，抵消或减少大脑及颅底不对称性生长发育的严重程度。这种与大脑及颅底生长发育的面部补偿机制形成的面部形态改建会导致相反方向的鼻上颌复合体和（或）下颌骨的不对称发育。

若上颌骨对大脑及颅底的不对称发育无补偿性（或仅部分补偿），上颌弓形态将偏向一侧，以适应偏斜的前颅窝；或者在垂直方向上的发育不对称，即包括眶、硬腭和上颌牙弓等结构出现一侧降低或升高。对于下颌骨来说，颅中窝决定了颞下颌关节的位置，如果发生不对称生长，将导致颞下颌关节一侧较低或较高、偏前或偏后。下颌骨整体位置也会由于其未在生长发育过程中根据不对称大脑和颅底发育补偿或补偿不全而出现相应的异常表现。

颅面生长发育是一个整体补偿的发育，颅面生长发育的中心区域补偿非中心区域的不平衡，达到整体颅面的结构和功能平衡稳定。

（5）颅面生长发育"平衡"的基本原则。

面部生长是一个需要各个组织结构之间相互协调的发育过程，在这个过程中，所有的结构都发生生长和变化，软硬组织的功能逐渐成熟。没有结构能完全独立地生长发育，这是最基本和重要的原则。

生长过程是一个复合的、结构和功能相互平衡的持续状态。如果儿童的面部形式和模式基本上是平衡的，"平衡的生长"将继续保持；如果儿童的面部模式是不平衡的，"平衡的生长"将保持这种不平衡状态。事实上，儿童不平衡的面部模式需要不平衡的生长以获得颅面部结构上的平衡。对某一关键结构进行的临床治疗，应在不影响其他结构及其生理平衡状态的条件下进行。

3. 颅面发育控制理论对当代正畸临床早期矫治的指导意义

正畸矫治的目的是最大限度地获得颅面各组织结构的补偿效益，以获得面部美观协调、良好的口腔功能和稳定的矫治疗效。当颅面生长的功能性、发育性和矫治的生物机械性等因素被正畸早期矫治临床治疗调整到一种不平衡的状态时，复发就可能产生。也就是说，在临床上，正畸医生努力获得患者美学上的平衡，但可能由此产生了生理的不平衡，从而导致了正畸疗效的不稳定性。当造成治疗前发育异常的潜在状态始终存在时，由治疗诱导产生的形态学变化将会向复发的方向发展，正畸早期矫治就会失败。

诸多理论和假说都企图阐明颅面生长发育的原理，但迄今还没有一种理论能全面、深入、彻底地解释这一问题，但可以明确的是，在生长调控过程中，没有一个组织（如骨骼）能够完全依靠其内在控制过程而不靠其他外界因素就能实现自身的生长和改建。调控过程本质上是各种细胞间反馈通路、信息交换以及交互反应系统化的综合体。组织间、器官间协同发育，并在分化过程中紧密联系。骨骼及其所有相关肌肉、神经、血管、结缔组织和上皮是相互依赖的发育共同体。发育是朝着不断变化的综合的结构和功能平衡状态进行的过程。任何组织部分的变化都必须与诸多远近相邻组织部分的生长变化及调节相匹配，从而动态实现整体功能和结构的平衡。简言之，颅面每一部分的生长都不是独立的。

随着时代的发展，每一种理论和假说都是在以前研究的基础上，从不同的方面进行的探索、发展和突破，并影响当代临床矫治技术的发展。如功能基质假说和伺服假说阐述了控制颅面生长发育的机制及影响生长发育的诸因素的作用，为临床上功能调节器、Twinblock矫治器等技术的发展奠定了理论基础。

（李小兵　刘太琪　廖珮吟）

二、颅面生长发育规律

（一）鼻上颌复合体的生长发育规律

1. 鼻上颌复合体位于面中部，向前突出

鼻上颌复合体源自胚胎始基：第一鳃弓分化成上颌突、口凹上方的外胚层组织分化成中鼻突和侧鼻突（见图3-2-1）。上颌突、中鼻突及侧鼻突进一步分化发育成鼻上颌复合体（见图3-2-2），由上颌骨、颧骨、鼻骨、泪骨、上牙列以及与上颌骨解剖关系密切的部分颅骨组成（见图3-2-3）。

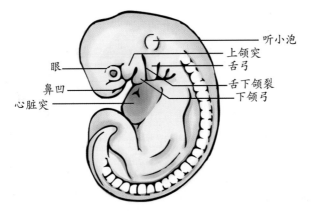

图3-2-1　5周时胎儿形态

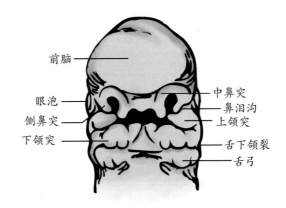

图3-2-2　5周时胎儿面部形态

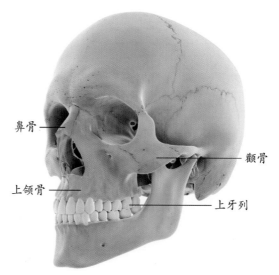

鼻骨

颧骨

上颌骨

上牙列

图3-2-3　鼻上颌复合体的组成

2. 鼻上颌复合体生长的两个基本机制

鼻上颌复合体生长的两个基本机制：一是颅底生长推动上颌向前的所谓被动移位，即继发性移位；二是上颌体和鼻的主动生长，即原发性移位（见图3-2-4）。上颌在三维方向上生长扩大，上颌骨向后向上骨改建，并在颅底的生长推动下整体向前下方发生继发性移位，最终表现为向前向下生长（见图3-2-5）。

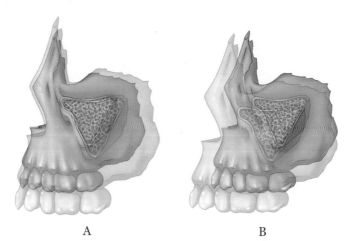

A　　　　　　　　B

图3-2-4　鼻上颌复合体生长的基本机制
A. 原发性移动；B. 继发性移动。

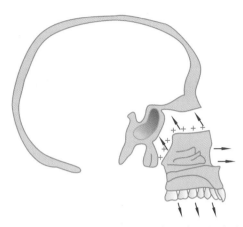

图3-2-5　鼻上颌复合体整体向前下方移动

3. 鼻上颌复合体的生长移动机制

①脑组织发育、颅骨扩大产生的对上颌向前下方的推动力；②面部软组织扩大产生的牵张力，颅面颌骨间骨缝打开成骨；③面部软组织生长造成的颌骨表面增生改建；④鼻中隔软骨及面颌骨周围窦腔扩大；⑤鼻上颌复合体各部位骨组织的增生改建（见图3-2-6）。

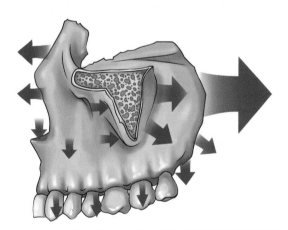

图3-2-6　鼻上颌复合体各部位骨组织的增生改建

4. 上颌骨主要结构的生长发育

（1）上颌结节：上颌骨重要的生长区，其后缘不断沉积新骨，使牙弓伸长、扩大，为磨牙的萌出提供空间。在临床使用推磨牙向后的矫治器的过程中，需要充分评估上颌结节的生长潜力，以确保疗效（见图3-2-7）。

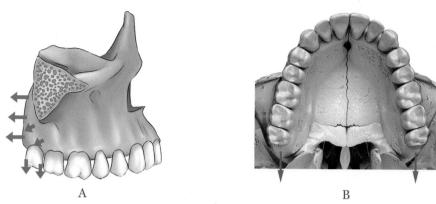

图3-2-7　上颌结节解剖部位及其生长发育
A. 上颌结节向后生长；B. 上颌结节的生长，增加上牙弓长度及宽度。

（2）上颌窦：上颌窦在出生前便已形成，在生长过程中会不断扩大，使鼻上颌在三维方向上持续生长（见图3-2-8）。

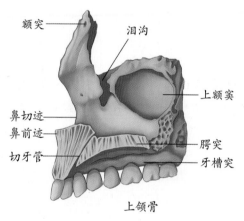

图3-2-8　上颌窦的发育促进鼻上颌复合体三维方向的生长

（3）上颌骨周围有四条缝：额颌缝、颧颌缝、颧颞缝、翼腭缝是上颌骨的生长区，可使上颌在三维方向生长扩大。骨缝是张力型纤维组织，受张力牵引可生成新骨，受压力时则骨质吸收（见图3-2-9）。

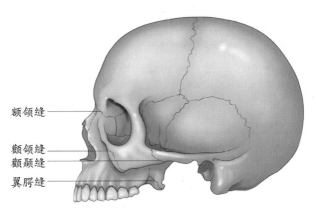

图3-2-9　上颌骨周围骨缝的解剖位置

泪骨缝是上颌骨生长移动的重要调节位点，泪骨与上颌骨连接骨缝间胶原组织的调整，使上颌骨缝间的相对滑动成为可能，上颌体沿与泪骨缝的接触点向下"滑动"。

在儿童生长发育时期，基于骨缝的生长发育特点，可用口外力抑制或促进上颌骨的生长，这是儿童口腔早期功能矫治的生物学基础。

（4）鼻中隔的生长发育。

当代颅面生长发育控制理论认为，骨缝的生长不是颅面生长发育调控的核心要素，鼻上颌复合体向前下方的位移是由鼻中隔软骨的生长导致。爱尔兰解剖学家James Scott认为，软骨是压力改建组织而不是类血管改建骨缝组织，其更具增生扩张带动整个鼻上颌复合体向前下方移动的能力（见图3-2-10）。但鼻中隔生长牵引鼻上颌复合体前下方移动的理论在动物实验上很难被证实，动物实验改变或切断鼻中隔所产生的颅面生长发育变化并不能简单说明鼻中隔在颅面生长发育调控中的作用。颅面生长是一个整体，

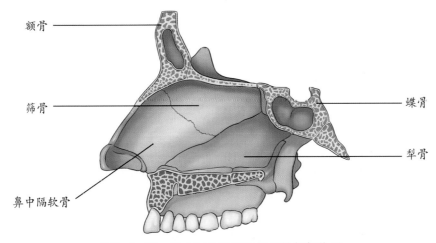

图3-2-10　鼻中隔软骨与相邻骨的解剖位置

当鼻中隔生长不足时，颅面其他解剖结构的生长能弥补鼻中隔生长发育缺陷。个体生长发育与实验室的异常发育设计的情况是不同的。

Latham在1970年的研究认为，上颌的位移至少有一部分是由鼻中隔扩大造成的鼻中隔-上颌骨间纤维牵拉（而不是推动作用）而产生的。例如双侧腭裂患者，其胚胎鼻中突即"前颌骨"异位前移，但由于前颌骨与上颌骨间无骨缝间连接，上颌骨无法向前生长移动而位置靠后。无论鼻中隔是否在鼻上颌复合体位移调控中起到核心作用，它都是颅面生长发育的"功能基质"之一。

需要强调的是，虽然鼻中隔对上颌骨的位移有控制作用，但当今颅面生长发育理论认为颅面生长发育的调控是多因素共同参与的，而不是以前认为的鼻中隔、髁突软骨等单因素的独立控制。

（5）鼻腔及鼻气道的发育。

虽然鼻咽部气道大小由包括眼眶、鼻腔、口腔的腭顶、上颌弓、上颌窦和颧骨弓等周围结构决定，但气道正常的形态和尺寸影响相邻骨结构的生长和解剖形态，气道异常的改变影响气道相邻结构三维方向上的生长改建，出现面颌形态发育的异常（见图3-2-11）。

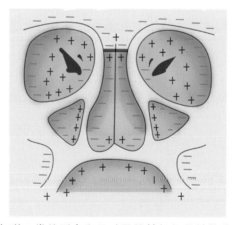

图3-2-11　气道正常的形态和尺寸是维持相邻骨结构稳定的关键因素

鼻腔底部及骨壁内侧的改建主要为骨吸收，使鼻腔向侧方和前部扩展，腭板向下移位伴腭板口腔侧骨质的沉积（见图3-2-12）。筛骨的鼻甲一般表现为外侧面与下面骨质沉积，上面与骨内侧出现骨吸收，使鼻甲随着鼻部的扩展向外、向下移位。鼻腔及鼻气道的生长适应个体不断发育的口腔及全身功能需求。儿童口腔早期矫治恢复牙弓及气道的体积，有助于儿童全身功能正常发育。

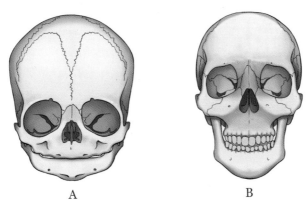

A   B

图3-2-12　鼻腔及鼻气道的发育
A. 婴儿期；B. 成年人。

（6）腭部的生长发育。

儿童腭部腭侧增生新骨，鼻腔底部骨吸收，腭穹窿会逐渐下降。由于牙槽突向下外生长的增生速度大于腭盖下降的速度，从婴儿期到成年，腭盖高度增加约10 mm（见图3-2-13）。

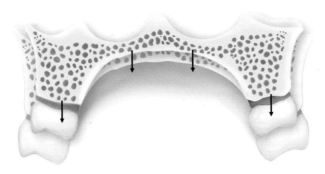

图3-2-13　腭部的生长改建

通过从幼儿到20岁成人的腭部模型的分析，日本儿童口腔专家叮田幸雄（见图3-2-14）发现腭部生长发育有以下几个特点。

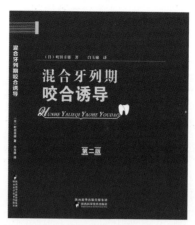

图3-2-14　《混合牙列期咬合诱导》，町田幸雄著

①腭部的生长发育持续到20岁。

②乳尖牙部的腭部高度在5.5岁前几乎不变，5.5—7.5岁，因为恒切牙萌出，腭部膨隆，腭部高度明显减小，宽度也减小。

③除乳尖牙处外，其他部位的腭部宽度随年龄逐渐增加。

④恒尖牙萌出后，尖牙处腭部宽度增加。腭部高度的增加量越向后越大。腭部的生长发育除第二磨牙外，一直持续发育到18—19岁；第二磨牙部的腭部发育至18—19岁后（见图3-2-15、图3-2-16）。

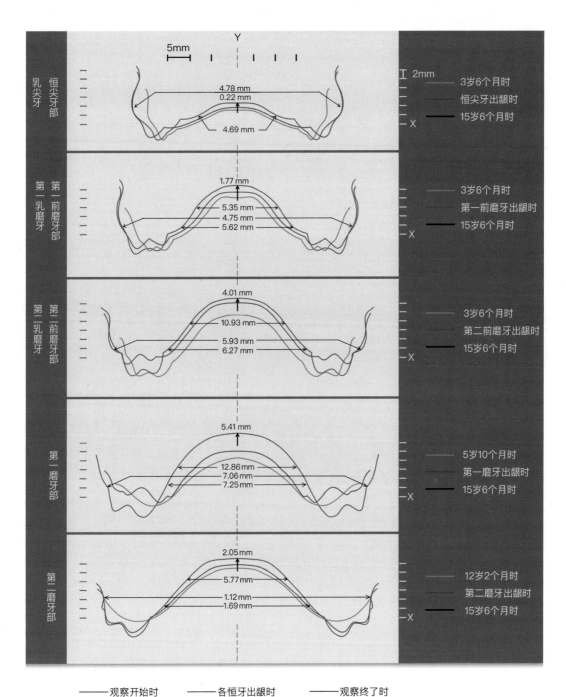

—— 观察开始时　　　—— 各恒牙出龈时　　　—— 观察终了时

图3-2-15　儿童3.5—15.5岁不同乳恒牙部位腭部横截面生长发育模式

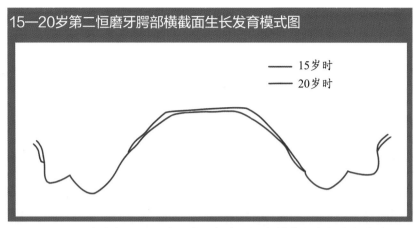

图3-2-16　青少年15—20岁，第二恒磨牙腭部横截面生长发育模式图

腭中缝对于鼻上颌复合体的宽度增加至关重要，是儿童上颌骨性扩弓的生物学基础（见图3-2-17）。腭中缝骨性闭合与否，对临床快速扩弓有重要指导意义。一般认为，在青春发育高峰前期进行扩弓的疗效较好。

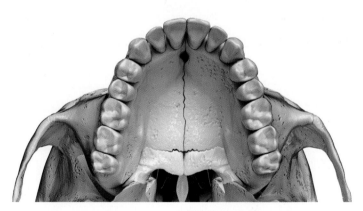

图3-2-17　上颌腭部骨中缝

（7）颧骨的生长发育。

颧骨后侧发生骨沉积，向后伸长生长，并伴随着颧骨下缘的骨沉积，使颧弓与颧骨的垂直向高度增加。颧骨的向后生长与鼻部的向前生长使儿童的面部矢状向深度增加，面部凸起更加明显。在颧颞缝的作用下，颧骨复合体整体表现为向前向下移位，该结构是整个鼻上颌复合体向前下方生长移位的重要因素（见图3-2-18）。

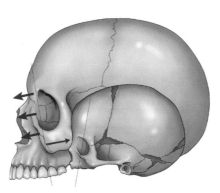

图3-2-18　颧骨的骨改建及整体向前下方移动是鼻上颌复合体向前下生长的重要因素

5. 鼻上颌复合体的生长发育完成顺序

鼻上颌复合体的生长完成顺序依次为宽→长→高，于18岁左右基本完成。研究发现，在CVMS1～CVMS3期间，男性的鼻上颌复合体的宽度、高度与深度比女性大。

男性在CVMS2期的面中份高、上颌基骨宽度、颧突宽和骨性眼裂宽的生长发育速度较CVMS1期快；而面中份深、前颅底深和眶最内侧距的生长速度与CVMS1期基本持平。女性在CVMS2期的面中份高、面中份深、上颌基骨宽、颧突宽、骨型眼裂宽和前颅底深的生长发育速率均较CVMS1期快，但眶最内侧距未发现明显发育。

（李小兵　杨一凡）

（二）下颌骨的生长发育规律

1. 下颌升支的生长发育

下颌骨的形态由下颌升支、下颌骨体、下颌舌结节及颏部结构共同确定（见图3-2-19）

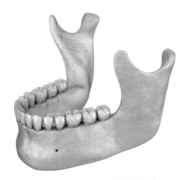

图3-2-19　下颌骨形态

下颌升支对于下颌骨的生长调控有着重要意义，下颌升支的骨沉积主要发生在后缘与下缘，前缘发生吸收，使下颌体和牙弓长度增加，同时伴随着髁突的生长，使下颌升支出现改建，下颌向后下旋转（见图3-2-20）。下颌升支主要有三种功能：基本功能是作为咀嚼肌的附着；向后的生长改建使下颌体以及下颌牙弓长度生长，提供磨牙萌出空间，配合上颌牙弓发挥咀嚼功能；适应颅底生长，确保口咽空间增长，以适应众多的颅面生长变化，并为儿童全身功能发育提供保障。

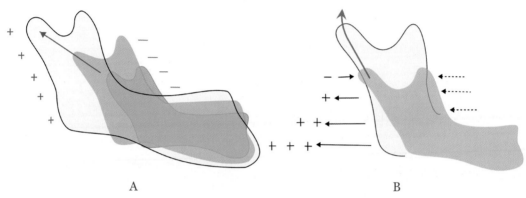

图3-2-20　下颌升支的生长及旋转
A. 下颌升支的生长；B. 下颌升支的向后、下旋转。

下颌升支的生长虽然形成下颌向后下的旋转，但在颅底推动及面部软组织的扩大牵拉下，下颌整体向前下方生长移位。

2. 下颌骨升支-下颌骨体的生长改形

（1）下颌骨体三向生长，不仅向后移位（可达数厘米之多），其下颌升支后缘骨沉积、前缘骨吸收，以及升支前部舌侧面及下颌舌结节表面骨沉积也使升支前份转形成为下颌骨体，从而增加下颌骨体后段长度，提供磨牙萌出空间。

（2）从水平面观，下颌升支沿直线向后生长（见图3-2-21A），在水平面上维持下颌的V字形并向后增大，双侧髁突间宽度在发育早期完成，水平向的变化不大。从冠状面观，下颌升支同样在垂直向生长改建，升支向后、向上、向内生长，维持其V字形向上增大（见图3-2-21B）。

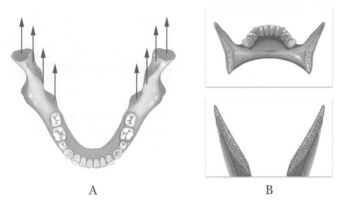

图3-2-21　下颌升支水平向和垂直向生长图示

A. 下颌升支水平向V形生长；B. 下颌升支垂直向V形生长。

3. 下颌角前切迹的发育

下颌角前切迹的形成及大小主要由下颌骨升支与下颌骨体的夹角、切迹前后的骨沉积，以及切迹下缘的骨吸收决定。下颌角前切迹的深度与儿童的面型及生长潜力有关：①较深的切迹提示儿童的面型多为垂直生长型，且下颌升支与下颌骨体的夹角较大，但下颌骨体的长度较短，位置后缩；较浅的切迹提示儿童为水平生长型，下颌升支与下颌骨体的夹角较小，但下颌骨体的长度较长，下颌位置更靠前（见图3-2-22）。②下颌角前切迹的深浅与下颌骨体的发育潜力有关，较深的下颌角前切迹说明下颌骨体的生长发育潜力低。

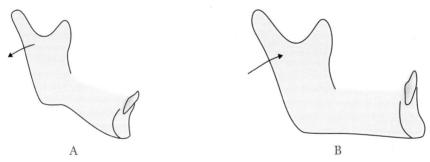

图3-2-22　下颌角前切迹的发育

A. 垂直生长型的下颌角前切迹深，下颌体短，位置后缩；B. 水平生长型的下颌角前切迹浅，
下颌体长，位置靠前。

4. 髁突的骨改建

髁突是下颌骨生长的重要生长区，有进行终身改建的能力。髁突的结构特性是表面

被覆一层继发性的纤维软骨。髁突有多方向的生长潜力，能够满足颅面部结构的变化需求（见图3-2-23）。

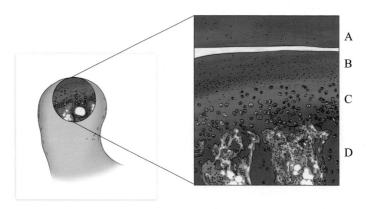

图3-2-23　髁突软骨的结构
A. 髁突表面层；B. 增殖层；C. 肥大层；D. 钙化软骨层。

髁突软骨不同于长骨软骨，其可在外力作用下发生生长改建，为继发性软骨。这是临床功能矫形促进髁突生长、矫治下颌发育不足的功能性Ⅱ类错𬌗畸形或抑制髁突生长、矫治功能性Ⅲ类错𬌗畸形的生物学基础。

髁突生长期一般与全身生长发育期一致，在青春发育高峰期髁突生长发育加快，高峰期后减速，女性髁突发育的高峰期早于男性2年。髁突生长量也有性别差异，特别是在青春发育高峰期，女性髁突的生长强度弱于男性。一般功能矫形控制髁突的生长发育在青春高峰期更有效。

5. 下颌骨喙突的骨改建

下颌骨喙突位于下颌升支末端、颧弓内侧，其外侧附着颞肌。下颌骨喙突由喙突基底部与顶端组成。下颌骨喙突生长发育时，基底部舌侧骨组织出现骨沉积，近颊侧骨组织破骨细胞活跃，骨表面出现吸收；下颌骨喙突舌侧骨质沉积的同时，顶端位置向上发生骨质沉积，整体出现向顶端与舌侧方向的骨改建。下颌骨喙突整体表现为向上、向后、向内方向生长，顶端的骨质沉积会使喙突顶点间水平距离增加，而基底部持续向舌侧沉积骨质，故下颌骨喙突的基底部分水平距离减小，该类生长方式符合"V"字生长原理（见图3-2-24）。

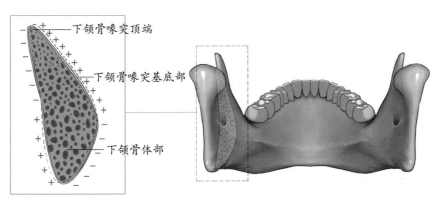

图3-2-24　下颌骨喙突的切面结构与下颌骨喙突顶端、基底部与喙突下方下颌骨体部骨改建特点

双侧下颌骨喙突长度不对称发育会影响下颌骨的生长发育，严重者可能导致骨性下颌偏斜。有研究发现，骨性下颌偏斜患者其喙突长度和下颌骨体部长度与正常对照组相比存在显著性差异：骨性下颌偏斜患者偏斜侧喙突长度明显大于对侧喙突长度；偏斜侧下颌骨体长度小于对侧下颌骨体长度。

6. 颏部骨生长改建

颏的形成：在下颌骨正中联合处，下颌骨体上部唇侧骨皮质吸收，舌侧骨皮质沉积；下颌骨体下部唇侧骨皮质沉积；牙槽嵴唇侧骨沉积，其舌侧骨吸收；形成向前突起的颏（见图3-2-25）。

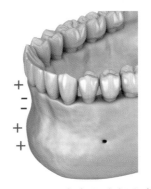

图3-2-25　颏部骨生长改建

在不同面型的人群中，颏部是下颌骨中变异最大的结构，也是面部侧貌审美的重要组成部分。生长发育过程中，新生儿颏不明显，在3岁牙齿萌出后颏开始形成，一般女性16岁、男性20岁左右颏的生长基本完成，男性颏部较女性更明显。

早期矫治或正畸治疗可能增加颏部突度，其方法为：①早期颏部肌肉训练，促进青春生长期的颏部唇侧骨沉积。②正畸（拔牙或Ⅲ类颌间牵引）内收下前牙，使颏部相对突出。

颏成形术也是改变颏形态发育不足的有效方法，但需儿童发育到成人后才能实施。

7. 下颌舌结节

下颌舌结节是下颌的主要生长部位，位于下颌第三磨牙远中舌侧。通过下颌舌结节后缘表面的骨沉积向后生长，可增加下颌体的长度，其生长方式与上颌结节类似，理想状态下，下颌舌结节位于上颌结节正下方（见图3-2-26）。

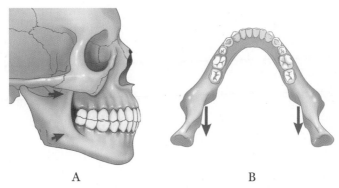

A   B

图3-2-26　下颌舌结节的理想位置与生长方向
A. 上颌舌结节与下颌舌结节的理想位置；B. 下颌舌结节生长方向。

（李小兵　杨一凡）

（三）牙萌出移动与颅面生长发育调控的关系

牙列的发育是乳恒牙牙萌出移动，建立咬合的整体过程。牙的萌出、移位与建立咬合所产生的牙周膜、牙槽骨的生长改建，是颅面颌骨生长发育中重要的生长调节机制之一，牙萌出移动需与颅面颌发育相互"平衡"，共同参与形成"平衡"的儿童面部生长发育（见图3-2-27）。

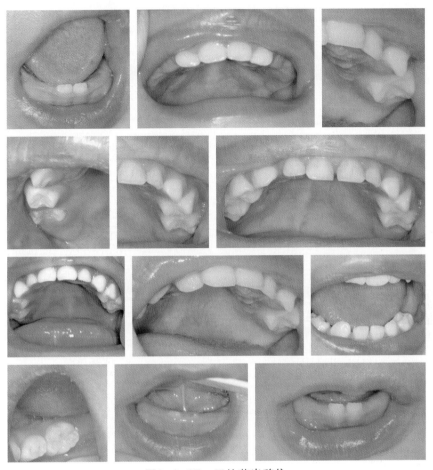

图3-2-27　牙的萌出移位

1. 牙的萌出移动

牙的萌出移动在颅面生长发育中的作用包括：①使牙齿能随颅面生长变化不断调整其功能位置；②在颅面快速生长发育过程中维持颅面解剖结构相对位置关系的稳定；③牙周膜结构能缓冲咀嚼力产生的应力。

牙的萌出移动有两种方式：①随牙槽窝和牙周组织改建的牙萌出主动移动，即牙萌出；②随面部及上下颌骨前后向发育而移位的被动移动，即牙漂移。牙齿萌出移动是适应颅面生长发育以建立正常咬合及功能牙位的必然结果；同时，当牙萌出移动时，牙齿周围骨及结缔组织（如牙周结缔组织、骨膜、骨内膜和黏膜下层等）在其"内在"的生长发育动力的机制调节下，与牙萌出移动协调生长，维持稳定咬合关系。

2. 牙漂移的临床意义

（1）牙漂移不是萌出，它与颅面生长有关。

（2）牙的矢状向漂移（近中移动）是补偿邻面磨耗、维持紧密的邻面接触关系的牙移动机制，牙弓接触紧密能更好地承担咀嚼力。

（3）随颌骨三向生长，垂直向的牙漂移具有维持牙移动与颅面生长移动的生长协调功能，尤其对上颌牙齿，其垂直向漂移的量更大。正畸矫治的外力可以控制垂直向牙漂移，这是正畸矫治的机制之一。

（4）上下颌骨在持续生长发育和改建的过程中使牙齿不断地跟随颌骨发育移动到适宜的位置。每颗牙齿必须通过垂直向、侧向、近中或远中向移动来获得正确的不断变化的解剖位置。例如儿童最初的"磨牙"区在后来随年龄增大后变为"前磨牙"区，是下颌骨长度向后增加所致。又如，上颌的牙齿必须向下移动以适应上颌牙弓的下降。前牙与后牙在垂直向移动与腭部的改建同时发生，使腭部与牙弓的排列都达到适宜的位置。因此，牙齿在垂直向和水平向发生功能性移动的意义比仅仅使牙列紧密接触要深远。这是面部发育中最基本的影响因素之一。

（5）牙漂移是颌骨生长发育造成的，牙漂移时颌骨也在改建移位，牙-颌骨复合体在生长发育过程中"相生相伴"，这也是错𬌗畸形早期矫治、错𬌗畸形矫形治疗纠正异常颅面𬌗生长发育的生物学基础（见图3-2-28）。儿童早期矫治控制牙漂移，从本质上讲也是在协调控制颅面的生长发育。

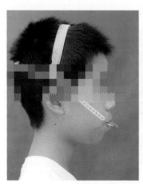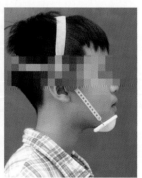

图3-2-28　控制上颌垂直向生长和垂直向"牙漂移"的早期矫形治疗

3. 早期矫治对颅面及牙的改建移动的细胞生物学效应

生长发育期的正畸早期矫治是应用临床治疗所产生的外源性改建移位信号，扩大、调整，甚至替换颅面区域性内在调控信号，促进或抑制区域性细胞反应，达到改变颅面生长方向和生长量的目的（见图3-2-29）。

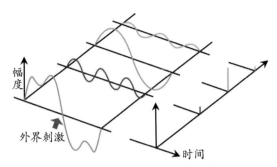

图3-2-29　早期矫治通过外源性的刺激，扩大、调整、替换颅面区域性内在调节信号，
改变颅面生长

4. 牙周膜的生理特征及在颅面生长发育中的意义

牙齿通过牙周膜的纤维悬吊于牙槽窝中，降低咀嚼力产生的牙倾斜、扭转造成的牙周损害（见图3-2-30）。牙周膜的结缔组织生长改建活跃，不仅提供牙齿在咀嚼功能中的机械性支持，在儿童生长发育期还参与：①牙发育；②牙萌出；③牙移动；④膜内成骨；⑤感觉感受器和血管通道；⑥牙移动过程中的牙槽骨改建（见图3-2-31）。

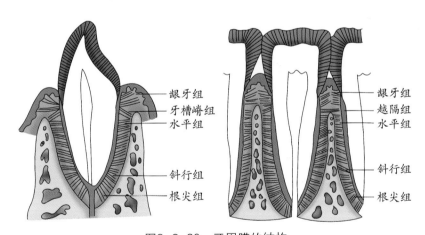

图3-2-30　牙周膜的结构

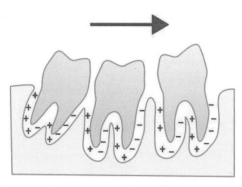

图3-2-31　牙齿近中漂移时牙周膜参与牙移动时的牙槽骨生长改建（"压力侧"骨吸收、"张力侧"骨沉积）

牙周膜结缔组织改建与牙槽骨改建精准配合，保证了生长发育过程中适应颅面生长发育的"牙漂移"。牙周及牙槽骨组织无法区别不同矫治方法的外部力学信号，不同矫治力外部信号的内在组织学反应机制和内在调控系统的作用都是相同的。

5. 牙列发育与颅面生长代偿

在咬合发育过程中，牙齿基骨及牙周组织的持续改建使牙齿保持在正常功能位。牙齿位置的可调节性，使其能够对生长发育过程中颅面部的许多骨和软组织的变化做出相应调整。

正常的颅面发育结构与功能是整体平衡的，但局部构成颅面各部分可不完全协调一致。这种不协调现象往往需要颅面各组成部分之间的"代偿性生长"，使颅面复合结构达到形态和功能平衡，这是颅面生长发育的一个重要特征。颅颌面的生长发育代偿包括生长量的代偿和生长方向的代偿两方面。

（1）生长量的代偿是指颅颌面各部分通过骨骼、牙槽和牙齿的生长来互相进行补偿。

①颅面生长发育中，下颌升支位置前移、宽度增加，可代偿下颌骨体的发育不足。下颌升支位置及宽度的生长代偿使下颌骨体及牙弓前伸，维持与上颌的正常骀关系及面部的侧面协调。

②当骨骼代偿性生长不足时，为维持正常的咀嚼功能及牙弓关系，牙齿又常发生倾斜以代偿颅面部骨骼生长失调，即Solow提出的牙槽代偿机制。如骨性Ⅲ类错骀畸形者，其上前牙往往唇向倾斜，而下前牙舌向倾斜，以代偿上、下颌骨的不协调，尽可能地使前牙建立正常覆骀或切骀。如果骨骼畸形严重，不能被牙齿倾斜完全代偿，则表现为典型的骨性反骀畸形（见图3-2-32）。

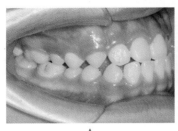 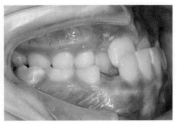

图3-2-32　骨性上颌发育不足与牙代偿

A. 骨性上颌发育不足，上前牙唇倾代偿、下前牙舌倾代偿，形成前牙切𬌗；B. 牙代偿不足时，表现为典型的骨性反𬌗畸形。

（2）生长方向的代偿是通过颌骨和牙列的生长旋转来进行的。一般来说，颌骨和牙列的后下旋，使面高增加，颏点位置后移，加重Ⅱ类骨面型，但Ⅲ类畸形得到代偿；反之，颌骨和牙列的前上旋，使面高降低，颏点位置前移，加重Ⅲ类面型，而Ⅱ类畸形得到代偿（见图3-2-33）。

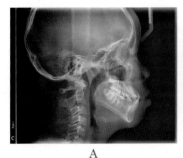 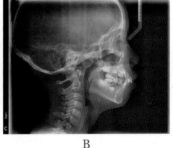

图3-2-33　生长方向的代偿

A. 骨性Ⅲ类畸形，下颌后下旋转代偿下颌过大；B. 骨性Ⅱ类错𬌗畸形，下颌前上旋转代偿下颌发育不足。

颅面生长发育中的生长量代偿和生长方向代偿往往是同时存在的，难以完全分开。临床应综合考虑儿童口腔早期矫治联合应用，以达到最好的矫治效果。

（李小兵　廖珮吟）

（四）儿童不同头颅形态的面型生长发育特点

儿童面部形态与头颅形态、面部生长型以及咬合关系相互关联。儿童面型生长发育特点可以从颅、面、𬌗的不同进行分析：①按照不同头颅形态分析面部生长发育的不同特征；②按照侧貌形态分析不同面部生长型的生长发育的不同特征；③按照错𬌗畸形分类分析不同上下颌骨矢状向关系的面部生长发育的不同特征。这三种参照方法的面部形态分类特征在形态基因学和形态学上有内在关联。

1. 头颅类型与颅面生长发育的关系

（1）头颅类型的分类。

按头颅宽/长比例，头颅的形状分为：

①长头型，颅指数（宽/长比，cranialindex）0.70～0.75。

②短头型，颅指数（宽/长比，cranialindex）0.8～0.85。

③中头型，颅指数（宽/长比，cranialindex）0.75～0.80。

面部复合体与颅骨基部相连，所以颅底早期的生长模式影响面部形态维度、生长角度以及外观特征的形成（面部生长的颅底模板）。

长头型使面部发育为窄、长且突出的形态（鼻上颌复合体突出，下颌位置靠后），这种面型被称为长面型；短头型使面部发育为更宽且不太突出的形态，这种被称为宽面型。中头型的面部宽度及突度适中（见图3-2-34）。

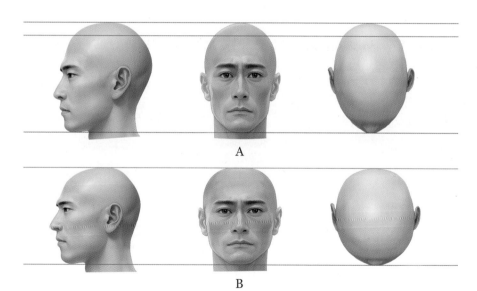

图3-2-34　头颅类型
A. 长头型，面部长；B. 短头型。

（2）长头型特点。

长头型的面部特点为下颌后下移位，面中部垂直向较长。

①"开放式"生长的颅底曲区与位置向后下旋转的下颌相关，这导致下颌趋于

后移位，同时后移位的下唇使之呈现下颌后缩的侧貌，面型侧貌呈现凸面形态（见图3-2-35）。

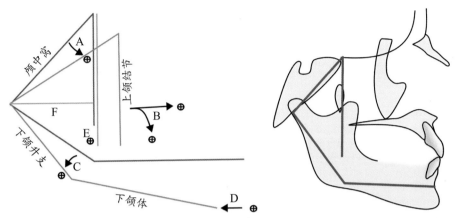

图3-2-35 长头型面部生长特征（下颌后缩/上颌前突生长增加的效应）

A. 颅中窝向前倾斜；B. 颅中窝前倾造成鼻上颌复合体前下移位；C. 下颌升支位置向后下旋转，加剧下颌后缩表现；D. 下颌升支后下旋转导致下齿槽座点（B点）后下移位；F. 颅中窝前倾导致其跨度增大。

②长头型者窄而长的前颅窝使上颌牙弓及腭部也相应地更加长、窄且深（腭部高拱）。

（3）短头型特点。

短头型的面部特点与更加"闭合"的颅底曲相关，其宽且前后向较短的前颅窝影响腭部及上颌牙弓形态，使其更加宽、短且浅。

①短头型"闭合型"的颅底曲使下颌呈现不同于长头型的矢状向面部特征，面部更加趋向于直面型甚至凹面型。

②在这类面型中，较短的面中部使下颌显得更加突出，颏部也更突出（见图3-2-36）。

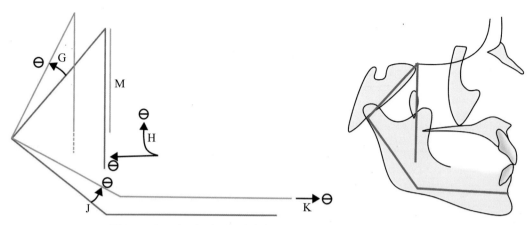

图3-2-36　短头型面部生长特征（下颌前突／上颌后缩）

G. 颅中窝向后倾斜；H. 颅中窝后倾导致鼻上颌复合体后上移位；J. 下颌升支位置向前上旋转，加重下颌前突表现；K. 下颌升支向前上的生长导致下齿槽座点前上移位；
M. 鼻上颌复合体短。

（4）头颅形态生长发育对错𬌗畸形机制的影响。

由于颅底对面部生长发育的"模板"作用，其"异常"的形态结构发育形成了骨性错𬌗畸形（下颌后缩面型/下颌前突面型），是骨性错𬌗畸形的病理机制之一，颅底结构及发育对面部形态发育和解剖结构有框定作用。

不同头颅形态的生长发育对面部生长发育影响的机制可以概括为以下几点：

①颅中窝旋转位置在面部生长发育中起主导作用。

②颅中窝旋转位置发育的变化引发颅前窝及下方的鼻上颌复合体位移范围的变化。

③颅中窝及鼻上颌复合体的位移范围决定下颌整体位移的范围。

④下颌整体位移范围决定下颌角的开大或闭合。

⑤鼻上颌复合体长短的不同引导不同下颌矢状向移位。

（5）腭部的形态特征反映了前颅窝的形态，腭部的周长决定了上颌基骨弓的形态。前颅窝及腭部生长发育的共同作用形成上颌的基本解剖形态。

颅面生长发育的调控从本质上讲不是"完全预设程序化"变化，环境因素对局部生长发育的影响也参与了颅面结构的大小形态的发育变化的调控，这在从大脑、颅底、腭部到牙弓形态发育间的相关性也表明了这个生长发育控制原理。例如，头型较圆的个体，其上颌形态较长头型更宽，因为圆形头颅的颅底"模板"相对较宽。拓展到正畸临床，扩弓矫治更适合圆头型个体，因为其上颌的侧方解剖界限更宽，疗效更稳定。这是颅面错𬌗畸形能够在头颅形态结构范围内协调改变的早期矫治（正畸矫治）生物学基础。

（6）头颅形态类别对早期矫治（正畸治疗）的指导意义。

研究显示，不同头颅类型的错𬌗畸形对口外支抗以及功能矫治的反应不同。早期矫治在利用生长潜力调整不同试图改变错𬌗畸形的生长方向和生长量的时候，其临床治疗的根本因素是由不同头颅及面部生长型决定的，所以造成了临床矫形治疗的疗效不同。

（7）不同头颅形态面部特征的性别差异。

总体来说，男性身体比女性更大，男性肺部为适应更大的身体及更强的肌肉功能而发育更大，这体现在男性气道更大，气道是颅面生长中的调控因素，因此男性面部与女性相比表现为更大、更高、更长的鼻部及相应的面部特征（见图3-2-37）。

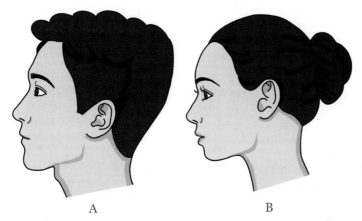

图3-2-37　男女面部特征的差异
A. 男性面部侧貌，鼻部更大、更高、更长；B. 女性面部侧貌，鼻部较男性小。

由于男性鼻部更大，其前额连接鼻根处更突出，使男性额部更倾斜，眼部显深邃。而女性前额直且圆钝，颧骨也较男性更平，显得女性眼部更靠前，面部比男性显"平"，颧骨显"高"，面部显"宽"（注意，这不是指女性面型真的"平和宽"）。整体上看，男性面容棱角分明、轮廓深，更不规则，女性面容轮廓柔和精致。正畸治疗的诊断及治疗方案设计时需要考虑男女性别差异，如男性比女性更容易接受正畸矫治后下颌形态与位置较前突的矫治结果；女性比男性更容易接受正畸矫治后面部稍突（下颌不突）的矫治结果。

（8）不同头颅形态的儿童面型特征。

一张可爱的婴儿的脸拥有大眼睛、小嘴巴、小巧的下巴、矮的鼻梁、胖的脸颊、高额头、低眉弓（见图3-2-38）。儿童的面型有鼻梁低、鼻根"凹"、"下巴小"、"眼距宽"、前额饱满、颧骨部位突出的特征。儿童面型在生长发育过程中随着下颌发育、颏部发育、鼻部发育（双眼间距宽度显得不再过宽）逐步变化，成长为成年人面型（见图3-2-39）。面型的性别特征差异在儿童期不明显，女性在13岁后面部形态发育明显减缓，面型接近成人（见图3-2-40）；男性面部生长从青春期才开始展现性别特征，发育到成人早期（18岁后）基本完成（见图3-2-41）。儿童口腔早期矫治是在颅面形态结构的限度下进行的颅面骀生长发育调整，需要在矫治过程中考虑儿童颅面形态特征因素，制订适宜的矫治计划，切忌套用成年人标准进行矫治。

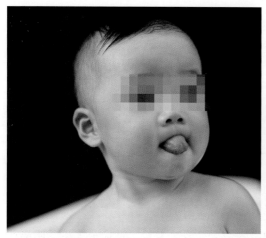

图3-2-38　婴儿脸型特征　　　　　　　　图3-2-39　儿童面型特征

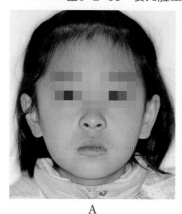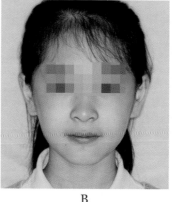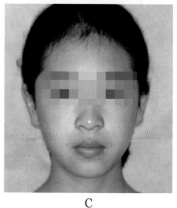

A　　　　　　　　　B　　　　　　　　　C

图3-2-40　女性不同年龄的面部发育特征
A. 7岁正面像；B. 9岁正面像；C. 13岁正面像。

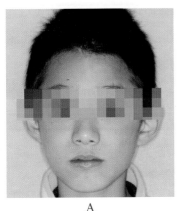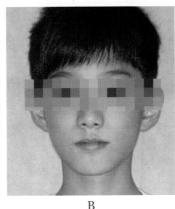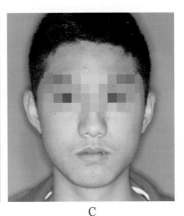

A   B   C

图3-2-41　男性不同年龄的面部发育特征
A. 9岁正面像；B. 11岁正面像；C. 16岁正面像。

　　无论儿童的头型类别如何，儿童的脸型都表现为更偏近于短头型的面型特征：宽度较大而垂直向发育不足。这是由于儿童大脑神经系统比面部发育完成更早，颅基底宽度先发育完成，从而导致面部宽度首先发育。儿童面部垂直向发育不足的原因有以下几点：①整个身体发育未完成（特别是呼吸系统发育未完成），鼻部还未得到充分发育；②婴幼儿期乳牙殆未完成期及儿童恒牙殆未完成期时，面部高度发育不足；③儿童期上下颌骨垂直向生长有待逐步完成，以满足相应的恒牙列咬合发育，适应成人后的咀嚼肌发育和呼吸道发育的功能需求。

（五）儿童不同面型的生长发育特点

1. 儿童不同面部侧貌的面部生长发育特点

　　（1）按侧貌矢状向突度的变化，面部侧貌面型分三种类型：直面型、下颌后缩面型和下颌前突面型（见图3-2-42）。

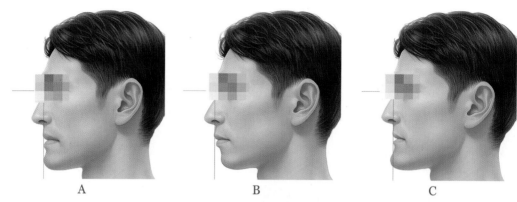

图3-2-42　面部侧貌分三型
A. 直面型；B. 下颌后缩面型；C. 下颌前突面型。

当人体直视前方时，从过瞳孔的水平线做切上唇前缘的垂线，通过这条垂线和下唇及颏部前点的关系即可简单地判断侧貌面型。如果这条垂线与下唇和颏部前点相切，则说明被测者是直面型。一般大众认为直面型是美观的面型。

下颌后缩的面型看起来侧貌较突，下颌颏部位于上述垂线的后方，并且下唇后缩。颏部位于此垂线后方2～3 cm为严重下颌后缩面型；颏部位于此垂线0.5 cm为轻度下颌后缩面型。在生长发育青春期儿童下颌差异性生长及颏的成熟发育，常常对下颌后缩的面型有弥补作用，"生长发育是个体自身的正畸整形师"。下颌前突面型侧貌的下颌、颏及下唇明显向前突出，下颌角较为圆钝，下颌颏部位于上述垂线前方。

（2）按侧貌垂直向的面部生长型分为以下三种（见图3-2-43）：

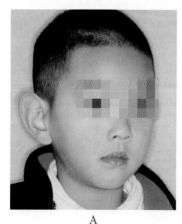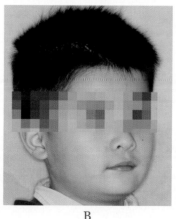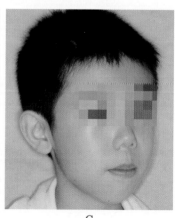

图3-2-43　儿童垂直向不同生长面型
A. 平均生长型；B. 水平生长型；C. 垂直生长型。

①平均生长型：关节窝的下降及髁突的垂直生长、上颌体及上牙槽的垂直向下的生长移动和下牙槽的向上移动生长是均衡协调的，称之为平均生长型，又称为均面型。

②水平生长型：上颌体和上下牙槽的垂直生长相对小于关节窝和髁突的垂直生长，两者之间不协调导致前面高相对小而后面高相对大，表现为短面型，有深覆𬌗的趋势。

③垂直生长型：上颌体和上下牙槽的垂直生长大于关节窝和髁突的垂直生长，即前面高的相对大而后面高的相对小，表现为长面型，有开𬌗的趋势。

2. 儿童不同面型的颅面各部分生长发育"代偿"机制

儿童颅面各部分的生长发育要相互"匹配"。颅面生长发育时，相邻结构大小情况、相邻结构位置匹配度如何，是影响颅面结构协调性的两个重要因素。"不平衡"的颅面局部发育会影响相邻结构关系，造成颌骨位置异常及咬合关系变化。临床可用下颌"后缩"或"前突"来分析判断颅面发育"匹配"关系的协调机制。

在面部矢状向及垂直向的形态发育中，下颌骨的"有效"长度和上颌骨垂直向高度相互影响、相互关联。比如，下颌前突患者，其上颌高度发育增大、前下面高增加，一定程度上可掩饰面部下颌的前突表现。所以高角直面型患者骨性机制实际上包含了垂直向及水平向两个维度的问题，这对治疗计划的设计非常重要。

（1）颅面相邻结构的位置匹配度异常影响面部形态。

如图3-2-44所示，即使上下颌骨大小匹配的骨性Ⅰ类，但当颅中窝前倾时，其相邻的上颌骨和下颌骨位置会出现相应的下后旋变化，面型从骨性Ⅰ类关系变成Ⅱ类关系（见图3-2-45B）

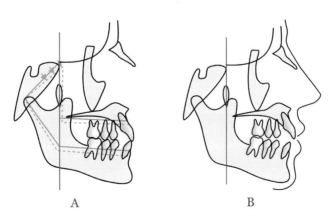

图3-2-44 颅中窝前倾，造成面部Ⅱ类骨性关系
A. 骨性Ⅰ类关系，颅中窝前倾；B. 前倾颅中窝造成上下颌骨下后旋转，形成Ⅱ类骨性面型。

（2）颌骨大小不匹配影响面部形态。

面部形态异常也包含上、下颌骨大小不匹配的因素，若下颌长度相比自身上颌的长度发育不足时，会造成个体下颌后缩面部，下前牙拥挤，但后牙仍为中性（见图3-2-45）。

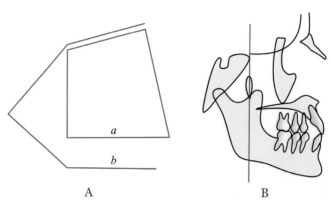

图3-2-45　颌骨大小不匹配对面部形态的影响

A. 下颌长度 b 小于上颌长度 a；B. 下颌后缩面型（前牙拥挤，后牙仍可中性）。

（3）颅面相邻结构的大小及位置匹配度共同影响面部形态，但颅面生长发育的代偿机制对其有部分或完全的掩饰作用。

一方面，面部形态受颌骨大小异常的影响，如下颌骨大会造成下颌"前突"；而上颌矢状向小，也会造成下颌"前突"。另一方面，颅面结构的位置匹配度也影响面部外形。

①下颌后缩面型的结构变化（见图3-2-46A）。当鼻上颌复合体上半部分水平向发育过大时（见图中虚线部分），其相对应的前颅窝、额部及上下牙弓位置相对后缩，咬合关系正常，但面部表现为"后缩"面型。这种后缩是上面部向前生长过度（筛上颌骨），而不是颌骨发育的问题。筛上颌骨发育过度的面部侧貌表现为额窦增大、眉骨眼眶粗大突出、前额倾斜、鼻梁高、鼻骨长（见图3-2-46B）。

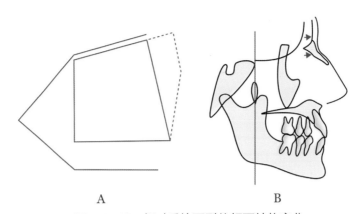

图3-2-46 相对后缩面型的颅面结构变化

A. 上面部发育过大（虚线部分），表现为下颌"后缩"面型；B. 上面部发育过大，前额倾
斜、鼻梁高、鼻骨长。

②面部不前突时，前颅窝和腭部及上下牙弓关系协调，其侧貌表现是额窦小、前额直、眉骨眼眶不突出、鼻梁低、鼻部突出不明显。当上颌发育不足时，面部扁平，下颌及颊显得突出，体现黄种人面型特征（见图3-2-47）。

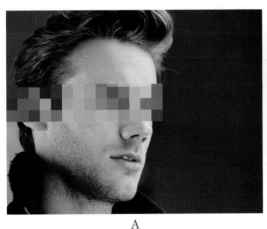 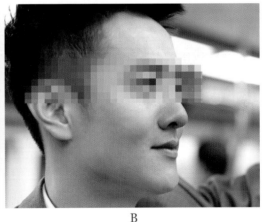

图3-2-47 白种人和黄种人的面部特征

A. 白种人头颅长而窄，鼻部突出；B. 黄种人头颅短而圆，鼻部宽而短。

③下颌升支的相对宽度对面型的影响。当下颌升支相对于颅中窝的宽度发育不足时，面型表现为下颌"后缩"（骨性Ⅱ类的机制之一）；反之，当下颌升支相对颅中窝过宽时，面型表现为下颌"前突"（骨性Ⅲ类的机制之一）（见图3-2-48）。

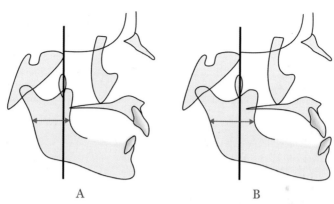

图3-2-48 下颌升支的相对宽度对面型突度的影响
A. 下颌升支宽度不足，下颌"后缩"；B. 下颌升支过宽，下颌"前突"。

④下颌旋转对面型的影响。当下颌后下旋转（鼻上颌复合体高度增大），面型表现为"后缩"，𬌗平面陡，磨牙Ⅱ类关系；当下颌前上旋转，面型表现为"前突"，𬌗平面平，磨牙Ⅲ类关系（见图3-2-49）。

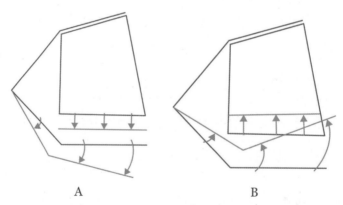

图3-2-49 下颌旋转对面型的影响
A. 下颌后下旋转时，面部"后缩"；B. 下颌前上旋转时，面部"前突"。

⑤下颌整体旋转与局部旋转间的"代偿"机制。下颌骨整体以髁突为轴心的旋转称为整体旋转，局部下颌升支与下颌骨体间角度的改变称之为局部旋转（见图3-2-50）。两者相互协调，平衡面部垂直向高度及下颌矢状向位置。一方面，下颌局部旋转是面部高度生长的需要，下颌升支随生长发育逐渐直立（下颌升支与下颌骨体间夹角减小），以适应面部高度的增加。另一方面，下颌局部旋转可补偿下颌整体旋转对面型的影响，当下颌整体向前上旋转时，下颌升支与下颌骨体夹角增大，以维持𬌗平面的水平；反之，下颌整体向下后旋转时，下颌升支与下颌骨体间夹角减小，以维持𬌗平面的水平。

当下颌局部旋转不能代偿下颌整体旋转时，𬌗平面倾斜（Ⅱ类向下，Ⅲ类向上），面部出现骨性矢状向及垂直向的不协调。

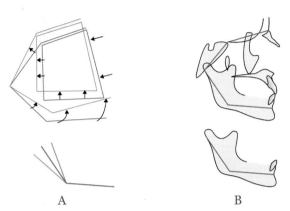

图3-2-50　下颌的整体旋转与局部旋转
A. 下颌向前上的整体旋转；B. 下颌局部旋转。

⑥颏形态部分代偿下颌局部旋转。当下颌升支与体部夹角增大，下颌后下旋转时，颏前切迹变深、颏突度增加，弥补下颌后下旋；反之则颏前切迹变浅、颏突度变小，弥补下颌前上旋。但当这种代偿机制不足以平衡生长时，表现出垂直生长面型，颏发育不足；或水平生长型，颏发育过大。

⑦鼻上颌复合体垂直向高度影响面型侧貌。当鼻上颌复合体高度过大时，下颌整体向下后旋转，形成下颌后缩的Ⅱ类骨性面型；当鼻上颌复合体高度不足时，下颌整体向前上旋转，形成下颌前突的Ⅲ类骨性面型。

（4）颅面结构（颅中窝、鼻上颌复合体、下颌骨、上下牙弓）大小、位置匹配代偿的常见形式组合（包括平衡的代偿组合和不平衡的代偿组合）。

①常见下颌后缩面型的机制组合，有上颌基骨弓矢状向比下颌基骨弓长，颅中窝向前倾斜且面中份垂直向过长，下颌向下后旋转，以及合并以上所有不调者为严重骨性Ⅱ类后缩面型（见图3-2-51）。

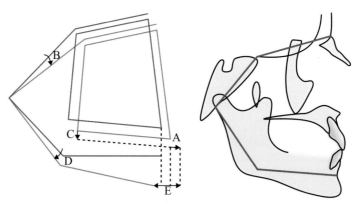

图3-2-51　下颌后缩面型的常见机制

A. 上颌基骨弓矢状向比下颌基骨弓长；B. 颅中窝向前倾斜且面中份垂直向过长；C. 向中份；D. 下颌向下后旋转；E. 合并以上所有不调者为严重骨性Ⅱ类后缩面型。

因此，应根据骨性Ⅱ类下颌后缩的异常机制进行治疗。例如上颌前突、垂直向高度过大的骨性Ⅱ类，在生长发育的儿童，应设计口外高位牵引和低𬌗垫式矫治器。高位牵引控制上颌向前的发育，𬌗垫调整上下颌骨垂直向关系。当垂直向问题解决后，采用垂直向牵引颏兜或Ⅳ型功能调节器进一步调整下颌生长及位置（见图3-2-52）。同样的错𬌗畸形，成人期正畸矫治的旋转包括：纠正上颌前突的双侧上颌第一双尖牙拔除掩饰矫治；纠正上颌高度过大和下颌位置后缩的上颌Lefort Ⅰ型正颌外科手术（手术后的下颌可自行旋转）；对下颌不能自行旋转的患者，可进一步采用颏成形术改善侧貌。

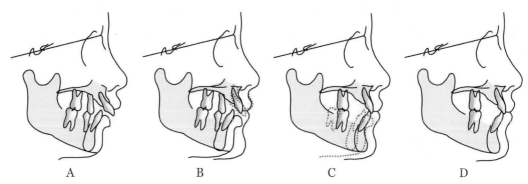

图3-2-52　儿童垂直向发育过度的骨性Ⅱ类的临床治疗策略

A. 儿童垂直向过大的骨性Ⅱ类错𬌗畸形；B. 高位口外牵引控制垂直向生长；C. 高位颏兜或Ⅳ型功能调节器促进下颌生长；D. 面部形态改善。

②下颌骨水平向发育不足（相对上颌骨）、颅中窝后旋、下颌整体前旋、下颌升支-体角度大（局部后旋）的组合（见图3-2-53）。这种颅面结构各个部分的发育变

化，对应形成下颌牙弓Ⅱ类、磨牙Ⅲ类、Ⅲ类颅底颌骨位置关系，在相互大小、位置代偿匹配后，可形成Ⅰ类侧貌（直面型）面型。

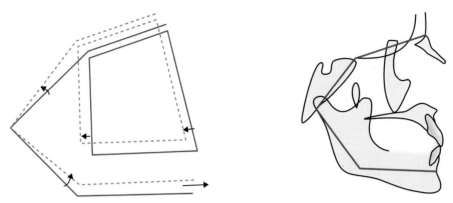

图3-2-53　颅面各部分的大小位置代偿平衡，可弥补侧貌不协调（实线），
形成直面型侧貌（虚线）

（5）面部生长中颅面各结构的生长"代偿"。

在面部生长发育过程中，颅面各结构紧密联系并相互代偿，各组织（骨骼、结缔组织、肌肉、血管、神经、上皮组织）生长改建相互影响，形成功能和结构平衡的面部复合体。常见的面部结构代偿为下颌升支的代偿：当鼻上颌复合体垂直距离过大或颅中窝前倾、下颌整体后下旋转时，下颌升支代偿宽度生长增加、局部向前旋转，部分或完全代偿下颌整体后下旋转，维持骨性Ⅰ类关系。颅面生长"代偿"掩盖颅面结构的不调，或减轻骨性错𬌗畸形的严重程度，当"代偿"无效时，骨性不调完全表达，表现为严重错𬌗畸形。

面部代偿性生长是在基因调控的基础上，组织接收生长发育（激素）、口腔功能（咀嚼、呼吸）、口周肌肉功能（舌、唇、颊肌功能）的信号，共同调控完成的。儿童面部生长发育是颅底、鼻部和颌骨复合体在生长或形态位置上相互代偿而完成的，错𬌗畸形的形成机制是综合多因素的生长发育的"不平衡"。当生长发育结束后，颅面各部分的代偿停止。

（6）骨性Ⅱ类面型的"牙代偿"。

正常的颅面结构关系是颅底倾斜度正常、上下颌骨大小位置协调，𬌗平面与垂直参考平面（PM平面）垂直（与眶耳平面平行）（见图3-2-54）。

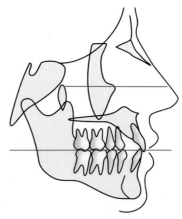

图3-2-54　正常颅面结构关系图

骨性Ⅱ类，鼻上颌复合体垂直高度发育过大、下颌整体后下旋、下颌后缩时，牙代偿情况如下：

①上颌切牙、尖牙、双尖牙向下代偿移动（萌出和漂移）建立咬合，船平面平直且向前下倾斜。这种代偿切牙向下移动距离大于第一双尖牙，第一双尖牙向下移动距离大于第二双尖牙（见图3-2-55）。

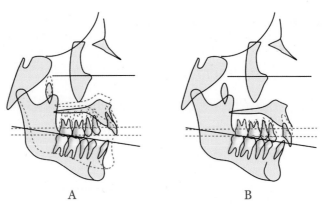

图3-2-55　骨性Ⅱ类鼻上颌复合体垂直高度发育过大的牙代偿（一）

A. 骨性Ⅱ类下颌后下旋转；B. 上颌切牙、尖牙及双尖牙向下萌出漂移，切牙萌出距离>尖牙>双尖牙，船平面平且向下倾斜。

②上颌切牙、尖牙、双尖牙向下代偿移动，当前牙、尖牙向下移动的距离与双尖牙相同，上下前牙不足以建立咬合。因此，下前牙、尖牙、双尖牙代偿萌出和漂移，以建立咬合。由于下切牙、尖牙萌出漂移的距离大于双尖牙，下颌形成深Spee曲线（见图3-2-56）。

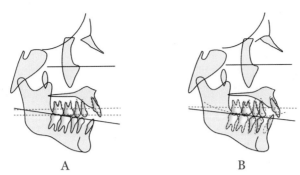

图3-2-56　骨性Ⅱ类鼻上颌复合体垂直高度发育过大的牙代偿（二）
A. 骨性Ⅱ类下颌后下旋转；B. 上颌切牙、尖牙及双尖牙向下萌出漂移距离相等，下切牙萌出
距离>下尖牙>下双尖牙，𬌗平面弯曲，Spee曲线深。

（7）颅面发育不平衡的骨性Ⅱ类、Ⅲ类形态特征（见表3-2-1）。

表3-2-1　骨性Ⅱ类和Ⅲ类颅面形态特征

	骨性Ⅱ类	骨性Ⅲ类
下颌基骨弓	相对上颌短	相对上颌长
颅中窝	位置靠前、向下倾斜	位置靠后、向上倾斜
鼻上颌复合体矢状向位置	位置靠前、前突	位置后缩
鼻上颌复合体高度	相对下颌升支过大	相对下后升支过短
下颌骨整体旋转	下后旋转	前上旋转
面高	长面或中面	面中部短，面下部长
面部宽度	颅前窝、鼻上颌复合体窄而长	颅前窝、颅中窝、腭、咽及上颌基骨宽而短
下颌骨	下后角小而短	下颌角大而长
下颌升支宽度	较宽	较窄
前牙槽骨及前牙代偿	下牙槽骨高度低，上前牙根尖更接近腭部	下牙槽高、下前牙萌出高、上前牙根尖距腭部大
颏	前突不明显	前突明显

3. 不同面部生长型的临床矫治策略

（1）矫治时机的选择。

①垂直生长型的患者，尤其是女性患者，宜于早期治疗。正颌外科手术也可较早进行。

②生长期间的Ⅱ类高角患者，气道明显减小。因此，垂直生长型的Ⅱ类高角患者采用早期功能矫形治疗，不但能改变硬组织面型，还可增大口腔功能间隙和上气道的狭窄，对成年后因上气道狭窄导致的OSAHS进行预防性治疗。

（2）矫治设计策略。

垂直生长型患者由于骨密度相对较低，肌功能相对较弱，牙齿移动较快，因此临床上常倾向拔牙，且拔牙部位靠后，更有利于下颌的前旋；而水平生长型患者由于骨密度相对较高，肌功能相对较强，牙齿移动较慢，故进行拔牙治疗时应谨慎。

（李小兵　廖珮吟）

（六）儿童牙弓生长发育规律

1. 儿童出生后牙弓的生长按照宽度、长度和高度的顺序进行

（1）牙弓宽度的生长发育规律。

①牙弓宽度生长发育基本规律。

儿童出生后上、下牙弓宽度在乳牙完全萌出前增加明显（2岁前），青春发育高峰期前基本完成，青春期后（12岁后）宽度发育很少。牙弓前段宽度（尖牙间宽度）在12岁后甚至略有减小，而牙弓后段宽度，尤其是第二磨牙和上颌结节区域宽度在12岁后随着后续恒磨牙萌出仍会增加。因此，牙弓前段宽度生长停止早于牙弓后段宽度生长，并且牙弓宽度存在性别差异，即男性牙弓宽度大于女性（见图3-2-57）。

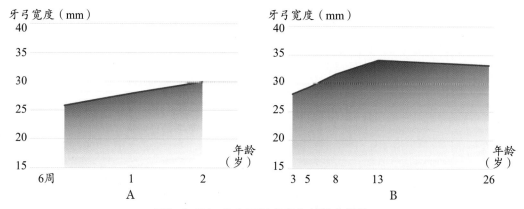

图3-2-57　儿童牙弓宽度生长发育规律
A. 出生后6周—2岁婴幼儿前段牙弓宽度生长变化；
B. 个体3—26岁上颌尖牙间牙弓宽度生长变化。

②町田幸雄对牙弓宽度发育的研究。

日本儿童口腔医学专家町田幸雄通过日本儿童模型的分析，研究儿童牙弓宽度的生长发育规律，其结论包括以下几点：

a. 儿童3—6岁间乳牙列牙弓宽度的生长：

儿童乳尖牙间宽度几乎不变。

第一乳磨牙、第二乳磨牙宽度明显增加，越往牙弓后段其生长增加越大。这提示乳牙列期的早期矫治有双侧乳磨牙卡环矫治器的患者不应长时间佩戴，避免矫治器限制乳牙弓后段的生长发育。

b. 儿童6岁后，混合牙列期到恒牙列期牙弓宽度的生长：

混合牙列期，乳牙间牙弓宽度逐渐增加；恒切牙萌出时，乳尖牙间宽度增加量最大，上颌乳尖牙间宽度增加量大于下颌。

上下恒尖牙间宽度，从尖牙出龈后（12岁后）开始持续减小。

上下颌（乳）尖牙唇侧牙槽嵴间宽度（牙槽骨间宽度），从恒尖牙萌出前1年开始迅速增加，至恒尖牙出龈时牙弓宽度增加达到顶点，其后1年开始减小，恢复到增大前（尖牙萌出前）的宽度。临床牙弓宽度增大的早期矫治策略，应利用尖牙间牙槽嵴宽度的生长发育特点，在恒尖牙出龈前后早期矫治，使恒尖牙萌出并同时唇向移动，以扩大尖牙间牙弓宽度，保持治疗后尖牙间牙槽骨宽度。

c. 乳牙列期到恒牙列期，不同部位乳恒牙间牙弓宽度变化（见图3-2-58）。

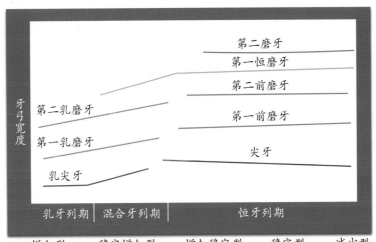

——增加型；——稳定增加型；——增加稳定型；——稳定型；——减少型；

图3-2-58　乳牙列期到恒牙列期不同部位乳恒牙间牙弓宽度变化

（2）牙弓长度的生长发育规律。

①牙弓长度生长发育的基本规律。

在乳牙完全萌出建𬌗后，牙弓长度基本不变或有轻度减小；替牙列期，第一恒磨牙前牙弓长度明显减小，虽然恒切牙唇向萌出使得牙弓前段长度轻度增加，但牙弓中后段长度因侧方牙群替换、替牙间隙被关闭以及邻面磨耗而减少2~3 mm（见图3-2-59）。

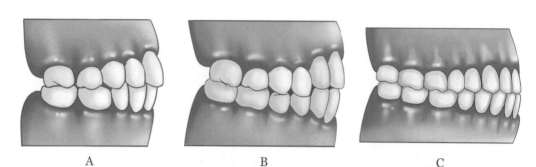

A　　　　　　　　　B　　　　　　　　　C

图3-2-59　儿童第一恒磨牙前牙弓由于乳恒牙替换（替牙间隙关闭）及邻面磨耗，
其中后段长度减小
A. 乳牙列；B. 混合牙列；C. 恒牙列。

恒牙列后期，第一恒磨牙后段牙弓长度随上颌结节、下磨牙后垫生长及第二、第三恒磨牙萌出而继续增加，直到第三恒磨牙萌出后结束（见图3-2-60）。

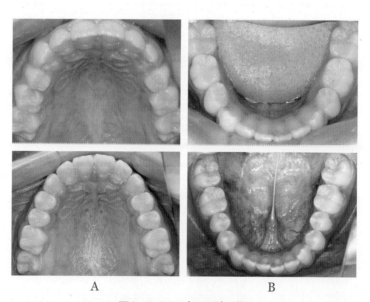

A　　　　　　　　　　　　B

图3-2-60　恒牙列后期
A. 上颌第一恒磨牙后牙弓长度生长发育容纳第二恒磨牙；B. 下颌第一恒磨牙后牙弓长度生长发育容纳下颌第二恒磨牙。

②町田幸雄对牙弓长度发育的研究。

町田幸雄对日本儿童第二乳磨牙到乳中切牙、第二双尖牙到中切牙的牙弓长度的研究发现：

a. 乳牙列期：上下牙弓长度有减小趋势，这与第一恒磨牙萌出，侧方乳牙列间隙减小有关。

b. 混合牙列期：恒中切牙萌出后，上下牙弓长度急剧增加，一直持续到第二乳磨牙脱落前，牙弓长度继续缓慢增加；当第二乳磨牙脱落后，长度急剧减小，第一恒磨牙近中移动。这也提示，侧方牙群的牙列错𬌗畸形，在牙弓长度减小前，早期利用牙弓长度的治疗非常关键。

（3）牙弓高度的生长发育规律。

①牙弓高度生长发育的基本规律。

牙弓高度生长较牙弓长度发育更持久，且下颌生长量多于上颌，随面部高度增高、后牙萌出而增加。牙弓高度的生长随面部高度的发育结束而结束，可持续到16—18岁（见图3-2-61）。

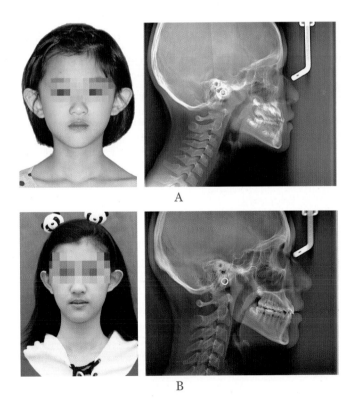

A

B

图3-2-61　牙弓高度生长随面部高度的增加持续到16—18岁
A. 9岁时儿童面部及牙槽高度；B. 16岁时面部及牙槽骨高度。

②町田幸雄对前牙覆𬌗的生长发育变化的研究。

随生长发育，前牙覆𬌗变化幅度大，乳牙列期覆𬌗覆盖逐年减小，混合牙列前牙萌出覆𬌗增大；侧方牙群替换时，由于暂时性咬合缺失，前牙覆𬌗短期也增大；随第二磨牙咬合建立，覆𬌗逐渐减小（见图3-2-62）。

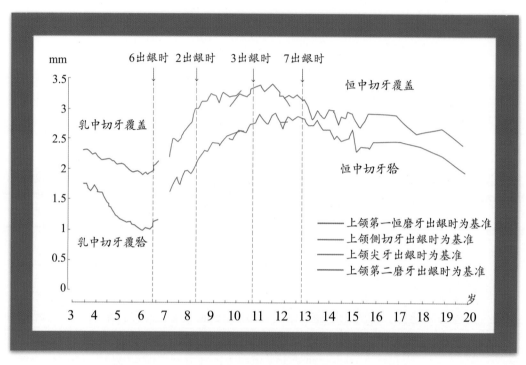

图3-2-62　牙龄为基准观察前牙覆𬌗覆盖的生长发育变化

（4）町田幸雄的牙槽嵴生长发育研究。

①前牙牙根处牙槽嵴宽度变化：牙根处牙槽嵴因唇侧膨隆而增加。

②下颌乳尖牙间、下颌恒尖牙间颊侧牙槽嵴间宽度与下颌乳尖牙间、恒尖牙间宽度变化相似，在9岁恒尖牙萌出前急剧增加，尖牙出龈后有大幅减小。

③侧方牙群牙槽嵴间宽度的变化、颊侧牙槽嵴宽度变化和同一部位牙弓宽度的变化一致：

a. 第一双尖牙萌出前1年，颊侧牙槽嵴间宽度急剧增加，第一双尖牙出龈后宽度增加值达到最大，以后1年大幅减小。对早期矫治而言，保持增加的牙槽嵴宽度稳定对矫治的稳定性是极其有益的。

b. 下颌乳尖牙间、尖牙间牙弓宽度和颊侧牙槽嵴间宽度的变化也类似。

c. 乳牙存在时，侧方牙群的颊侧牙槽嵴间宽度和所在部位的牙弓宽度相似，宽度随年龄增长而增加，除继承恒牙萌出前后1年间牙槽嵴间宽度几乎没有变化。牙槽嵴间宽度的增加与侧方牙群的继承恒牙萌出有关。

d. 上颌第一、第二恒磨牙颊侧牙槽嵴间宽度也因牙萌出而改变，从恒磨牙出龈前1年开始急剧增加；之后，第一恒磨牙颊侧牙槽嵴间宽度增加持续到13—15岁，第二恒磨牙出龈后颊侧牙槽嵴间宽度不变。

e. 从下颌第一恒磨牙出龈后到13岁表现为增加，之后几乎不变。

f. 乳牙列期和混合牙列期，第一恒磨牙颊侧牙槽嵴间宽度在上下颌均表现为增加，全部乳牙替换后牙槽嵴间宽度几乎不变，呈稳定状态。第二恒磨牙颊侧牙槽嵴间宽度在出龈后几乎不增减，呈稳定状态。

g. 颊侧牙槽嵴间宽度的生长发育顺序从前方的尖牙区完成后，接着向后方进行，第一恒磨牙颊侧牙槽嵴间宽度的发育持续到13—15岁。临床在这个生长发育期应尽量避免阻碍发育的治疗（见图3-2-63）。

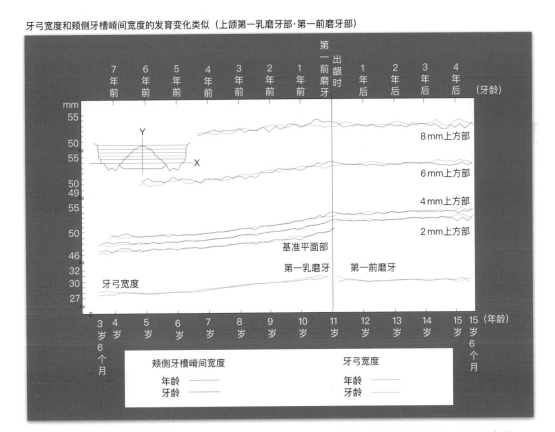

图3-2-63　上颌第一乳磨牙/第一双尖牙牙弓宽度及颊侧牙槽嵴间宽度的生长发育变化

④上下颌舌/腭侧牙槽嵴间宽度的变化。

舌侧牙槽嵴间宽度是指下颌牙槽嵴间宽度的测量值，上颌舌侧牙槽嵴间宽度测量也代表了腭部宽度。

a. 除上下乳/恒尖牙外，舌侧牙槽嵴间宽度的生长变化分三类。

第一类：上颌第一、第二乳磨牙及第一、第二双尖牙，从3.5岁到15岁，大体增加；15岁后第一、第二双尖牙宽度大体稳定下来；第一、第二恒磨牙腭部宽度继续增加，直到20岁（见图3-2-64）。

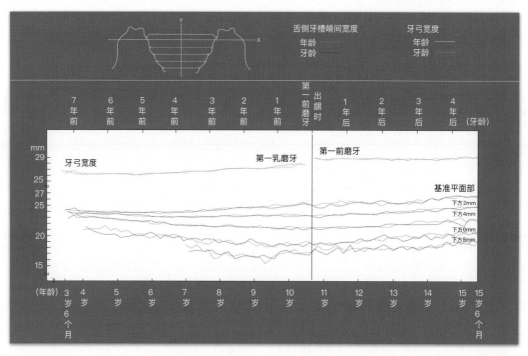

图3-2-64　上下第一、第二乳磨牙及上下第一、第二双尖牙舌侧牙槽嵴间宽度的生长发育变化

第二类：下颌第一、第二乳磨牙及第一、第二双尖牙，牙颈部舌侧牙槽嵴间宽度增加到15岁之后不再变化。但靠近口底处，从4岁到9岁4个月逐渐减小，越靠近口底减小量越大，之后开始逐渐增加，15岁几乎不再变化。

第三类：第一、第二磨牙舌侧牙槽嵴间宽度从5岁半到15岁半极少量增加，几乎没有变化。近口底处舌侧牙槽嵴间宽度从9岁起，稍有减小，15岁后稳定。

b. 上下乳/恒尖牙舌侧牙槽嵴间宽度的变化。

上下乳尖牙舌侧牙槽嵴间宽度在上颌6岁，下颌5岁前变化不大，在上下恒中切牙萌出前1.5年明显变小，直到恒侧切牙萌出6个月后，宽度增加。

上尖牙萌出时，上颌尖牙龈下2.4mm处腭宽度增加，直至15岁，然后稳定。

下乳尖牙舌侧牙槽嵴间宽度，在下切牙萌出后增加，直到9岁后几乎不变化。在下尖牙龈下2.4mm处，15岁6个月时再次出现一次增加，以后稳定不再变化（见图3-2-65）。

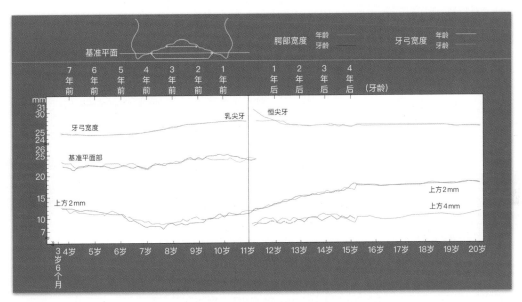

图3-2-65　上颌乳尖牙/尖牙牙槽骨舌侧间宽度貈牙弓宽度的生长发育变化

2. 儿童牙弓大小形态生长发育与性别遗传以及人种有关

性别、遗传及人种对儿童牙弓形态大小有明显的影响。男性牙弓比女性大，发育时间更长。不同遗传脸型也影响个体牙弓形态大小。在儿童牙弓形态大小的发育表现上，不同人种对儿童牙弓的正常形态大小有很明显的影响。一般来说，高加索人（白种人）牙弓长且窄；蒙古人种（黄种人）的牙弓短且宽（见图3-2-66）。

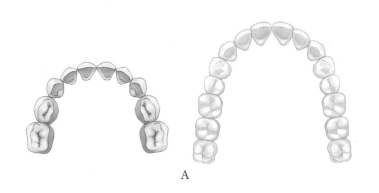

A

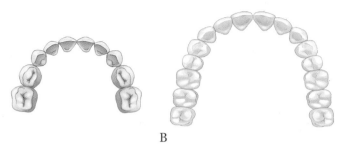

B

图3-2-66　不同人种的牙弓形态（白种人和黄种人）

A. 高加索人（白种人）儿童乳/恒牙列上颌牙弓形态；B. 蒙古人种（黄种人）儿童乳/恒牙列上
颌牙弓形态。

（李小兵　王艺）

（七）儿童颏的生长发育规律

颏是下颌骨前部的突起部分，颏部的形成是人类进化的结果，是人类特有的解剖标志（见图3-2-67）。颏部是面部审美的重要平衡部位，颏部大小和形态的生长变化影响软组织侧貌的形态和位置，甚至影响整个侧貌的协调（见图3-2-68）。

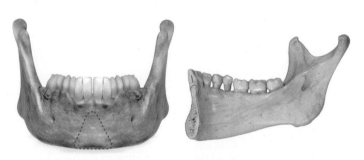

图3-2-67　颏部解剖形态

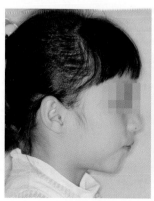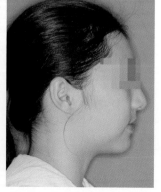

图3-2-68　儿童颏部形态及发育对面部侧貌美观的影响

儿童颏的发育包括了软硬组织的发育，其外形与遗传、人种有关，不同生长型、不同上下颌骨关系均影响儿童颏的形态，呈现个性化的特征。

在胎儿发育的第5个月时，颏就已经出现，而下颌骨在成年后仍保持着"颏"这一特征。生长过程中，新生儿颏不明显，3岁牙齿萌出后，颏开始形成，但发育完成较晚，儿童期颏形态特征不算明显，须待青春期后才能完全形成，一般女性16岁，男性20岁左右颏的生长基本完成。在成年时期，面部硬组织会按照个体自有生长型继续生长，主要表现为高度的变化，软组织颏的发育会更为明显。颏的发育使个体软组织侧貌更直，男性颏发育较女性更为明显，面部侧貌更"刚毅"，女性则显"柔美"（见图3-2-69）。

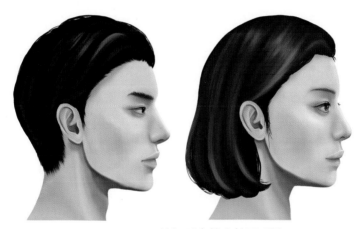

图3-2-69　男性颏形态较女性更明显

不同垂直骨面型颏部形态存在差异，随着下颌平面角增加，颏部牙槽骨垂直向增长；颏部突度降低，颏部发生逆时针旋转，下前牙代偿性舌倾（见图3-2-70）。

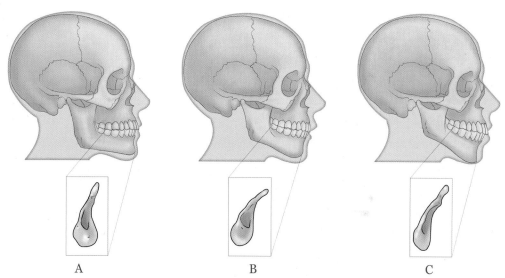

图3-2-70　不同面部生长型的颏形态
A. 水平生长型；B. 平均生长型；C. 垂直生长型。

颏部形态也与矢状向颌骨关系有关，Ⅱ类关系颏部垂直高度低于Ⅲ类和Ⅰ类；相对于Ⅰ类和Ⅱ类，Ⅲ类关系颏部凹度最低，但是突度没有明显差异（见图3-2-71）。下颌骨颏部正中联合处矢状向面积Ⅲ类关系最大，这可能与Ⅲ类患儿颌骨大小普遍增大有关。

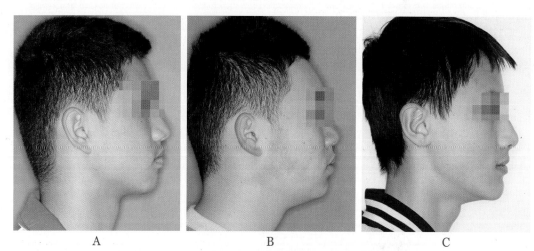

图3-2-71　上下颌骨不同矢状向关系的型颏部形态不同
A. Ⅰ类骨性关系；B. Ⅱ类骨性关系；C. Ⅲ类骨性关系。

儿童功能矫形导下颌骨向前，改变下颌位置、促进髁突生长改建，但矫治对颏的形态大小发育影响不大。颏发育不足、颏肌紧张的儿童，临床也没有早期颏肌训练能促进颏发育的证据。

（李小兵　贾淑娴）

（八）儿童颞下颌关节生长发育规律

颞下颌关节形态是人类口腔功能进化的体现。从婴幼儿到成年人，颞下颌关节的生长发育总体呈现从"平"到"深"的趋势，以适应生长发育各个时期不同的口腔功能状态。从乳牙萌出到恒牙列完全建立咬合关系，颞下颌关节会经历接近12—14年的高速发育改建过程，最终达到成熟稳定的状态（见图3-2-72）。

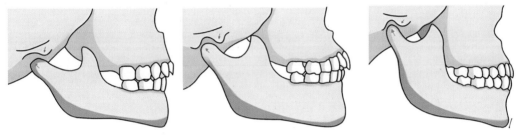

图3-2-72　颞下颌关节生长发育过程从"平"到"深"

儿童颞下颌关节的发育包括：①关节窝及关节结节的发育；②髁突的发育；③关节盘的发育。颞下颌关节的适应性生长改建是儿童错𬌗畸形功能性矫治的生物学基础（见图3-2-73）。

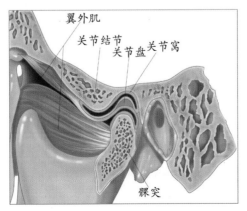

图3-2-73　颞下颌关节的解剖图示

颞下颌关节发育与儿童口腔咀嚼、吞咽、语言、呼吸等功能的发育相互影响，也影响儿童错𬌗畸形的发生与发展。

1. 颞下颌关节的发育

（1）胎儿10周左右骨性下颌骨开始形成，12周内下颌骨的颅骨端发育形成髁突及髁突继发性软骨。14周时，髁突软骨内成骨在升支中心开始并逐渐向上延伸，于20周达到软骨增生与软骨内成骨的平衡，构成典型的下颌骨髁突生长模式。翼外肌在10周时已经形成，一头附于髁突，一头附于关节盘。颞下颌关节盘源于原发性下颌骨、髁突及颞骨间间质。颞骨关节窝在胎儿8个月时，由于平直的颧弓、颞下颌关节仅为前后向运动，颞骨关节窝形态较平，颞下颌关节窝的"凹"状形态需待婴儿出生后，特别是乳牙萌出时才快速成型（见图3-2-74）。

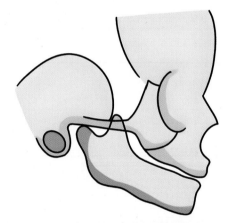

图3-2-74　出生前胎儿颞下颌关节窝形态

（2）婴幼儿在乳牙萌出前，颞下颌关节处于未发育的状态。髁突短小，关节窝平坦。这样的结构适合婴幼儿时期下颌的前后运动，完成吮吸功能。随着乳牙逐渐萌出并建立咬合，下颌的运动方式从原来的前后向滑动，逐渐地增加了张、闭口的转动运动，由此带来的功能刺激会诱导颞下颌关节逐步发育，髁突向后向上生长、变长；关节结节向下生长发育，关节窝逐渐变深，以适应下颌的运动方式改变（见图3-2-75）。从乳牙列期到混合牙列初期，关节结节后斜面倾斜度发育逐步从成年人的40%增加到70%，到混合恒牙列晚期，其倾斜度达成年人的90%。

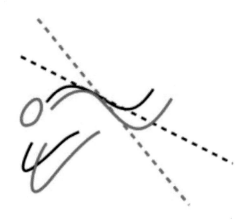

图3-2-75　颞下颌关节结节逐渐向下发育，关节窝变深

　　婴儿4岁时，颞下颌关节（关节窝、关节结节、髁突）形态特征基本形成，下颌骨形态大小明显增大，外耳道仍处于相对髁突较低的位置，以后随生长发育逐步上移（见图3-2-76）。

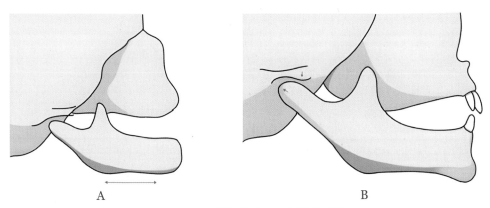

图3-2-76　乳牙萌出前后颞下颌关节形态
A. 乳牙萌出前颞下颌关节形态；B. 乳牙萌出后颞下颌关节形态。

　　之后，颞下颌关节继续朝更"深"的方向发育，直至成年。颞下颌关节的生长发育规律：在乳牙列期关节结节低、关节窝浅、关节窝前斜面平；随着颞下颌关节的生长发育，关节结节高度增加、关节窝变深、关节窝前斜面倾斜度变大（见图3-2-77）。

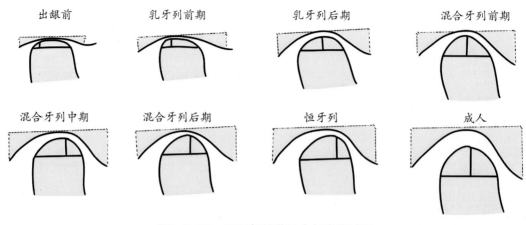

| 出龈前 | 乳牙列前期 | 乳牙列后期 | 混合牙列前期 |
| 混合牙列中期 | 混合牙列后期 | 恒牙列 | 成人 |

图3-2-77　颞下颌关节的生长发育过程

2. 颞下颌关节是"继发"关节，髁突软骨是继发性软骨

髁突软骨表面覆盖胶原表面带，软骨增生不受激素刺激的影响，而是在局部因素的调控下，从表面邻胶原带未分化的间质细胞分化生成软骨细胞，软骨细胞分泌细胞外基质并成熟最终成骨。髁突软骨发育是对生长的继发性反应。

与髁突软骨相似，颞骨关节结节表面也附有一层继发性软骨，颞骨关节部分以及关节结节的骨增生改建源于颞骨关节表面的软骨内成骨（这不同于颞骨的生长）。

3. 颞下颌关节的生长改建机制

颞下颌关节的生长是相互关联的关节结构各部分的生长与协调：下颌升支膜内成骨与髁突软骨内成骨的协调（见图3-2-78）；髁突生长与关节盘和关节窝的协调；关节周围韧带、关节囊等结缔组织的改建与再附着等。

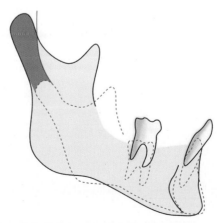

图3-2-78　下颌升支膜内成骨与髁突软骨内成骨共同"塑造"下颌及髁突形态

4. 颞下颌关节多向、复杂的生长改建机制对颅面生长平衡发育的作用

颅面生长发育中颅中窝垂直向而非矢状向更大的生长，形成了颞下颌关节复杂的生长发育环境，并且面部生长期与头部外形紧密相连的形态变异加重了这种变化的发育环境的复杂性。颞下颌关节髁突及下颌升支通过垂直向及矢状向的大小位置变化，适应颅中窝倾斜变化（颅底角变化），鼻上颌复合体位置变化及旋转，咽腔扩大、腭盖大小位置变化，上牙槽骨及上牙弓改建及位置变化，乳恒牙列的位置变化（垂直向漂移），维持上下牙列的正常位置关系及咬合关系的正常。这些需求决定了下颌升支及髁突具有多向、多机制的生长发育调节能力特征。同时，稳定的上下牙列咬合关系，也是维持颞下颌关节稳定的功能位置的重要因素。

颞下颌关节髁突受环境因素而非激素的调控；髁突的生长调控是下颌骨维护颅面形态平衡的重要部分；下颌升支垂直向及矢状向生长旋转对颅面形态有平衡代偿作用。颞下颌关节生长发育的调控源于髁突对周围环境（结缔组织）产生的成骨信号在生长量、生长方向和生长时间上的反应。儿童口腔早期矫治应把握最佳的治疗时机，可以采用有效的矫治方法，通过颞下颌关节髁突及下颌升支的生长改变，代偿颅面生长中的不平衡，以达到临床控制骨性错𬌗畸形严重程度的矫治目的。

（刘洋　李小兵）

三、颅面部轮廓的生长发育规律

颅面部轮廓与颅面骨组织及软组织的生长发育相关。与颅盖部骨组织生长相比，颅面部的骨组织（颅骨颅底部、鼻上颌复合体、下颌骨）的生长对儿童至成人发育过程中颅面部轮廓的影响较大（见图3-3-1）。

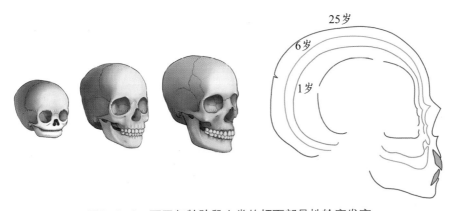

图3-3-1　不同年龄阶段人类的颅面部骨性轮廓发育

面部软组织轮廓主要由鼻部、唇部、颏部的软组织决定。

（一）颅面轮廓与颅骨组织生长变化关系

颅骨轮廓形态生长变化规律

颅部的骨性轮廓形态与头颅部颅盖骨、颅底的生长有关。

（1）儿童颅底生长发育规律与颅面轮廓变化。

①颅底的颅内面与面部骨性相连，颅底部骨组织的周长、排列和结构为面颌部整体结构的生长发育提供了形态模板，下颌骨及鼻上颌复合体均在此基础上进行发育，而颅盖对于面颌部生长的直接影响相对较小（见图3-3-2）。

②颅底内面的骨组织主要发生骨吸收，通过骨缝成骨与骨表面改建的方式进行生长。颅底骨表面生长改建表现为颅底朝向颅盖的内面发生吸收，朝向面部的外面出现骨质沉积，并在结构复杂、骨缝众多的颅底部的骨缝成骨的共同作用下，产生整体向前、向下的生长趋势，使颅骨的体积与周长变大（见图3-3-3）。

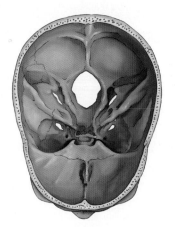

图3-3-2　颅底部内面结构

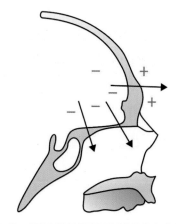

图3-3-3　颅底部骨组织骨质吸收与沉积方向

此外，颅底部中部骨组织的生长膨大与所在神经组织的生长产生的压力会使前颅底、鼻上颌复合体与下颌骨发生继发性移位，促进面部轮廓的前、下向扩大。

（2）儿童颅盖生长发育规律与颅面轮廓变化。

与颅底部不同，颅盖部的生长特点为颅盖骨内面发生骨沉积，骨组织在脑部神经组织生长所产生的压力下以张力适应性成骨的方式发生周长与体积的增长，整体轮廓向远离面部的方向扩大（见图3-3-4）。

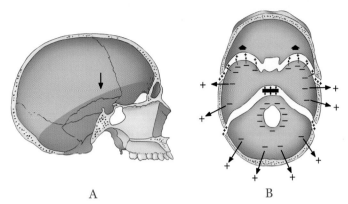

A   B

图3-3-4　颅的生长发育
A. 颅盖部骨组织结构；**B.** 颅底与颅盖部骨组织的生长方向与颅部轮廓变化方向。

在颅底部与颅盖部的不同骨质生长方式的作用下，头颅部的轮廓逐渐增大，以适应面部与神经组织生长的需要。

（二）颅面轮廓与面颌部软硬组织的生长发育规律的关系

颅面轮廓的生长变化与面颌部骨组织和软组织的发育、改建相关。在鼻上颌复合体、下颌骨、面部软组织等结构的共同作用下，面颅部整体向前、下向生长，儿童的面部轮廓逐渐增长并变得立体（见图3-3-5）。

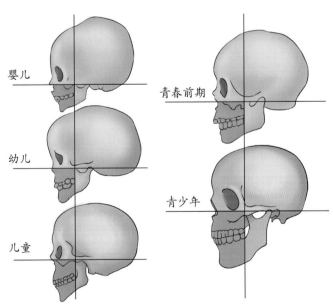

图3-3-5　不同年龄段面颌部生长与面颌轮廓特点

1. 面颌部骨组织的生长发育与颅面轮廓变化

面颌部骨性轮廓的变化主要与鼻上颌复合体、下颌骨的生长有关。

（1）鼻上颌复合体的生长与儿童面部轮廓变化的关系。

①上颌骨在三维方向上生长扩大，向后向上发生主动骨改建，并在颅底的生长推动下整体向前下方发生继发性移位，最终表现为向前向下生长（见图3-3-6）。

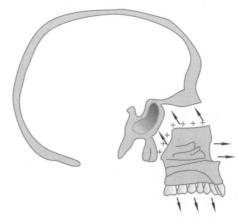

图3-3-6　鼻上颌复合体向上向后生长及上颌向前向下生长图示

②鼻部骨组织的鼻腔底部及骨壁内侧发生骨吸收改建，使鼻腔向侧方和前部扩展，腭板向下移位伴腭板口腔侧骨质的沉积，使鼻腔内部轮廓增大。

③儿童腭部腭侧增生新骨，鼻腔底部骨吸收，腭穹窿逐渐下降。由于牙槽突向下向外生长的增生速度大于腭盖下降的速度，腭盖高度会增加，从婴儿期到成年期，其高度约增加10 mm。儿童至成人的上颌骨性面部轮廓变化主要表现为宽度增大、高度增大、立体轮廓加深、面中份整体向前向下生长。

④鼻上颌复合体的生长完成顺序依次为宽、长、高，于18岁左右基本完成。研究发现，在CVMS1～CVMS3期间，男性的鼻上颌复合体的宽度、高度与深度相对于女孩来说较大。鼻上颌复合体发育异常的早期矫治能够有效恢复儿童气道功能与牙弓形态，使儿童面部轮廓的正常增长得到保障。

（2）下颌骨的生长与儿童面部轮廓变化的关系。

下颌轮廓的变化与下颌升支、髁突、颏部的生长发育有关。

①下颌骨改建及生长。

下颌升支的骨沉积主要发生在后缘与下缘，前缘发生吸收，使下颌体和牙弓长度增加的同时伴随着髁突的生长，从而使下颌升支出现"改建"，下颌向后下旋转。下颌的生长在颅底推动及面部软组织的扩大牵拉下，整体向前向下生长移位（见图3-3-7）。

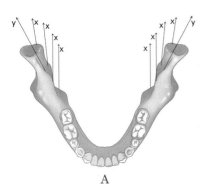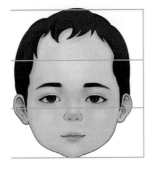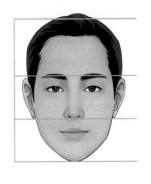

图3-3-7　下颌骨的生长发育变化与面下份骨性轮廓的变化
A. 下颌骨的改建；B. 下颌骨垂直向生长改变面部长/宽/高比例。

②下颌颏部骨改建及生长。

颏部的骨改建形成向前突起的颏，下颌骨体上部唇侧骨皮质吸收、舌侧骨皮质沉积；下颌骨体下部唇侧骨皮质沉积，牙槽嵴唇侧骨沉积，舌侧骨吸收。

儿童至成人的下颌骨性面部轮廓变化主要表现为垂直高度增加、矢状长度增加、下颌平面角减小、颏部立体度增加、面下份立体轮廓加深，以及整体向前向下生长。

2. 面部软组织生长发育规律与颅面轮廓变化

面部软组织轮廓主要由鼻部、唇部、颏部的软组织决定。

（1）鼻部的生长发育与颅面轮廓的变化。

鼻骨的骨改建在10岁左右发育完成，其后的增量主要是鼻软骨生长和鼻部软组织的生长所得，男性鼻部的生长发育持续到18岁，女性鼻部发育持续到16岁，其生长使面中份轮廓加深（见图3-3-8）。

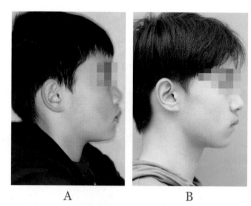

图3-3-8　儿童鼻部生长使面中份轮廓加深对比
A. 9岁；B. 16岁。

（2）唇部生长发育与颅面轮廓的变化。

唇的形态从青春期后开始明显发育，整体长度明显增加，唇部生长发育使儿童替牙列期息止𬌗位时常见的轻度唇闭合不全得以改善。唇整体厚度在青春发育高峰期后可达到最丰满的状态，随着年龄增长而逐渐变薄。在鼻部软组织向前发育及唇部组织变薄的共同作用下，面部轮廓进一步立体化。

（3）颏部软组织生长发育与颅面轮廓的变化。

男性颏部软组织的生长发育持续至18岁，女性颏部软组织的生长发育持续至16岁，男性的颏部软组织生长增量大于女性。颏部软组织的生长发育使面下份的面部轮廓加深（见图3-3-9）。

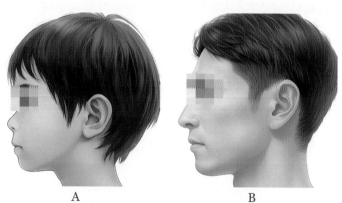

图3-3-9　儿童与成人面部软组织轮廓变化
A. 儿童；B. 成人。

（李小兵　杨一凡）

四、影响颅面生长发育的其他因素

（一）儿童颅面软组织生长发育

1. 儿童鼻部软组织的生长发育

颌面部软组织的生长与硬组织的生长并非完全匹配，鼻骨的骨改建在10岁左右发育完成，其后的增量主要是鼻软骨生长和鼻部软组织的生长所得。鼻软骨及鼻部软组织存在明显的青春生长发育高峰期，导致青春期儿童尤其是男性儿童鼻部显得更突出（见图3-4-1）。

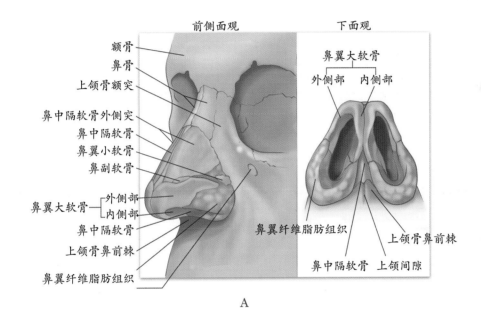

前侧面观　　　　　下面观

额骨
鼻骨
上颌骨额突
鼻中隔软骨外侧突
鼻中隔软骨
鼻翼小软骨
鼻副软骨
鼻翼大软骨—外侧部
　　　　　　内侧部
鼻中隔软骨
上颌骨鼻前棘
鼻翼纤维脂肪组织

鼻翼纤维脂肪组织

鼻翼大软骨
外侧部　内侧部

鼻中隔软骨　上颌间隙
上颌骨鼻前棘

A

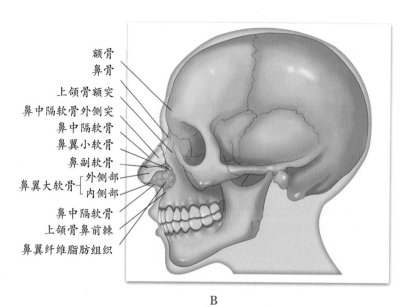

额骨
鼻骨
上颌骨额突
鼻中隔软骨外侧突
鼻中隔软骨
鼻翼小软骨
鼻副软骨
鼻翼大软骨 { 外侧部
内侧部
鼻中隔软骨
上颌骨鼻前棘
鼻翼纤维脂肪组织

B

图3-4-1　鼻的解剖结构
A. 鼻部正面与冠状面鼻部软骨形态；B. 鼻部软组织与硬组织重叠图。

侧貌观，0—12岁儿童的鼻唇角呈现持续性增大的趋势。鼻部和颏部在青春期和青春后期仍存在生长量，但唇部并不会增长，因此会造成唇部突度的相对减少。故儿童侧貌唇突度大于青春发育后的青少年，从儿童早期矫治的侧貌美学上看应考虑这种侧貌发育特点，早期矫治需保持唇部突度稍大的儿童侧貌形态特征。

2. 儿童唇的生长发育

儿童唇形态较成人丰满，唇红占唇的比例大、形态突出。唇的形态从青春期后开始明显发育，整体长度明显增加，使儿童替牙列期息止𬌗位时常见的轻度唇闭合不全得以改善。而唇整体厚度在青春发育高峰期后可达到最丰满的状态，之后随着年龄增长而逐渐变薄（见图3-4-2）。随年龄增大，口周软组织长度继续增加，使得息止𬌗位及微笑

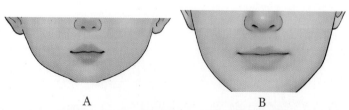

A　　　　　　　　　　　　　　B

图3-4-2　儿童唇形态与成人唇形态比较
A. 儿童唇红占整体唇比例大，唇突出、轻度唇闭合不全；B. 成人较儿童唇厚度减少、
唇长度增加。

时上切牙暴露减少，下切牙暴露增加。

3. 儿童颏部软组织的生长发育

颏部软组织的生长量和生长时期有性别差异。女性颏部软组织多在16岁左右停止发育，而男性颏部软组织可发育至18岁。同时男性颏部软组织厚度增加的趋势较女性明显。女性颏部更柔和，而男性的颏部更强壮，这也显示了颏部软组织发育的性别差异（见图3-4-3）。

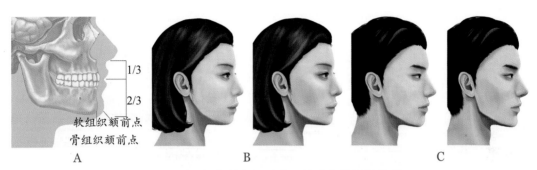

图3-4-3　颏部软组织形态及其发育的性别差异
A. 颏部软组织形态；B. 女性颏部软组织生长；C. 男性颏部软组织生长。

儿童青春期前，软组织颏及骨组织颏发育尚未完成，儿童颏部相对不明显（特别是女性），这是儿童面型侧貌的特征，因此早期矫治要预判颏部的发育，注意与下颌后缩的儿童面型相区别，避免早期矫治造成下颌过度前伸。

4. 额部软组织的生长发育

额部的生长发育主要是骨性生长，这与额窦和鼻上颌复合体的持续向前改建有关。额部皮肤及皮下软组织薄，其形态主要由骨性组织生长发育决定（见图3-4-4）。研究发现，与白种人相比，中国汉族人群的额部丰满度较低，前额最突点常与眉间点重叠（见图3-4-5）。

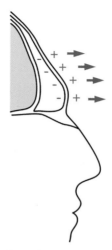

图3-4-4　额部软形态主要由硬组织的生长决定

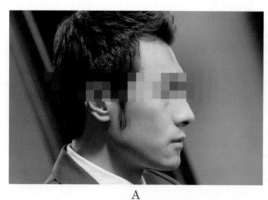
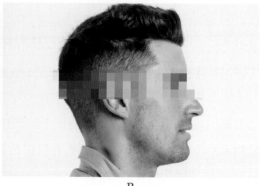

A　　　　　　　　　　　　　　　B

图3-4-5　中国汉族人群额部形态与白种人额部形态比较
A. 中国汉族人群额部形态；B. 白种人额部形态。

（李小兵　杨一凡）

（二）儿童上呼吸道发育与颅面发育的关系

1. 上气道是面部生长发育调控的关键因素

围绕上呼吸道的面部和咽部的结构组织外壁决定了气道空间的大小，从鼻孔到声门的各软硬组织部分的生长发育影响气道的形态结构和尺寸大小（见图3-4-6）。

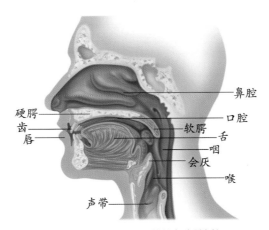

图3-4-6　上呼吸道的解剖结构

气道大小由周围的结构决定；反之，周围的结构依赖气道保持其基本功能和解剖学位置。如果儿童气道发育出现异常，气道的形态和尺寸出现变异，则构成气道形态结构的面部相邻组织也将出现生长的变异，面部生长会朝向异常的方向发展，最终导致面部整体发育超出正常的范围。

气道功能对面部生长发育有重要作用。作为面部结构的"基石"，其拱形结构必须具有适当的形状和大小，以便拱形的其他部分也保持稳定。图3-4-7是面部"拱形"结构示意图，这些结构通过颅面骨组织的骨改建（增生或吸收）而形成。面部拱形结构包括眼眶、鼻腔和上腭、上颌骨弓、上颌窦和颧弓等，它们在水平方向和垂直方向上构建和维持了上气道形状、大小和整体性。因此，上气道是面部各个结构形成及稳定的关键。

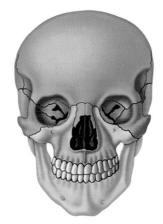

图3-4-7　面部"拱形"结构图示

2. 上气道"引导"面部的生长发育

上气道对面部组织的生长发育过程有重要的"引导"作用，这可以通过两种不同的吞咽方式来说明，也有助于对错𬌗畸形发生病因的理解。

首先，用闭合的吞咽方式，唇和下颌均闭合。在这种吞咽方式中，舌体是抬高并抵向腭部的。吞咽时，口腔中的气流推入咽腔，口腔内部为真空状态。这种状态使下颌稳定并位于闭口位置，同时使口周闭口肌肉处于最小收缩的功能状态。当闭口吞咽改变成张口吞咽时，气流通过口腔进入气道。这时为维持"口呼吸"状态，咀嚼肌和舌骨肌群的功能活动与闭口吞咽完全不同，口周肌肉功能发生相应改变，从而形成与张口吞咽相适应的成骨、成软骨、成牙周纤维、成纤维和其他组织的生长发育信号。颅颌面向新的功能形态发生生长改变，这就是"不同的功能形态调控不同的形态发育"。口腔不同功能产生的信号影响颅面生长发育形态，最终可能导致错𬌗畸形。

这种不同口腔功能对颌面发育产生的影响，常常导致相似的临床治疗方法但其矫治结果却大不相同，临床早期矫治医生有时会忽略这一点。例如，应用功能调节器（FR矫治器）的早期矫治，其疗效非常依赖儿童的呼吸方式。

（李小兵　刘太琪）

（三）人体正常身姿体态与儿童身姿发育

人体正常姿态是其良好机能和素质的体现，姿态主要由脊柱形态决定。儿童身姿发育受遗传及环境因素的控制，其中骨骼和肌肉功能的异常对身姿造成一定的影响，而儿童身姿体态是否正常以及其发育状况与儿童颅颌面的生长发育存在着相互影响的密切联系。因此，生长发育期儿童的体态健康管理对儿童口腔错𬌗畸形的预防及早期阻断矫治具有重要意义。

1. 脊柱正常形态及脊柱弯曲的发育

（1）人体重心线与人体姿势平衡维持。

当人在站立和行走时，人体各部位的重心会连成一条直线，即人体正常重心线。正常人体站立位时，矢状面重心线从上向下经过耳垂、肩峰、股骨大转子、髌骨后方、外踝前方（见图3-4-8）。只有当身体的某些部位排列在重力线上，才能有良好的姿势。

172

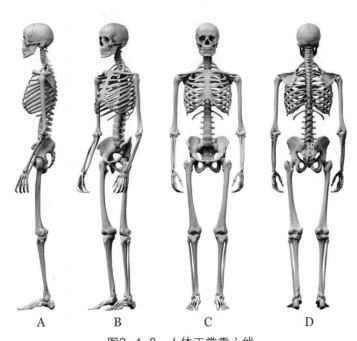

图3-4-8 人体正常重心线

A. 人体站立侧位；B. 人体站立斜侧位；C. 人体站立正前位；D. 人体站立后前位。

人体站姿受年龄、职业、娱乐、社会文化、情绪、病理等多种因素的影响，但必须以维持平衡为前提。人体站立时，可以靠自身的运动杠杆，自主地维持平衡，即把偏离的重心和重心线拉回来。若人体重心线发生改变，体态也会随之发生变化，如果人体重心线出现较大幅度的变化，还有可能会造成身姿变异甚至身体损伤。

（2）人体脊柱形态与身姿体态。

①人体脊柱弯曲。

人体的标准解剖学姿势是指身体直立、面向前方、两眼平视正前方、两足并拢、足尖向前、双上肢下垂于躯干的两侧、掌心向前的姿态。正常人脊柱有四个弯曲，称为生理性弯曲，即稍向前的颈曲、稍向后的胸曲、较明显向前的腰曲和较大幅度向后的骶曲。人体弯曲不仅可以减轻震荡，保护脑、胸和腹腔脏器，还与人体重心的维持有关（见图3-4-9）。

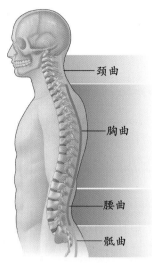

图3-4-9　正常人脊柱的四个生理性弯曲

　　②人体脊柱形态影响身姿体态。

　　人体正确的姿态有赖于全身肌肉、韧带、骨骼、关节、筋膜等组织的支持、良好的姿势习惯以及正常的平衡功能。其中，脊柱的形态与姿势对人体姿态的影响最大。

　　当从前方或者后方观察脊椎时，所有33块（儿童时期脊椎为32～33块，成年后为26块）脊椎骨应该在同一条直线上；从侧面观察时，脊柱应该呈现出颈部、肩部、腰部及骶部的"S"形弯曲（见图3-4-10）。脊椎的"S"形弯曲不是与生俱来的，它随着个体发育逐步形成。个体脊柱生理性弯曲的形成与人类直立姿势有关，是人类的特征，有加强脊柱弹性的作用。

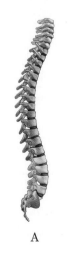　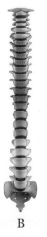　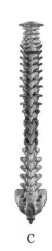

A　　　　　　　　　　　B　　　　　　　　　　　C

图3-4-10　人体脊椎的形态
A. 侧面观；B. 前面观；C. 背面观。

宝宝出生时脊柱无弯曲，仅呈现轻微后凸。新生儿的脊柱由胸椎后凸和骶骨后凸形成向前弯曲，可以尽可能地容纳胸腔、盆腔的脏器。婴儿出生后3个月开始抬头向前看，随即形成了向前凸的颈曲，以保持头的平衡；6个月后婴儿能坐立，出现胸椎后凸；在出生后12—18个月幼儿学习走路时，又出现了前凸的腰曲，使身体能够在骶部以上直立。这样的脊柱自然弯曲，至儿童6—7岁才为韧带（椎间短韧带和脊柱长韧带）所固定（见图3-4-11）。脊柱形成了人类所特有的4个弯曲，它和周围的肌肉组织相互协调，在健康的状态下发挥正常的功能（见图3-4-12）。

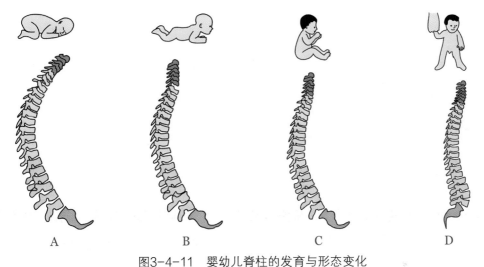

图3-4-11　婴幼儿脊柱的发育与形态变化
A. 新生儿；B. 婴儿抬头颈椎前凸；C. 婴儿坐立胸椎后凸；D. 幼儿站立腰椎前突。

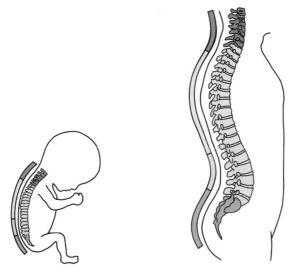

图3-4-12　婴儿出生时及成人脊柱形态

椎间盘软骨及椎体的透明软骨板的继续发育是青春后期躯干继续增长的主要原因（见图3-4-13）。

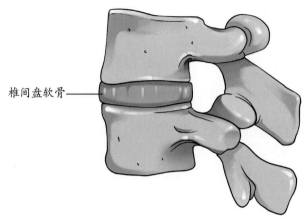

椎间盘软骨——

图3-4-13　椎间盘软骨解剖结构

2. 儿童身姿发育

婴幼儿姿势的发育遵循以下规律。

（1）头尾发育规律：先从头部开始，然后是躯干及下肢。

（2）由近到远的发育规律：如俯卧位时，先有肩部的支撑，随后肘支撑和最后的手支撑。

（3）总体运动到分离运动的规律：新生儿的神经功能不健全，3个月开始近位关节运动及远位关节运动，然后才有手指关节屈伸的分离动作及髋关节分离动作与脊柱回旋动作。

（4）由反射向随意运动发育的规律：新生儿最初运动是反射性的，如拿东西，开始只是一种把握反射，以后才是随意地抓握动作。

（5）由粗大运动到精细动作发育的规律。

（6）姿势发育是连续的，在姿势发育过程中没有明显的区分界限。

儿童坐、立、走的正确姿势对儿童脊柱正常形态发育很重要。除了拥有好的姿势之外，保持儿童关节和肌肉的持续运动也是非常重要的。正常姿势的维持依靠人体骨骼系统负荷的最佳化、神经肌肉的平衡，以及身体内部系统的正常功能。

3. 身姿体态对全身健康的影响

（1）人体身姿体态的评估。

①康复医学中人体身姿体态评估。

在康复医学中，身姿体态的评估是其诊疗中的重要一环，主要评估项包括头的侧倾和旋转、高低肩、手臂是否内旋、骨盆高低、膝内翻和外翻、脚外八字或内八字（见图3-4-14）。在不同年龄段的人群中，姿势也有相应的变化。对于成年人来说，驼背、圆肩（肩胛前引）及头前伸问题很常见，还有些人有脊柱侧弯问题。

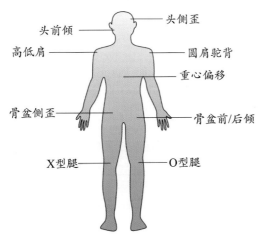

头前倾　　头侧歪　　高低肩　　圆肩驼背　　重心偏移　　骨盆侧歪　　骨盆前/后倾　　X型腿　　O型腿

图3-4-14　人体身姿体态检测

②儿童身姿体态发育异常对全身健康的影响。

儿童在生长发育过程中常出现不良体态问题，这些不良体态若不及时处理，虽然不会像大人那样引发慢性疼痛等身体亚健康问题，但对孩子的健康成长有多重影响。

a. 长期驼背头前伸的儿童，可能会因为颈椎的不良姿势出现头晕、头脑不清晰等症状，影响学习成绩。

b. 儿童长期高低肩会导致肩部肌肉发育不平衡、肩部疼痛、脊柱形态异常。

c. 头颈偏斜造成儿童行动不便、颈椎偏斜、颈肩肌肉疼痛、视力异常。

d. 儿童肥胖造成骨盆前倾、身体比例失调、肌肉劳损。

e. 小时候腿型不好的儿童长大后可能会因为腿型不良而自卑。

f. 长期扁平足的儿童，体育运动表现可能会不佳，长大当兵也会受限制。

g. 如果没有及时检查出儿童脊柱侧弯，在青春期很可能会加重，严重的脊柱侧弯甚至要进行手术才能改善（见图3-4-15）。

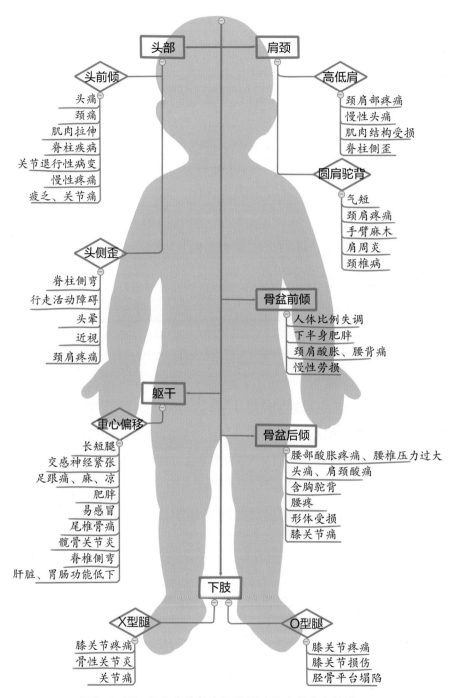

图3-4-15 儿童身姿体态异常影响儿童的身心健康

（2）康复医学中相关身姿体态控制理论。

①肌筋膜链理论。

肌筋膜链理论由美国人托马斯提出：身体由12条筋膜链构成，筋膜链的失衡会导致身姿出现歪斜。人体在矢状面、水平面和冠状面三个平面相互影响，分析每条肌筋膜链的失衡情况后才能对身姿体态问题进行调整。

②肌力不平衡理论。

肌力不平衡理论由捷克学者扬达提出：身体的肌肉分为姿势肌和相位肌。姿势肌是指维持身体姿势、对抗重力的肌肉；相位肌是指负责机体动作的肌肉。姿势肌的不平衡容易引发身体姿势的变化，身体的姿势变化也会引发肌肉力量的不平衡。

③神经肌肉链理论。

神经肌肉链理论是融合神经学、康复医学以及口腔医学的交叉学科理论。该理论涉及面广，在康复医学中不断发展更新，它将身体的肌肉、骨骼、神经系统作为整体看待，属于比较前沿的多学科交叉理论。

多学科的交叉联合，采用多角度看问题，是未来医学的发展方向，可以帮助医生更好、更全面地分析和解决患者的问题。

（3）儿童相关脊柱不良身姿及危害。

①儿童颈曲异常。

颈椎曲度是脊柱生理曲度最早发育的，婴儿在抬头动作出现时，椎曲度就开始发育。但过度使用电子产品，容易导致儿童过度低头，使得颈曲消失变直，甚至反弓（见图3-4-16）。变直的颈椎不仅支撑能力变差，还会让头颈部遭受更大的风险，导致未成年人的颈椎过早出问题。

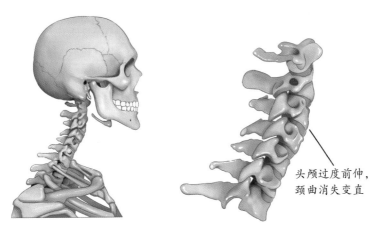

头颅过度前伸，
颈曲消失变直

图3-4-16　儿童颈曲变直图示

常见的颈部不良姿势还有头前伸，又称乌龟脖，这种姿势和驼背、长时间看书和电脑有关。这种姿势会导致下段颈椎的屈曲和上段颈椎的过度伸展，也会加重颈椎曲度变直，严重者导致头晕头痛，影响生活和学习。

②儿童腰椎曲度异常。

前凸的腰椎在坐立和双足站立时期开始出现。随着儿童脊柱的生长，胸椎后凸开始出现，以平衡腰椎前凸。腰曲凸向前方，它与骨盆构成一种联动的关系。骨盆前倾，腰椎就会过度前凸；骨盆后倾，腰椎曲度就会变直；骨盆侧倾，腰椎则会侧弯。在儿童的姿态中，过度的骨盆前倾非常常见，这会加大腰椎前凸，使得孩子在站姿时腹部突出，膝盖超伸，也会造成孩子腿型问题。加之经常弓背看书和看手机，背书包过重等不良习惯的影响，导致驼背圆肩等不良身姿更严重（见图3-4-17）。

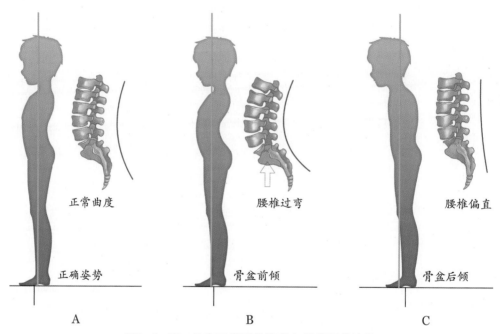

正常曲度	腰椎过弯	腰椎偏直
正确姿势	骨盆前倾	骨盆后倾
A	B	C

图3-4-17　儿童正常腰椎姿势与异常腰椎姿势
A. 正常腰椎姿势；B. 腰椎过度前凸；C. 腰曲偏直。

③儿童脊柱侧弯。

脊柱侧弯是儿童最严重的不良身姿问题之一，严重的脊柱侧弯问题需要手术治疗（见图3-4-18）。脊柱侧弯会给孩子带来很大的身体和心理负担。对脊柱侧弯问题应该进行早筛查、早发现、早干预。

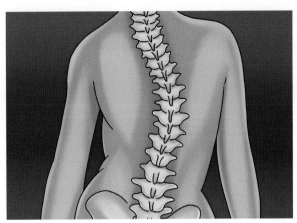

图3-4-18　儿童脊柱侧弯

目前中小学都在陆续开展脊柱侧弯的筛查，发现儿童脊柱侧弯问题，家长应高度重视，在日常生活中，对孩子的不良姿势如跷二郎腿、坐姿歪斜和高低肩等更加关注（见图3-4-19）。

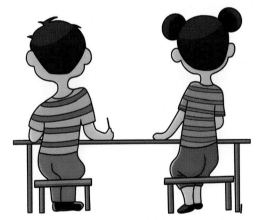

图3-4-19　儿童不良坐姿

常见的侧弯筛查是Adam测试：站姿体前屈，观察脊柱两侧高度，正常应该两侧相对差不多，但是如果明显不对称，就要引起关注，尽快进行专业的评估和检查。

（4）与儿童下肢相关的不良身姿体态。

①儿童足弓发育不足。

孩子足部的发育也影响身姿体态甚至儿童运动功能。近年来儿童扁平足越来越多，这可能与孩子体重上升有关系。足弓在站立行走时可以增加足部的弹性，缓冲地面对身体产生的震荡应力，保护足底血管和神经不被过度压迫。扁平足会导致对足底保护不够，运动后容易出现疲劳，导致孩子体育运动参与程度降低，还有可能导致孩子的姿势不良，后续还可能引发其他系统的病变，严重者影响生活质量。

儿童足弓发育：

0—3岁的幼儿几乎都是平足，这是因为足底的脂肪堆积较多，所以足弓都不明显。

3—6岁，足部骨骼逐渐发育骨化，脂肪消失，足弓逐渐发育。

6—12岁之间，足弓发育更加成熟，足弓更明显。

13岁后足弓发育完成，形成足弓（见图3-4-20）。

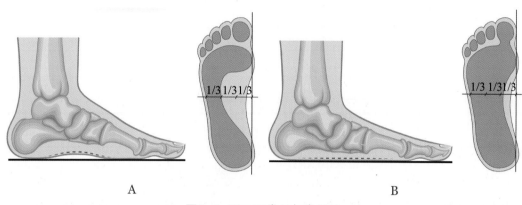

图3-4-20　正常足与扁平足
A. 正常足弓；B. 扁平足。

家长及临床医生应重视孩子足弓发育对身姿体态的影响，尽早识别干预，避免由于足弓发育不良导致身体健康问题，促进孩子健康成长。

②儿童腿型的问题。

儿童腿型问题也是孩子常见的身姿体态问题。孩子出生后腿型会经历一个变化过程：从出生到18个月左右是"O"型腿（膝内翻）；18个月到2岁左右变为中立位；然后发展为"X"型腿（膝外翻），一般在4—5岁时达到最大外翻，此后"X"型腿的程度慢慢好转；到7岁左右时，小孩下肢的力线基本和成人差不多，略微外翻（见图3-4-21）。这种情况的腿不直，我们称之为生理性的膝内翻或膝外翻。大多数前来咨询的为生理性的。当儿童有全身营养问题、代谢疾病、遗传疾病（遗传性低磷性佝偻病）时，可出现病理性的膝内翻与外翻，需要专业医生评估治疗。

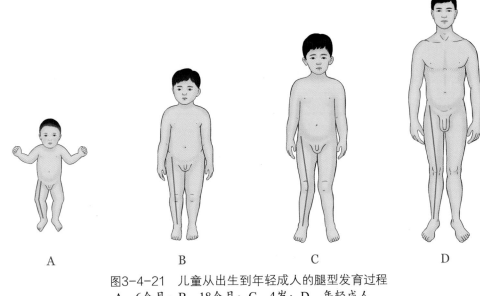

图3-4-21　儿童从出生到年轻成人的腿型发育过程
A. 6个月；B. 18个月；C. 4岁；D. 年轻成人。

很多儿童或青少年除腿型不直（膝内/外翻）外，没有其他症状，其骨性结构大多是没有问题的，主要影响儿童"身姿体态"。这类儿童的腿型不直问题可能与遗传、步态及日常行为习惯等相关。随着运动康复的兴起，通过运动处方进行下肢力线的恢复和矫正成为可能。如股骨内旋、胫骨内旋、膝超伸会导致膝内翻，对腘绳肌及外旋肌群力量的强化、对内旋肌群的松解进行矫正或改变行为习惯等方式也能达到很好的矫治效果（见图3-4-22）。

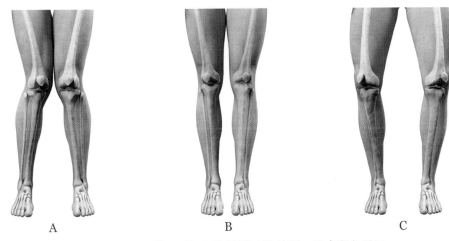

图3-4-22　正常腿型与异常腿型（膝外翻、膝内翻）图示
A. 膝外翻；B. 正常腿型；C. 膝内翻。

康复医学和口腔医学在儿童身姿体态与错𬌗畸形早期矫治领域有一定交叉。作为正畸早期矫治的新兴理念，错𬌗畸形与身姿体态相互影响，使儿童口腔早期矫治与康复医学出现了共同感兴趣的临床治疗内容。作为儿童口腔早期矫治的新发展方向，儿童口腔早期矫治与相关学科的融入结合是治疗儿童颅面形态、全身健康等相关问题的最佳方案。可以预见，儿童口腔早期矫治与康复医学、儿科学等相关学科的交叉互联将越来越得到临床医生的重视，儿童口腔早期矫治也可能出现新的矫治理论与临床技术，为儿童错𬌗畸形的临床治疗提供最优的方案，造福儿童全身心健康发育。

（于梅君　李小兵　阿达）

第四章

儿童口腔功能发育及对颅面骀生长发育的影响

儿童口腔功能包括了咀嚼、吞咽、呼吸和语言。儿童颅面𬌗的生长发育是功能与生长的结合：一方面，生长提供功能的解剖基础；另一方面，功能参与了颅面𬌗生长发育的控制，是儿童颅面𬌗生长发育控制体系中重要组成部分。儿童口腔功能的正常发育及其对颅面𬌗生长发育的影响是导致错𬌗畸形的关键因素，了解儿童口腔功能发育及其对颅面𬌗生长发育的影响对开展儿童早期矫治临床、提出儿童早期矫治理论、促进儿童早期矫治发展是非常重要的。这已成为儿童早期矫治专业医生的共识。

一、母乳喂养对颅面生长发育的影响

婴儿生长发育的众多研究表明，除婴儿营养获得外，母乳喂养对婴儿的身体发育也有诸多好处（见图4-1-1）。在颌面生长发育中，研究也证实母乳喂养有利于婴儿的健康及口腔功能发育。

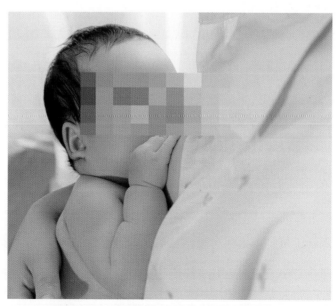

图4-1-1　母乳对婴儿身体发育有诸多好处

（一）母乳喂养有利于呼吸功能及吞咽功能发育

1. 新生儿鼻通气及吞咽功能尚不完善，母乳喂养有利于儿童形成鼻呼吸并促进吞咽功能的发育

（1）当新生儿吮吸母乳时，乳头被夹在上腭和舌头之间，嘴唇封闭妈妈的乳房产生吸力并刺激母乳分泌，悬雍垂和会厌部分关闭，而口咽入口的两侧保持开放，允许母乳通过。由于婴儿吮吸母乳时口咽封闭，因此婴儿必须使用鼻子呼吸才能同时呼吸及吞咽，母乳喂养促进了婴儿的鼻呼吸功能的发育（见图4-1-2）。

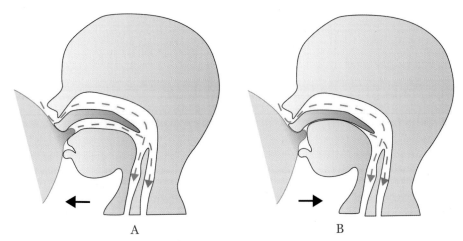

图4-1-2　母乳吮吸有利于鼻呼吸及正常吞咽习惯的形成
A. 婴儿前伸下颌含住乳头；B. 婴儿下颌后缩吮吸，舌尖上抬刺激乳头泌乳。

（2）无牙骀的婴幼儿为舌体向前的婴儿式吞咽，随着上颌牙槽骨发育及牙齿发育，逐渐可转化为舌体上抬的成人式吞咽（2岁半左右）。在母乳喂养时，婴儿下唇包住乳晕，下颌骨行前后向的周期运动，舌体上抬促进泌乳反射，在口腔内形成随时间变化的负压，促进正常吞咽运动的形成。

2. 婴儿吮吸母乳，能促进口周肌肉功能发育

母乳喂养促进的婴儿舌肌上抬并完成婴儿吞咽。母乳喂养促进婴儿口周肌肉功能发育表现为以下几点：①可训练舌肌上抬，上抬的舌肌可进一步促进上颌发育及上腭宽度的发育，降低乳后牙反骀的风险。②母乳喂养促进舌肌力量发育。母乳时，婴儿舌会保持跟上腭更密切的贴合关系，以挤压拉长乳头乳晕复合体，促进泌乳；由于泌乳反射是

间断的，需要较大的舌肌力量刺激才能激发，因此，母乳吮吸也促进了舌肌功能正常发育。③随着舌肌上抬、肌力量增加及舌保持与上腭的精密贴合，进一步促进了上腭的正常发育。

（二）母乳喂养有利于颌骨的生长发育

1. 婴儿母乳喂养有利于上颌骨的生长发育

（1）婴儿母乳喂养促进上腭大小及形态发育。

婴儿吮吸母乳时舌肌反复，长时间对上腭形成刺激，舌体在上腭侧方推动腭部口腔面向上，同时鼻部气流推动鼻底向下，刺激鼻腔发育，在腭部鼻腔侧和口腔侧两个不同位置上双向的力共同作用下，使腭部得以向下向外生长，塑造了腭部形态。

新生儿通过母乳吮吸，促进婴儿鼻呼吸的功能发育，使鼻底下降，促进鼻气道发育的。同时舌肌紧贴上腭，使腭部向下向外自然扩张，为舌头腾出更多的功能空间。通过这种方式，带动上颌骨的横向发育。有研究指出，在幼儿末期腭部宽度的生长将占其总生长量的90%。

（2）婴儿母乳喂养有利于上颌骨横向发育。

婴儿母乳喂养在促进上腭发育的同时，舌肌上抬紧贴上腭，产生推动上颌向前向颊侧的张力，对上颌骨发育有积极作用。

2. 婴儿母乳喂养有利于下颌骨的生长发育

母乳喂养能够有利于下颌髁突软骨生长。婴儿出生时，下颌骨较小，呈凸面型，关节窝尚未发育。当婴儿母乳时，下颌为吮吸母乳需要反复前后运动。随着母乳喂养期间下颌骨的向前向后运动，下颌骨髁状突软骨得到刺激，从而促进下颌骨生长。在婴儿出生后的第一年里下颌长度大约增长11 mm。

（三）非母乳喂养及异常母乳姿势对婴儿颌骨发育的影响

1. 非母乳喂养或过早奶瓶喂养婴儿，下颌骨矢状向运动不足，影响下颌骨发育

采用奶瓶喂养婴儿时，牛奶通过重力流出，降低了婴儿唇舌肌前后向的吮吸功能需求，喂奶时婴儿下颌矢状向位置不变，下颌生长的矢状向刺激变弱，可能增加口腔不良习惯，以及尖牙Ⅱ类咬合、乳磨牙远中终末平面咬合问题的发生风险。

2. 异常母乳喂养姿势，增加儿童错骀畸形发生风险

异常的母乳喂养姿势，如平躺喂奶，下颌则可能长期维持在前伸的位置，再加上舌位下降，两者共同作用，增加了如前牙反骀、后牙反骀、后牙开骀等错骀畸形的发生风险。躺喂时乳房下垂可能遮住婴儿鼻孔，使婴儿松开乳房张嘴呼吸。

其他异常母乳喂养还包括婴儿衔乳异常，不正确衔乳不仅可能造成漏奶或母亲乳头疼痛，还可能造成儿童多余的唇颊肌力，同时造成前伸的舌位，牙弓发育的刺激降低，增加乳牙后牙反骀畸形的风险（见图4-1-3）。

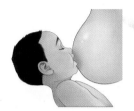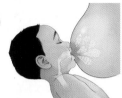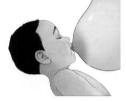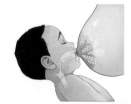

图4-1-3　婴儿异常衔乳

3. 非母乳喂养影响婴幼儿口腔功能发育

（1）奶瓶喂养时，奶嘴无泌乳反射，奶水主要通过婴儿吮吸和重力流出，舌体不需上抬即可获得奶水，婴儿可形成抵住奶嘴的错误吞咽模式。

（2）奶瓶喂养时，由于奶嘴较乳房小，口唇封闭差，空气可以通过口腔进入，导致婴儿形成口腔呼吸。

（3）平躺喂养时，下颌松弛，空气通过口腔进入，刺激口腔呼吸。重心向后移动，舌体下降，减少口咽空间，促使婴儿张嘴打开口咽，口咽组织发育松弛。

母乳喂养缺失可造成儿童吞咽、呼吸功能发育、下颌运动以及舌位异常，对婴儿上下颌骨的早期发育影响是多重的，因此建议母乳喂养至少6个月，降低发生口腔不良习惯及颌骨发育异常的风险（表4-1-1）。

表4-1-1　婴儿母乳对牙颌面发育的影响

	正确的母乳喂养	错误的母乳喂养姿势	奶瓶喂养
呼吸功能	鼻呼吸发育	口腔呼吸、张口呼吸	口呼吸
吞咽功能	正常吞咽发育	舌前伸习惯、唇颊肌肉辅助吮吸吞咽	舌抵住奶嘴的错误吞咽模式

（续表）

	正确的母乳喂养	错误的母乳喂养姿势	奶瓶喂养
上颌发育	促进腭部向前向外生长	影响腭部宽度生长	上腭横向受限
下颌发育	促进下颌运动及矢状向生长	下颌前伸＋上腭发不足，增加前牙反𬌗，后牙反𬌗，开𬌗风险	下颌前伸，增加前牙反𬌗风险

　　总之，儿童错𬌗畸形的发生发展从婴儿期就与环境因素密切相关。母乳喂养是婴儿最重要的功能行为，提倡母乳喂养不仅有利于婴儿健康发育，而且对颅面颌骨的生长发育、口腔功能发育、口周肌肉功能发育都有不可替代的作用，儿童口腔医生、口腔早期矫治医生必须重视这一儿童错𬌗畸形预防矫治的重要内容。

（彭怡然）

二、儿童鼻呼吸功能的发育

（一）鼻部结构与鼻呼吸功能

鼻部结构可分为外鼻、鼻腔和鼻窦（见图4-2-1）。

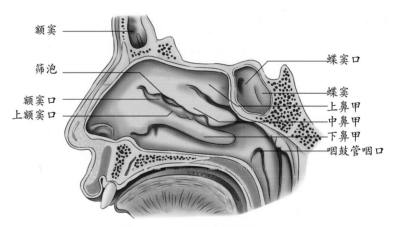

图4-2-1　鼻部解剖结构图示

1. 外鼻：鼻根、鼻尖、鼻背、鼻底、鼻翼、鼻中隔、鼻住

（1）外鼻由骨与软骨构成支架，其中骨部分包括额骨的鼻部、鼻骨、上颌骨的额突；软骨部分包括大翼软骨、鼻外侧软骨、鼻中隔软骨前缘（见图4-2-2）。

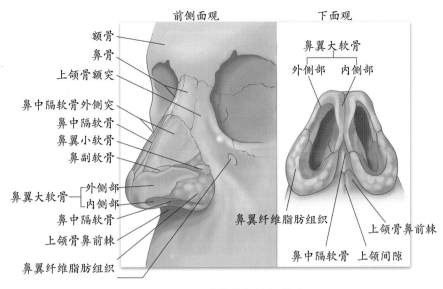

前侧面观 　　　　下面观

额骨
鼻骨
上颌骨额突
鼻中隔软骨外侧突
鼻中隔软骨
鼻翼小软骨
鼻副软骨
鼻翼大软骨 ┌外侧部
　　　　　└内侧部
鼻中隔软骨
上颌骨鼻前棘
鼻翼纤维脂肪组织

鼻翼纤维脂肪组织

鼻翼大软骨
外侧部　内侧部

鼻中隔软骨　上颌间隙
上颌骨鼻前棘

图4-2-2　外鼻骨与软骨构成

（2）外鼻位于颜面中央，上端狭窄与额部相连，称为鼻根；下端隆起，突向前方，称为鼻尖；鼻根与鼻尖之间的嵴名鼻背或称鼻梁。鼻背上部以骨作支架，比较硬而固定；下部以软骨作支架，比较软而具有一定的弹性和活动性。外鼻与颜面相连的部分，称为鼻底。外鼻外侧面的上部硬而固定，下部隆起呈半月形的活动部分称为鼻翼。鼻柱为鼻中隔前下部分（见图4-2-3）。

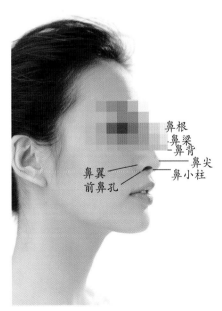

鼻根
鼻梁
鼻背
鼻尖
鼻翼　　鼻小柱
前鼻孔

图4-2-3　外鼻构成

（3）鼻翼外侧约尖牙根尖处，称为尖牙窝，在面中份发育不足时，尖牙窝平。鼻孔由鼻翼和鼻柱围成，为气体出入的门户。在平静呼吸下，鼻翼下缘无明显活动，剧烈运动之后，可见鼻翼扇动。外鼻和鼻孔的形状因种族不同而有所不同。

2. 鼻腔

鼻腔被鼻中隔分为左右两侧，鼻中隔内侧壁由鼻中隔软骨、筛骨垂直板、犁骨组成，外侧壁由三个骨性突起即上鼻甲、中鼻甲、下鼻甲组成。鼻腔顶壁较窄，前部由鼻骨、额骨鼻突组成，后部由蝶窦前壁、筛骨水平板组成，鼻腔底部则为硬腭腭板（见图4-2-4）。

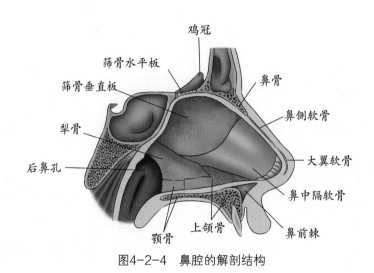

图4-2-4　鼻腔的解剖结构

3. 鼻窦

鼻窦由上颌窦、筛窦、额窦、蝶窦组成（见图4-2-5）。

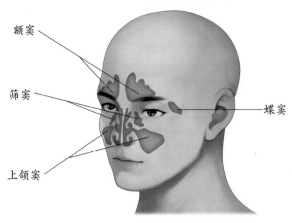

图4-2-5 鼻窦的组成

（二）鼻呼吸功能发育与颅面生长

1. 儿童呼吸系统的发育

胎儿的呼吸系统从胚胎第4周开始发育，形成喉、气管、支气管和肺的原基——气管憩室，孕28周胎儿肺泡数量增多，肺内血液循环完善，在孕33周肺基本发育成熟，直至37周，出生的婴儿可自主呼吸。

新生儿出生后，由于呼吸中枢调节机能尚未完善，呼吸系统继续发育。此时鼻腔也尚未发育成熟，鼻腔相对短小且无鼻毛，鼻道狭窄，呼吸道上皮薄而血管丰富。鼻腔易受刺激产生炎症，病菌易侵入引起感染充血，使本就狭窄的呼吸道更加狭窄而呼吸困难。

儿童的胸廓狭窄，呼吸肌弱，呼吸表浅；同时由于儿童新陈代谢快、耗氧量大，但肺活量低，因此只能靠增加呼吸频率来增大通气量，儿童呼吸具有深浅呼吸相交替进行的特点。

2. 鼻呼吸的形成对鼻腔的发育尤其重要

婴儿出生时，通过鼻呼吸方式使气流通过鼻腔，气流产生的压力推动鼻底向下，刺激鼻腔的发育。在母乳喂养时，婴儿需要口唇封闭，关闭会厌，才可吞咽母乳，迫使婴儿用鼻子进行呼吸，促进鼻呼吸的形成。

当鼻腔有气流通过时，鼻腔向下扩展发育，在鼻腔的向颅侧面、鼻腔底部及鼻骨骨壁内层表面发生骨吸收，使鼻腔向侧方和前部扩展，硬腭向下移位。同时在舌上抬对腭部的向上力刺激下，硬腭的口腔侧骨质沉积，鼻腔扩大并下降（见图4-2-6）。

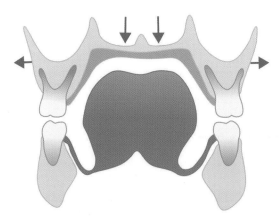

图4-2-6　鼻腔向下向外发育，体积扩大

　　筛骨的鼻甲一般在外侧面和下面骨沉积，而在上面和内侧面骨吸收，这使鼻腔的扩展向外向下移位，从而形成上窄下宽的结构。虽然鼻额缝下鼻梁的宽度在发育中没有显著变化，但眼眶的内侧壁可通过横向移动适应鼻腔的横向扩大。

　　鼻部最终在侧方、前方、上方的表面通过骨质增生，而内侧面吸收的方式，使鼻整体向前发育，并增加深度，随着上颌的向前向下发育，鼻部也逐渐变高（见图4-2-7）。

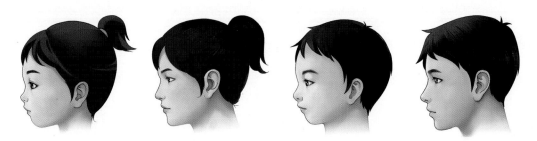

图4-2-7　儿童鼻部随上颌的向前向下发育，逐渐变高、变深、变宽

3. 婴儿异常喂养姿势影响鼻呼吸发育

　　当平躺喂养时，下颌松弛，空气可以通过口腔进入，刺激口腔呼吸形成；同时，平躺喂养姿势身体重心向后移动，舌体下降，减少口咽空间，婴儿张嘴打开口咽，使口咽组织发育松弛。平躺喂时乳房下垂可能遮住婴儿鼻孔，促使婴儿松开乳房张嘴呼吸。而奶瓶喂养时，奶嘴可能存在缝隙，口唇封闭较差，空气通过口腔进入，刺激口腔呼吸形成。

（三）异常呼吸功能（口呼吸）对颅面生长发育的影响

当儿童呼吸道受到阻塞时，则可能使用口腔补足通气，形成阻塞性口呼吸。阻塞性口呼吸常见的原因有鼻部疾病如鼻腔狭窄、鼻甲肥大、鼻黏膜肿胀、过敏性鼻炎、鼻窦炎等，以及各种原因导致的咽气道的狭窄，如腺样体、扁桃体肥大。

1. 阻塞性口呼吸影响舌体位置和口咽气道

阻塞性口呼吸造成舌的后位，即舌头低位且向后移位，以便空气通过口腔，但同时舌头的后三分之一向后移位贴近口咽区域而减少了口咽气道空间。

2. 阻塞性口呼吸影响头颈姿势

阻塞性口呼吸儿童为了增加气道通气，头部向前移动，舌骨肌肉收缩，向顺时针方向拉下颌骨，从而保持嘴张开。颈部的肌肉延伸并牵拉头部，以便于维持通过口腔呼吸的气道开放（见图4-2-8）。

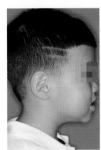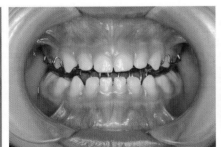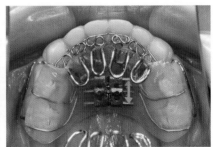

图4-2-8　儿童扁桃体肥大、阻塞性口呼吸，头颈前伸

3. 儿童口呼吸对颅面生长发育的影响

随着口腔呼吸模式的建立，儿童会发生更多的功能适应改变：

（1）上颌骨横向发育不足导致上颌骨翼腭窝和颞下窝区域减少。随着翼腭窝和颞下窝面积的减少，翼状静脉丛收缩（翼状静脉丛接受来自眶下静脉的静脉血），推动静脉血通过眶下静脉回流，导致眼睛下部的静脉血积聚，因此有的口呼吸儿童可以见到眼周的青紫。

（2）口腔呼吸的儿童的另一个特征是睡眠障碍，儿童在睡眠时容易惊醒，不易达到深层睡眠，由于生长激素在睡眠的三、四阶段释放，因而口呼吸会导致儿童夜间释放生长激素水平下降，对颅面的生长发育、肌肉的发育产生负面影响。

婴儿期开始形成的鼻呼吸发育不良（如不良的喂养姿势和方式形成的口呼吸）导致

儿童不良口呼吸习惯的形成，以及上呼吸道阻塞继发口呼吸，将长时间影响正常颅面骀生长发育，最终形成骨性错骀畸形。

（彭怡然）

（四）鼻呼吸对咬合发育的影响及矫治疗效的稳定作用

1. 正确的呼吸方式有利于面部生长发育

正确的呼吸方式对面部和咬合发育有促进作用，鼻呼吸时唇部闭合、舌位上抬，呼吸对气体有湿润、过滤作用，避免了外部空气对咽部刺激和造成炎症，更有利于面部发育协调美观。

儿童长期口呼吸，气流从口腔通过，阻碍正常发育的腭顶下降机制，导致腭盖高拱，上颌狭窄造成下颌骨的后下旋转，下颌生长方向和功能发生异常，造成颅面骀发育不良。

2. 正确纠正异常呼吸习惯有利于减少错骀畸形的发生，维护颅面骀功能与形态发育，早期矫治能提高正畸治疗疗效的稳定性

正畸治疗后患者的咬合状况会随着生长发育、下颌运动、舌体和口周肌功能、咀嚼肌及颈部肌肉的活动和呼吸方式而变化，从而出现矫治疗效的不稳定，严重者会出现正畸治疗后复发或新的咬合问题。

儿童咬合不良常常由下颌位置异常、颈部肌功能左右偏差、下颌功能问题、下颌升支和髁突发育不全等问题引起，在颅面骀生长发育早期恢复正常的口腔功能（如下颌功能）至关重要，早期矫治建立健全的口腔功能有助于阻断错骀畸形，在早期矫治后能更快恢复颅面骀的协调生长和发育，保持矫治后稳定的咬合状态，从根本上提升了正畸治疗疗效的稳定性。此外，正畸治疗后，正常鼻呼吸对口腔功能（如吞咽功能、舌体功能）、面部肌肉功能、头颈姿势，以及咬合功能正常发挥都有帮助，从而也维护了正畸治疗的稳定性。

3. 早期矫治可改善异常呼吸，恢复正常鼻呼吸

早期矫治可利用矫治器调整牙列形态，并在扩大牙弓使舌体空间增大的同时，增加上呼吸道体积，有利于儿童将口呼吸转变为正常的鼻呼吸。

早期舌肌训练，通过舌体上抬训练、嚼口香糖训练等使舌骨回到正常位置，建立正常吞咽方式。通过这些肌功能恢复训练可有效阻断不良口呼吸习惯和舌习惯，促进咬合发育和稳定矫治疗效。

早期纠正口呼吸的正畸治疗，有助于患者消除打鼾、睡眠呼吸暂停等症状，实现通过咬合和颌骨形态改善来协调结构与功能，保护全身健康。

（苏晓霞）

三、儿童口腔吞咽功能的发育

（一）吞咽功能的发育

1. 吞咽反射运动模式

吞咽功能在胎儿时期就已形成，完整的吮吸和吞咽功能在胚胎发育的第32周左右发育完成。新生儿出生时，舌位于上下龈垫之间或上下唇之间，在吞咽时与唇配合完成吞咽。同时颌骨有节律地升高降低，舌位置随之发生相应变化并在衔乳时与吮吸收缩相协调，从而完成吮吸—吮吸—吞咽（可有不同比率）的反射运动模式。

2. 婴儿型吞咽

婴幼儿原发性吞咽发生在宫腔内生命的第12周左右，并于出生后持续保持。当母乳喂养并正确衔乳时，婴儿舌向位于乳头下方，舌前部支撑乳头紧贴上腭运动，拉长乳头刺激泌乳，面肌（口轮匝肌和颊肌而非咀嚼肌）与舌肌同步收缩，形成有别于成人式吞咽的婴儿型吞咽。婴儿型吞咽的特点为上下颌分开，舌位于龈垫之间；第7对脑神经控制面肌与舌肌同时发生收缩，从而使下颌位置稳定；通过唇舌的相互作用，诱导吞咽（见图4-3-1）。

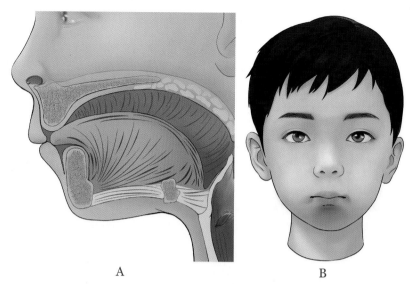

A   B

图4-3-1　婴儿型吞咽
A. 舌位于上下龈垫之间；B. 唇舌及面部肌肉同时收缩。

3. 成人型吞咽

随着婴儿的生长发育，口颌功能不断成熟，并随着牙齿的萌出，口面部的肌肉系统功能逐渐改变。切牙萌出后，切牙咬合建立，引导下颌的开闭口运动更加准确，下颌位置逐渐稳定。儿童咬合关系的逐步建立，将促进婴儿的咀嚼学习并形成正常咀嚼功能，而舌的位置将逐渐后退至切牙后面。当第一乳磨牙萌出后，双侧后牙咬合功能建立，真正意义的咀嚼运动出现，儿童开始学习成人式吞咽。同时，婴儿对外界的感知与互动增强，逐渐学习精密复杂的语言、面部表情等，面肌在吞咽中的参与越来越少，转而由三叉神经控制的咀嚼肌参与的吞咽与肌肉稳定。最初几个月随着神经肌肉系统的协调与发育、其后咀嚼运动与训练、咬合发育的成长，婴儿逐渐从婴儿型吞咽过渡至成人型吞咽。成人型吞咽时，上下牙齿闭合，咀嚼肌收缩使下颌位置稳定，舌尖向上抬起抵在切牙后方的腭部，在吞咽过程中，唇及面肌（口轮匝肌和颊肌）辅助少，仅上下唇微微收缩（见图4-3-2）。在此阶段，舌体的压力会刺激上颌骨的前后向和横向生长。

儿童多数在12个月至15个月时能过渡至成人型吞咽，也有儿童在较晚时间才能掌握。一般超过4岁时的婴儿型吞咽为异常吞咽习惯，若到6岁儿童还保持婴儿型吞咽则需早期矫治。

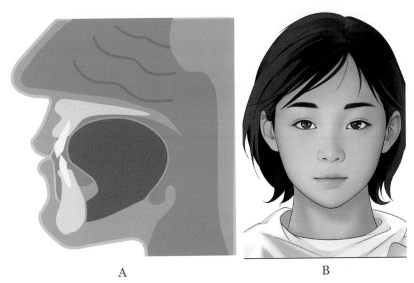

图4-3-2　儿童成人型吞咽
A. 舌尖上抬位于切牙后；B. 唇及面肌无辅助收缩，面部放松。

（二）吞咽功能异常的形成与错𬌗畸形

1. 婴儿不良喂养影响舌肌功能异常（舌低位），降低软腭和会厌组织张力

当婴儿用奶瓶喂养或在母乳喂养时位置错误，如婴儿为躺着吃奶，舌的位置处于低位及后位，并把小舌和会厌推入口咽，使之密切接触，当这种情况发生在会厌的生理下降之前时，会降低软腭和会厌组织的张力。

2. 婴儿不良喂养易引起舌前伸吞咽习惯

婴儿不良喂养习惯，舌尖无法到达切牙乳头的位置并支撑乳头，反而采用向前顶乳头或奶嘴的形式刺激乳汁流出，尤其是较硬的奶嘴占据口腔前部时，舌头只能下降靠近下门牙，从而形成舌前伸的吞咽习惯，并把不正确的吞咽模式印在大脑中。

3. 吞咽功能异常导致儿童错𬌗畸形发生

若不及时纠正儿童异常的吞咽习惯，则当儿童下乳切牙或恒切牙萌出时，伸舌吞咽习惯形成的舌前伸、舌低位、舌尖位于上下切牙间，可能导致舌肌推挤上下前牙唇倾移位，形成前牙开𬌗、前牙反𬌗或个别牙唇倾错位（见图4-3-3）。

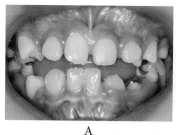
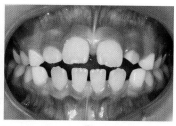

图4-3-3　异常吞咽习惯导致错殆畸形
A. 前牙开殆；B. 前牙开殆＋前牙反殆。

　　因此，幼儿3岁左右如果仍存在伸舌吞咽的问题，将导致咬合异常，应尽早进行临床干预，及时阻断由于异常吞咽导致的错殆畸形。

（彭怡然）

四、儿童口腔咀嚼功能的发育

（一）人类咀嚼功能的进化

　　随着精加工的食物增加，现代人类咀嚼器官使用减少，增加了错殆畸形发生的风险。

　　进化论者丹尼尔·利伯曼认为："咀嚼食物产生的机械力不仅有助于你的颌骨长到合适的大小和形状，还可以帮助你的牙齿咬合紧密。"（见图4-4-1）

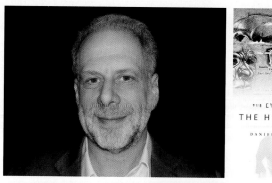
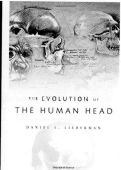

图4-4-1　丹尼尔·利伯曼（Daniel Lieberman）

　　咬合的进化趋势包括：牙齿数量变少、尺寸变小，颌骨体积变小，均是适应咀嚼功能需求下降的变化。但牙齿进化速度可能小于颌骨的变化速度，咀嚼强度不适应基因表达，因此导致牙量骨量不调、牙列拥挤（见图4-4-2）。

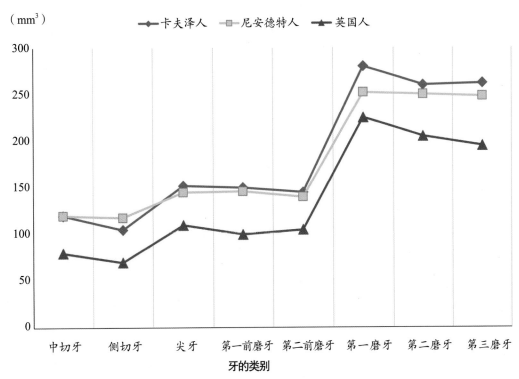

（mm³）

图4-4-2　过去人和现在人的牙齿大小比较

（10000年前尼安德特人的牙齿和现代人的牙齿比较可以看出人的牙齿的总体量是在减小的。）

　　咀嚼功能变弱会带来两方面的影响：颌骨发育不足和牙齿磨耗减少。关于错骀畸形发生究竟是因为咀嚼功能弱化造成的颌骨变小还是牙齿磨耗减小（牙齿相对过大），学术界曾经争论不休。20世纪50年代流行的贝格假说认为，错骀畸形是现代饮食不够粗糙，牙齿邻面磨损不够充分的结果（见图4-4-3）。

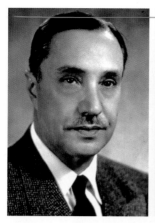
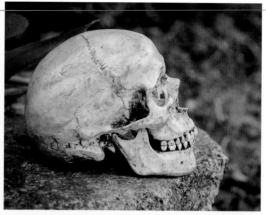

图4-4-3　贝格假说认为咀嚼对牙齿邻面磨耗不足是错𬌗畸形发生的机制之一

美国人类学家罗伯特·科鲁奇尼（Robert Corruccini）通过流行病学调查和动物实验认为咀嚼是颌骨发育的关键，并且咀嚼功能弱化造成的颌骨变小是当代人群颌骨与牙弓差异的错𬌗畸形发生的基础，错𬌗畸形是一种"文明病"（见图4-4-4）。

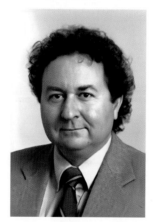

图4-4-4　罗伯特·科鲁奇尼（Robert Corruccini）

（二）个体咀嚼功能的发育

出生后，婴儿咀嚼功能的发育伴随着唇、颊、舌等固有部位运动独立性的增加和复杂的神经肌肉功能的发育而成熟。

从新生儿无牙𬌗到乳牙列，咀嚼功能发育运动需要中枢神经系统及口腔颌骨周围的肌肉系统产生新的运动模式，其中一个重要过程是感知牙齿萌出和咬合接触。

由于幼儿下切牙最先萌出，下颌的闭合模式起始于前后向定位。当乳磨牙萌出后，开始逐渐建立初级的咀嚼运动，其主要过程包括开口时下颌向侧方移动，再回到正中位并咬合咀嚼。成人典型的咀嚼运动是直接向下的，随后下颌向侧方移动使得牙齿接触（见图4-4-5）。研究发现，一些前牙严重开𬌗、没有正常尖牙功能的成人，仍然保留儿童型咀嚼模式。

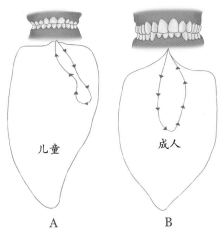

图4-4-5　成人与儿童咀嚼运动的区别
A. 儿童咀嚼运动时中切牙的轨迹；B. 成人咀嚼运动时中切牙的轨迹。

咀嚼和吞咽是分阶段的过程。首先由唇、颊和舌将食物送到磨牙上，并进行大致的粉碎；接着，舌头将碎成一定大小的食物，混合唾液进一步搅拌；最后，舌头将已经磨细润湿的食物送到舌后部。

儿童咀嚼发育与咬合功能形成是逐步学习的，当乳牙完全建𬌗后，尖窝交错关系使咀嚼周期变得更加稳定。在这个过程中，由于乳牙的牙尖高度和覆𬌗都比较浅，骨生长较快，而且神经肌肉的运动路径尚未确立，容易作出适应和调整，容易出现咬合异常造成的咀嚼运动异常（见图4-4-6）。

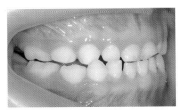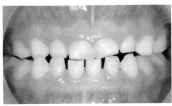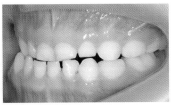

图4-4-6　乳牙列期咬合发育特点：咀嚼运动容易出现异常变化（前牙切𬌗，下颌右偏）

此外，现代饮食结构和习惯的变化也改变了人类口腔中几千年以来形成并稳定的细菌群落平衡，增加了患龋的可能性和错𬌗畸形发病率（见图4-4-7）。

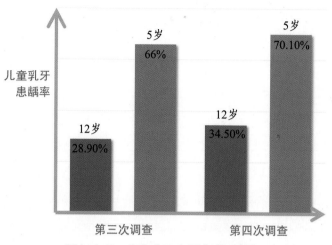

图4-4-7　儿童乳牙患龋率发展趋势

（李小兵　马宇星）

五、儿童语音功能的发育

（一）语音功能基本概念

语音是指人类通过发音器官发出的、具有特定规则和意义的、用于沟通和社交的声音。在语言的音、形、义三个基本属性当中，语音是第一属性，人类的语言首先是以语音的形式体现，是个体与群体最重要的交流工具（见图4-5-1）。

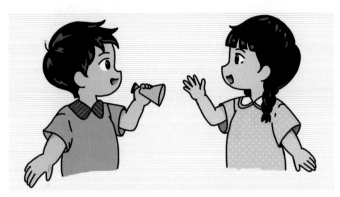

图4-5-1　语音是语言功能的基本属性之一

（二）语音功能与颅面𬌗结构的关系

参与语音功能的口腔软硬组织主要包括唇、牙列、腭部（硬腭、软腭及悬雍垂）、舌、颌骨等结构；此外，与发声发音相关的结构还包括鼻腔、副鼻窦（上颌窦、额窦、筛窦）、咽腔、喉部等其他结构（见图4-5-2）。

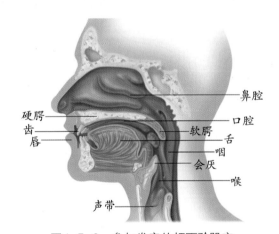

图4-5-2　参与发音的颅面𬌗器官

（1）口腔软硬组织功能与儿童语音功能：口腔软硬组织和器官在神经系统的精细调控下统一协调运动，才能产出准确的语音。就如同写字一样，要求所有手指、关节、手掌、手腕甚至手臂的精密配合，才能写出正确和漂亮的字迹。

（2）儿童语音发育与颅面𬌗发育的关系：儿童发出正确的语音有赖于发音器官结构和功能的健康发展。

结构是功能的基础，儿童颅面𬌗的正常发育是语音功能正常发展的重要基础，特别是牙列、腭部和舌体发育对儿童正常语音发展的影响尤其明显。此外，神经系统的发育对于儿童颅面𬌗的运动功能发展也有重要的调控作用，与发音有关的精细动作更需要神经肌肉系统的良好功能。一般来说，语音的成熟和儿童的年龄有密切关系，早期成熟的语音一般比较容易掌握，如汉语拼音中的/d/，/m/，/n/，/b/等，而塞擦音的成熟相对较晚，部分儿童大概在4岁半的时候才能比较好地掌握/zh/，/ch/，/sh/等语音（见表4-5-1）。

表4-5-1　正常儿童语音发展水平

年龄（岁；月）	90% 标准*	75% 标准*
1；6—2；0	d, m	d, t, m, n, h
2；1—2；6	n	b, p, g, k, x, j, q
2；7—3；0	b, t, f, h, x	f
3；1—3；6	g, k	
3；7—4；0	p	
4；1—4；6	l, s, j, q	l, s, sh,
>4；6	sh, zh, ch, z, c	zh, ch, z, c

注：其中90%与75%标准指的是儿童在三次发音中有两次可以被判定符合成人标准的语音

（杨峰　李小兵）

第五章

儿童口腔早期矫治的必要性、原则及基本内容

一、儿童口腔早期矫治的必要性

　　早期矫治能维护儿童良好的口腔功能（咀嚼、吞咽、语言及辅助呼吸功能），避免儿童因口颌部美观导致的心理发育障碍，有利于儿童口腔健康保护（口腔功能健康、口周肌肉功能健康，避免牙外伤、龋病、牙周病及牙损伤等），维护和促进儿童颅面𬌗的生长发育。儿童早期矫治是儿童及家长的关注重点，是大多数儿童生长发育的必经阶段，有积极的社会效应（见图5-1-1）。

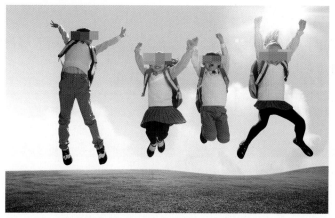

图5-1-1　儿童早期矫治能维护和促进儿童颅面𬌗的生长发育

二、儿童口腔早期矫治的原则

（一）儿童口腔早期矫治的基本原则

　　儿童口腔早期矫治的原则应顺应个体颅面𬌗生长发育特性，引导颅面𬌗正常生长，纠正环境因素造成的异常颅面𬌗生长，一定程度上纠正遗传因素造成的骨性颅面关系不调。

儿童颅面𬌗生长发育易受环境因素的影响，逐步发生发展成为不同形式、不同严重程度的牙性或骨性错𬌗畸形。儿童口腔早期矫治要维护儿童颅面𬌗正常发育的良好口腔环境，去除造成颅面𬌗畸形的不良环境因素，在遗传框架内，恢复儿童正常颅面𬌗生长发育，有效降低错𬌗畸形的发病率，减轻错𬌗畸形的严重程度。

对于遗传性的儿童骨性错𬌗畸形，积极的早期矫治能在一定范围内减轻错𬌗畸形的严重程度，改善儿童颅面形态不调，从而减轻家长及孩子的心理负担，有利于儿童身心的健康发育。

传统上，儿童口腔早期矫治是指阶段性的、目的明确的简单矫治，随着社会经济文化水平的提高以及早期纠正儿童颅面𬌗畸形对儿童身心发育的危害的重视程度的提高，儿童错𬌗畸形矫治逐步超越了矫治目的单一、矫治技术简单的窠臼，朝着颅面𬌗生长发育的全面综合性管理的序列矫治方向发展。

儿童错𬌗畸形的早期矫治会减轻错𬌗畸形严重程度，降低其对颅面𬌗功能及发育的影响。早期矫治的治疗目标是更好的牙颌面协调美观、更好的口腔功能维护以及更稳定的矫治疗效。不能达到更好疗效的早期矫治是没必要的。

儿童早期矫治必须强调矫治的效益。不适宜的早期矫治时机选择、不恰当的早期矫治目标、不合理的早期矫治方法选择，将增加儿童及家长的时间及经济成本，造成儿童及家长治疗的过度负担。儿童早期矫治要强调成本/收益比例的合理性，避免过度治疗（见图5-2-1）。

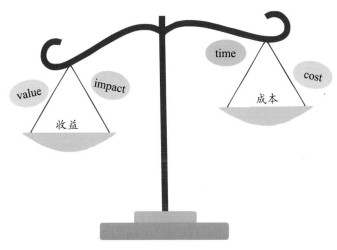

图5-2-1　儿童早期矫治要强调成本/收益比例的合理性

（二）儿童口腔早期矫治的诊断原则

儿童从乳牙列期开始，应定期检查颅面殆的生长发育，发现颅面殆发育异常时，应在全面合理的检查诊断下开始错殆畸形早期矫治。

儿童早期矫治的临床诊断原则从四个方面进行判断，即"发育、功能、健康及美观"。儿童错殆畸形如果影响颅面殆正常发育、影响正常口腔功能、造成软硬组织损伤，在儿童能配合的情况下，则必须开始早期矫治。儿童错殆畸形造成的颜面美观问题，若影响儿童正常心理，或儿童及家长有美观要求的情况下，应开始早期矫治（见图5-2-2）。

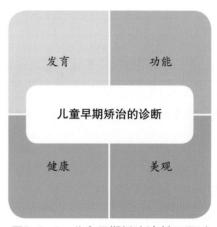

图5-2-2　儿童早期矫治诊断四原则

（三）儿童口腔早期矫治的时机选择原则

儿童口腔早期矫治的"早"，其关键是"适时"和"及时"

早期矫治是利用生长发育的正畸治疗，正确有效的矫治能改变异常的牙颌面生长，促进牙颌面协调发育。矫治需要准确掌握矫治时机，做到既能利用生长（不延误治疗），又能快速有效地完成阶段性的治疗（避免临床矫治时间过长）。

（1）早期矫治不是越早越好。

在下颌骨后缩、发育不足的功能矫治中，选择青春生长发育高峰（前）期（女性9岁，男性10岁）开始治疗，既能矫治下颌位置后缩、发育不足，也节约了临床治疗时间。过早牵引埋伏牙影响埋伏牙牙根发育；7岁前的扩弓矫治影响儿童鼻底形态（见图5-2-3）。早期矫治不是时间延长的矫治。

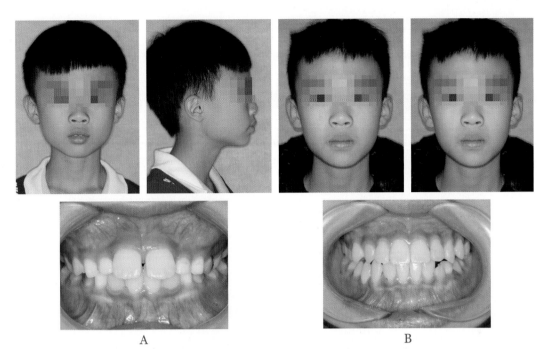

图5-2-3　功能性Ⅱ类错𬌗畸形的前导下颌的功能矫治前后对比
（最佳时机应该在青春高峰期或高峰前1年，女性9岁，男性10岁）
A. 治疗前；B. 治疗后。

（2）早期矫治是儿童不同时期颅面𬌗生长发育的全面管理。

早期矫治不是简单的临床治疗叠加，它具有阶段性、时效性、顺序性的特点。早期矫治不是延长临床治疗的矫治，它是在颅面𬌗生长发育规律框架内的整个生长发育时期的错𬌗畸形预防与矫治的全面管理。

①儿童全身及颅面生长发育有三个快速阶段（3—7个月，4—7岁，11—15岁），其间为生长发育的平缓期。颅面𬌗生长发育的关键节点是早期矫治的重要阶段，早期矫治主要应在这些节点阶段性处理颅面𬌗生长发育异常，减少临床矫治时间。典型的例子是在儿童青春生长发育高峰（前）期开始，利用下颌差异性生长的功能前导下颌的矫形治疗。早期矫正应充分利用颅面𬌗生长发育的高峰期，提高矫治效率，缩短临床治疗时间。

但儿童错𬌗畸形的临床表现的变化大，对于影响口腔健康、口腔功能的错𬌗畸形（如上前牙唇倾）应及时治疗。应避免如牙外伤等发生影响口腔健康及功能的危害（见图5-2-4）；伴咬合创伤的个别前牙反𬌗畸形应早期纠正个别前牙反咬合，避免咬合创伤导致个别反𬌗牙的牙周损伤、牙松动等问题（见图5-2-5）。

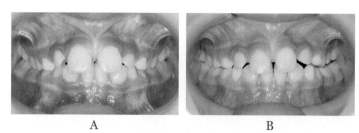

图5-2-4　7岁儿童咬下唇、上前牙唇倾的早期矫治
A. 治疗前；B. 治疗后。

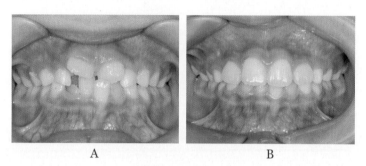

图5-2-5　7岁儿童前牙反𬌗畸形、咬合创伤的早期矫治
A. 治疗前；B. 治疗后。

　　儿童早期矫治除临床主动矫治外，也应重视非矫治期间的定期复查管理，及时发现并处理颅面𬌗新出现的异常或由于患儿保持不当出现的矫治复发。

　　②儿童颅面𬌗生长发育有其特有顺序，早期矫治有其特定的顺序规律。儿童颅面𬌗有从颅到面再到𬌗的生长发育顺序的（颅面的生长发育完成早于颌骨的生长发育、颌骨的生长发育完成早于咬合的生长发育）。上下颌骨有上颌发育早于下颌的顺序特征；咬合发育有前牙萌出早于尖牙、双尖牙的顺序特征，颅面𬌗的三维发育还有宽度早于长度、长度早于高度的顺序特征（见图5-2-6）。

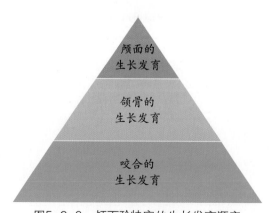

图5-2-6　颅面𬌗特定的生长发育顺序

颌面三维生长发育顺序影响不同象限上的错𬌗畸形的早期矫治开始的时间，临床早期矫治要注意。

牙的萌出及咬合发育与颌面发育相关性不明显，牙发育异常与颌骨发育不协调的矫治时间不同。

遵循颅面𬌗生长发育的顺序，不同生长发育时期的早期矫治侧重点不同。例如，由于上颌矢状向发育早于下颌，对于上颌发育过度的Ⅱ类错𬌗畸形，抑制上颌发育的矫治应早于促进下颌发育的下颌发育不足的矫治。合并上颌宽度发育不足的下颌后缩Ⅱ类错𬌗畸形的矫治，扩弓治疗应早于导下颌向前的矫治（见图5-2-7）。

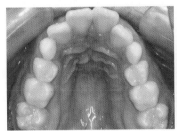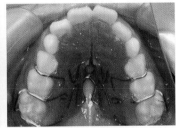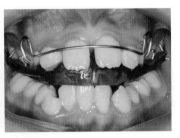

图5-2-7　合并上颌宽度发育不足的下颌后缩Ⅱ类错𬌗畸形的矫治

③早期矫治是对颅面𬌗生长发育全周期的管理，它是阶段性矫治和保持的总过程。复杂的错𬌗畸形的早期矫治可能包括多个阶段的长期治疗（见图5-2-8）。

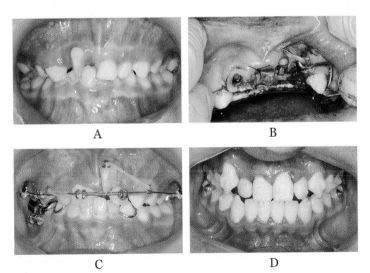

图5-2-8　儿童错𬌗畸形不同时期的早期矫治
A. 矫正11扭转牙；B. 牵引21埋伏牙；C. 矫正21扭转；D. 综合正畸排齐牙列。

（3）不同错𬌗畸形有轻重缓急不同的区别。

早期矫治在遵循颅面𬌗生长发育规律的同时，还要按照错𬌗畸形对颅面𬌗发育、口腔功能及健康影响的轻重缓急的不同，分阶段进行矫治（见图5-2-9）。

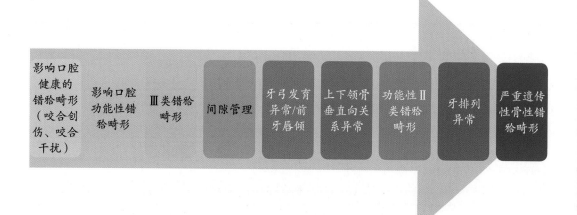

图5-2-9　早期矫治需要根据错𬌗畸形对颅面𬌗发育、口腔功能及健康的影响，按轻重缓急，分阶段进行

需要强调的是：大多数的早期矫治不是最终的治疗，除了预防错𬌗畸形发生的作用外，错𬌗畸形的最终矫治还需要恒牙列期的综合矫治来完成，早期矫治多是双期矫治。

（四）儿童口腔早期矫治方法选择的原则

1. 根据错𬌗畸形的不同机制，选择不同的早期矫治技术

与恒牙列期颅面𬌗基本发育结束后的正畸综合治疗不同，儿童早期矫治能预防错𬌗畸形发生、引导颅面𬌗正常生长发育、阻断错𬌗畸形的发生发展。其矫治方法要根据临床错𬌗畸形发生发展的机制来选择，预防性矫治一般不对颅面𬌗施加矫治力，而引导和阻断性矫治要根据颅面𬌗生长发育的异常机制进行不同的临床治疗，如矫形治疗颌骨发育异常、塑形治疗牙弓发育异常、早期牵引阻生/弯根牙、间隙维持及扩展等（见图5-2-10）。

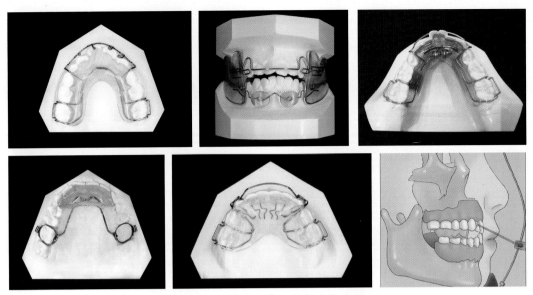

图5-2-10 临床各类早期矫治技术展示

2. 早期矫治应是高效、经济的矫治

儿童错𬌗畸形早期矫治是分阶段的矫治，临床治疗方法应遵循经济、高效的原则，不应增加患儿及家长的经济负担。在同样能达到矫治目的的情况下，应首选价格低廉的矫治方法，盲目选择高价值矫治耗材是错误的。早期矫治的根本在准确全面的诊断、治疗计划、矫治方法，而从来不在矫治器的贵贱上。

3. 早期矫治的矫治器选择要考虑儿童的临床依从性

儿童对早期矫治的接受程度影响临床治疗效果，在保证临床疗效的情况下，矫治器设计应是简单、舒适有效（无创性）的。早期矫治应根据儿童发育，选择其能接受的矫治器设计。当代早期矫治器的发展应该从矫治机制、矫治器材料等方面入手，提供更被儿童接受的矫治技术（见图5-2-11）。

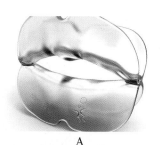
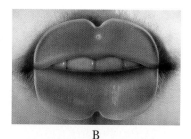

A   B

图5-2-11　法国正畸学家Patrick Fellus根据神经科学而设计的"无侵入性""青蛙嘴"（Frog Mouth）矫治器，能高效矫治低龄儿童的舌肌功能异常

A. "青蛙嘴"；B. 幼儿佩戴"青蛙嘴"。

三、儿童口腔早期矫治基本内容和疗效预判

（一）儿童口腔早期矫治的基本内容

儿童口腔早期矫治是儿童颅面牙合生长发育全周期的矫治，其矫治策略包括了错牙合畸形的预防、引导与阻断，是颅面牙合生长发育全面管理的体系（见图5-3-1）。

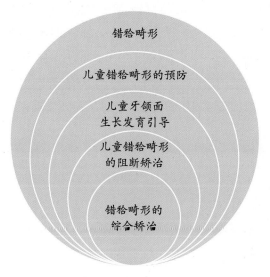

图5-3-1　预防、引导和阻断矫治的儿童口腔早期矫治

儿童口腔早期矫治根据错牙合畸形的发生机制可分为：口腔功能发育管理、咬合发育管理、颅面牙合生长发育管理等内容（见图5-3-2）。儿童口腔健康管理也是儿童早期矫治的组成部分，它更多涉及儿童牙病的预防与治疗，在儿童口腔医学中有详尽的叙述，在此不再赘述。

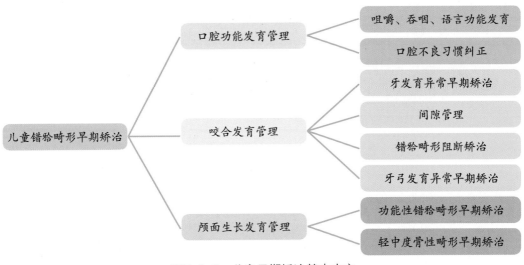

图5-3-2　儿童早期矫治基本内容

1. 口腔功能发育管理

口腔功能发育管理指管理儿童咀嚼、吞咽、发音和辅助呼吸功能的发育，例如，早期矫治纠正4岁后儿童滞留的婴儿型吞咽，改变舌体前伸及低位异常；早期干预上呼吸道阻塞，纠正患儿不良口呼吸习惯。口腔功能管理还包括了异常口周肌肉功能的管理，如唇肌功能异常、舌肌功能异常、面颊肌功能异常、头颈姿势异常等（见图5-3-3）。

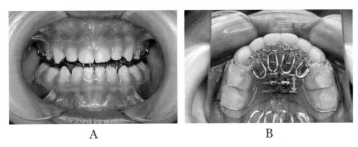

图5-3-3　儿童腭栅纠正异常吞咽习惯
A. 正面像；B. 口内像。

2. 咬合发育管理

咬合发育管理指预防与阻断牙萌出替换异常、牙数目形态异常、牙弓/牙槽骨弓形态大小发育异常等（见图5-3-4）。

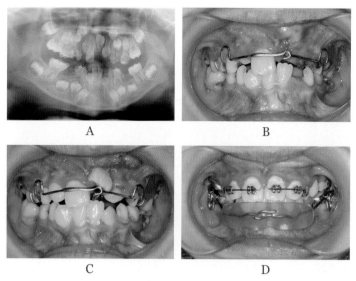

图5-3-4　儿童倒置弯根牙的早期牵引

A. 21牙倒置弯根阻生；B. 早期活动矫治器牵引21牙；C. 21牙牵引萌出；
D. 局部固定矫治器排齐21牙，下唇挡改善下唇肌功能异常。

3. 颅面生长发育管理

颅面生长发育管理指利用生长发育潜力，早期促进发育不足的颌骨生长、控制发育过度的颌骨生长，改变异常颅面生长型，最终维护颅面协调平衡的结构大小（见图5-3-5）。颅面生长发育管理有遗传控制的限度，临床治疗更多的是创造良好的颅面发育环境，去除异常功能因素，维护颅面正常发育，在一定限度内控制异常遗传因素的影响。

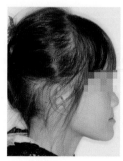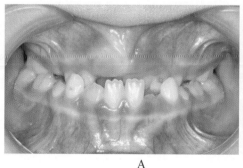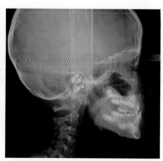

A

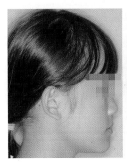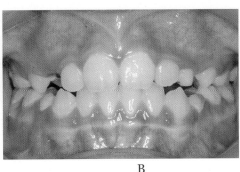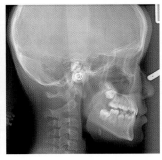

B

图5-3-5　轻中度的骨性Ⅲ类错𬌗畸形早期矫治（去除下颌前伸，促进发育不足的上颌骨生长）

（二）不同错𬌗畸形的早期矫治疗效预判

早期矫治必须对治疗的结果有明确的预判，才能通过矫治技术达到临床预防与阻断错𬌗畸形发生发展的目的，这就造成了诸多早期矫治在正畸临床开展上出现很多争论。科学地评判早期矫治的必要性必须包括评判错𬌗畸形的病因、机制、生长发育潜力、错𬌗畸形严重程度、矫治方案设计、矫治技术应用等各方面的因素，才能得出某个特定的错𬌗畸形是否有早期矫治的必要性，以及早期矫治能否有效。

按照矢状向骨性及牙性关系，错𬌗畸形分为Ⅰ、Ⅱ、Ⅲ类。以下是错𬌗畸形早期矫治的临床建议。

1.　Ⅰ类错𬌗畸形，牙列拥挤的早期矫治疗效预判

（1）传统正畸早期矫治的策略。

①临床经验表明，轻中度的牙列拥挤，在混合牙列晚期，可利用Leeway Space排齐牙列。

②混合牙列早期的牙列拥挤的早期矫治方法包括：观察到第二个乳磨牙松动（除非有乳尖牙早失）时，保持替牙间隙排齐牙列；序列拔牙排齐牙列；扩大牙弓宽度获得排齐牙列的间隙。这些都是临床可行的方法，关键问题是矫治的疗效是否稳定、是否有过度治疗。

牙列拥挤传统矫治理论目前在临床有争议。首先，现在正畸临床很少使用序列拔牙来纠正牙列拥挤，因为在牙列发育的早期无法准确判断拥挤发展。虽然对于严重拥挤病例采用序列拔牙可缩短拥挤治疗时间，但序列拔牙会造成下前牙内倾、前牙覆盖增加，影响尖牙间宽度的生长。其次，早期扩弓的目的在于扩大腭中缝，增加基骨宽度，从而增加牙弓周长，减轻拥挤严重程度。但早期扩弓的双期治疗是否比一期综合治疗的疗效

更好，早期扩弓的骨性效应如何，临床仍然缺乏有力证据。

（2）基于牙弓/牙槽骨弓生长发育的牙列拥挤早期矫治。

随着对错殆畸形发生机制研究的深入，有研究认为，作为牙量-骨量不调的牙列拥挤，其发生与牙弓/牙槽骨弓的发育不足有关。而临床大多数的牙弓/牙槽骨弓的发育不足，其病因多为环境因素。因此，李小兵提出牙槽骨塑形理论：早期管理、促进发育不足的牙弓/牙槽骨弓宽度和长度的发育、纠正牙弓形态异常能有效预防与阻断轻中度牙列拥挤的发生发展（见图5-3-6）。

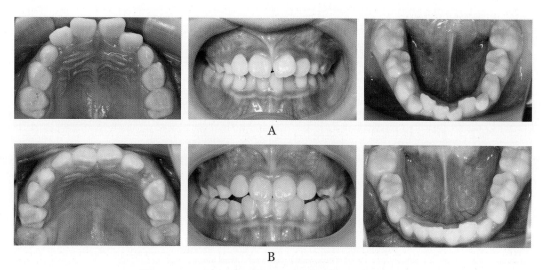

图5-3-6　8岁儿童早期牙槽骨塑形矫治前后对比
A. 治疗前；B. 治疗1年后。

2. Ⅲ类错殆畸形早期矫治的疗效预判

（1）Ⅲ类错殆畸形的早期矫治取决于Ⅲ类错殆畸形的机制：下颌过大的Ⅲ类错殆畸形，早期矫治控制下颌生长的临床效果差；而对于上颌发育不足的Ⅲ类错殆畸形，临床研究证实早期矫治对促进上颌发育是有疗效的。Ⅲ类错殆畸形的矫治效果还与反覆盖的严重程度和生长型有关。严重的前牙反覆盖（超过3.5 mm）的Ⅲ类错殆畸形的早期矫治疗效不好。

（2）后牙反殆畸形伴下颌偏斜的早期矫治是有效的。升支和（或）下颌骨体发育不对称形成的骨性偏斜的后牙反殆畸形，临床最终解决的方法是正颌-正畸联合治疗。

（3）遗传性下颌骨性过大的Ⅲ类错殆畸形，患者下颌发育会持续到青春后期，甚至20岁，矫治应推迟。

（4）遗传性、高角下颌发育过大、前牙反覆盖过大的骨性Ⅲ类错𬌗畸形，临床不做早期矫治。错𬌗畸形的纠正要在成年后进行正颌-正畸联合治疗。

3. Ⅱ类错𬌗畸形早期矫治的疗效预判

正畸界著名的Ⅱ类错𬌗畸形双期矫治V.S.一期矫治的随机研究（RCT）（北卡罗莱纳大学、曼彻斯特大学、佛罗里达大学）结果显示：①口外弓和功能矫治在第Ⅰ期矫形治疗有效。②Ⅱ期综合矫治结束时，双期矫治和一期矫治相比矫治疗效无统计学差异，包括：同质对比、上下颌骨关系（未做早期矫治的患儿生长大于治疗组）、拔牙掩饰治疗的比例、需外科手术比例、Ⅱ期治疗时间等。

即使有这三所大学随机对照研究的证据，Ⅱ类错𬌗畸形早期矫治仍然在正畸临床治疗中占据重要的地位。临床医生认为，早期矫治纠正前牙唇倾深覆盖能降低儿童前牙外伤风险、早期矫治去除功能障碍能纠正功能下颌位置后缩的Ⅱ类错𬌗畸形。乳牙早失造成的磨牙近中移动的牙性Ⅱ类错𬌗畸形应早期矫治；水平生长型的Ⅱ类错𬌗畸形应早期矫治。

4. 不同面部生长型对儿童早期矫治疗效的影响

对于面部生长型发育异常的患儿，临床早期矫治应审慎。高角生长型患儿的早期矫治疗效不佳，早期矫治不能根本改变患儿生长型，但对高角生长型有改善的作用。面部水平生长型患儿，一般存在遗传倾向，临床早期促进下颌的顺时针旋转打开咬合是必要的。临床通常认为，需要推迟治疗的不良生长型的错𬌗畸形是：

①遗传性高角下颌发育过大的骨性Ⅲ类错𬌗畸形（特别是男性高角患者），多需要在成年后行正颌-正畸联合治疗。

②下颌升支发育不足（磨牙过长）造成的前牙开合畸形，由于下颌垂直向发育未完成，早期矫治易造成开合畸形的矫治复发，临床应推迟治疗。

（李小兵　黄诗言）

第六章

儿童口腔健康及功能生长发育常见问题及矫治策略

儿童口腔早期矫治主要包括口腔功能发育管理、咬合发育管理、颅面生长发育管理、口腔健康管理等儿童口腔健康及颅面殆形态功能各方面发育问题的全面维护与治疗。其系统性和内容架构在当今口腔医学、儿科学、康复医学等医学学科领域的交叉、融合发展下，呈现出快速发展的态势，早期矫治的治疗策略必然是包括口腔健康及颅面殆形态功能发育问题的全面管理。

一、口腔健康维护与错殆畸形预防

（一）"口腔健康管理"与"咬合发育管理"

1. 儿童咬合发育的前提是口腔健康管理

临床儿童口腔医学首先需要面对儿童口腔健康和咬合发育这两部分问题。儿童口腔健康问题主要是儿童龋病、根尖周病、牙周病、儿童牙外伤及牙发育异常等。儿童口腔健康问题是咬合发育异常的病因之一，它影响儿童咬合功能、继承恒牙发育及替换、牙列完整，从儿童乳牙列期到恒牙列期影响儿童上下咬合关系的良好建立。从儿童口腔健康危害的角度上看，维护良好的儿童口腔健康、开展积极有效的牙病治疗、预防儿童牙外伤等儿童牙病治疗是保证儿童咬合正常发育的重要前提，儿童口腔健康维护及牙病治疗是"咬合诱导"的重要组成部分。

2. 咬合发育管理是儿童早期矫治的基础内容

咬合发育管理是儿童早期矫治的基础内容，也是儿童早期矫治的重要内容之一。咬合发育管理关注儿童乳恒牙生长发育、萌出替换对上下牙咬合关系的影响。但从更深的层次上讲，儿童咬合的正常发育还与颅面发育、口腔功能发育以及口周肌肉功能发育等相关颅面软硬组织的发育相关。如此，"咬合发育管理"就从狭义的咬合关系是否正常发展到了口腔功能/口腔肌肉功能是否正常以及颅面生长发育是否正常这个更大、更全面的领域。从临床治疗的角度上看，咬合发育管理包括了错殆畸形预防、咬合发育引导及错殆畸形阻断等内容，其矫治措施更积极主动，不仅体现了正畸理论与技术与儿童口腔医学临床的结合，还体现了当今儿童早期矫治的发展方向。

（李小兵）

（二）口腔健康管理

1. 儿童口腔健康管理理念

儿童口腔健康管理（oral health management for children，OHMC）是针对儿童常见口腔疾病发生的病因机制和发展过程，采取各种方式维护儿童口腔健康、预防/治疗儿童牙病，从而达到引导牙、颌、面正常生长发育的早期管理理念。儿童口腔健康管理包含了口腔卫生维护、儿童牙病的早期防治、牙外伤的预防、牙发育异常的治疗、预防和阻断口腔不良习惯及异常的口周肌肉功能等内容（见图6-1-1）。

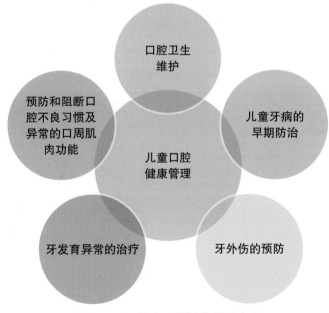

图6-1-1　儿童口腔健康管理内容

良好儿童口腔健康管理是儿童颅面殆生长发育管理必不可少的重要环节，特别与乳恒牙牙萌出替换、颅面生长发育有关的儿童牙病防治、口腔不良习惯早期纠正，对儿童错殆畸形的早期预防和干预有不可替代的作用。儿童口腔健康管理是全生长发育周期的口腔健康管理，如维护孕期妈妈及婴幼儿的全身和口腔健康，避免孕期妈妈接触颅面致畸危害，从婴儿出生开始建立口腔卫生档案等。儿童口腔健康管理应积极识别危害儿童口腔健康的早期龋病和牙齿发育异常，采用简单有效的治疗方法阻断可能造成儿童错𬌗畸形的不良口腔习惯，进行乳牙早失间隙管理，及时矫治乳牙反/偏𬌗畸形等。

2. 儿童口腔健康管理基本内容

（1）儿童龋齿风险评估（Caries-risk Assessment Tool，CRA）。

儿童龋齿风险评估（CRA）是指识别和分析某些被认为与龋齿有关的因素，并为个体提出个性化的预防和治疗策略，以降低患龋齿的风险。儿童应定期进行龋齿风险的评估。

（2）婴儿口腔健康管理。

婴儿唾液腺发育不全、唾液分泌较少、乳牙矿化程度低于恒牙等因素都会导致龋齿。

①提倡母乳喂养：母乳喂养能够非常有效地促进健康，美国儿科学会建议母乳喂养的时间为1年，而世界卫生组织鼓励母乳喂养时间为2年。

②提倡婴幼儿口腔健康早期护理：首先新手父母应该意识到维持其个人口腔健康对其子女的重要性，父母及婴幼儿的主要护理者可传播致龋菌，从而增加婴儿患龋病的可能性。

a. 婴儿出生后几天，应开始每天用干净、湿润的纱布垫或毛巾清洁婴儿的牙龈。第1颗牙齿长出后就应开始每天刷牙2次。限制膳食和饮料中的含糖量；尽量避免夜间用奶瓶喂牛奶或含糖饮料。

b. 定期牙科健康检查：婴儿可以在第1颗牙齿萌出后进行第1次牙科检查，并建立个人牙科健康档案（最迟不应超过1岁）。之后，婴幼儿每3—6个月进行1次常规牙科检查。

（3）儿童氟化物使用。

婴幼儿局部涂氟：局部涂氟能够降低龋齿的发病率。①专业的局部氟化物的使用应在完成龋齿风险评估后由牙科专业人员进行。高危儿童应每隔3个月接受1次氟化物治疗，中度风险儿童应每半年接受1次治疗。②家庭用氟：儿童家庭使用氟化物应低剂量和高频率。每天使用两次含氟牙膏。3岁以下的儿童，可使用米粒大小的含氟牙膏。3到6岁的儿童应该使用小于豌豆大小的含氟牙膏。家用含氟凝胶和糊剂以及一定浓度的家用含氟漱口水对减少龋齿发生率也很有效。

（4）儿童窝沟封闭。

美国儿童牙科学会（America Association of Pediatric Dentistry，AAPD）认为，3—4岁时，儿童应该进行乳磨牙窝沟封闭；6—8岁时进行第一恒磨牙窝沟封闭；10—12岁时进行第二恒磨牙窝沟封闭。

（5）儿童"牙科之家"概念。

"牙科之家"主要概念是牙医和患者之间持续的关系，包括以全面、持续、协调和以家庭为中心的方式提供各个方面的口腔保健。"牙科之家"旨在提供个体全面的口腔保健，并在必要时为患者转诊。儿童"牙科之家"关系的建立最早应在婴幼儿6个月后开始，最晚不超过1岁，其就诊频率取决于龋齿风险评估结果。

（杜芹　李小兵）

（三）口腔健康管理与错𬌗畸形预防

1. 儿童龋病管理与错𬌗畸形预防

（1）儿童龋病管理需从孕期妈妈开始，儿童父母口腔健康行为也将影响孩子的口腔健康。任何影响孕妇健康的局部和全身因素，如钙磷、维生素、蛋白质缺乏及感染等都可能引起儿童牙发育缺陷，造成乳恒牙的健康问题，降低儿童乳恒牙抗龋能力（见图6-1-2）。

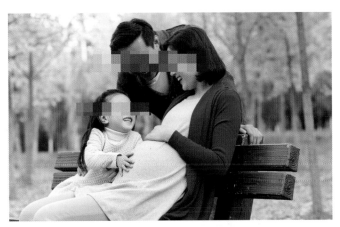

图6-1-2　儿童龋病预防从孕期妈妈开始

（2）儿童龋病治疗可预防磨牙前移，降低错𬌗畸形发病率：乳恒牙邻面龋可使牙冠近远中径减小，磨牙向近中移动，使牙弓长度减小（见图6-1-3）；乳牙因龋早失，

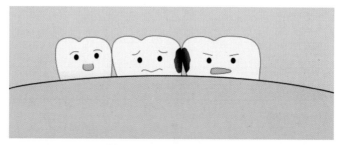

图6-1-3　乳恒牙邻面龋的危害（牙冠近远中径减小，磨牙近中移动）

尤其是第二乳磨牙的早失，常导致第一恒磨牙关系紊乱和第二前磨牙萌出困难或异位萌出。儿童严重龋病的发生还使儿童咀嚼功能降低，导致颌骨发育不充分，这也是引起牙量骨量不调、错𬌗畸形发生的原因。因此，儿童龋病的预防和治疗可预防磨牙前移导致的牙列拥挤。

2. 儿童牙外伤与错𬌗畸形预防

牙外伤是仅次于龋病造成儿童牙齿缺损或缺失的第二大疾患。乳前牙外伤挫入、牙槽骨折以及创伤外力传导，可直接损伤其下方继承恒牙胚的正常发育，导致继承恒牙畸

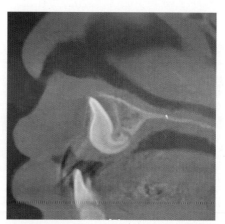

图6-1-4　乳牙外伤导致继承恒牙形态发育异常（弯根牙）图示

形、阻生等错𬌗畸形问题（见图6-1-4）。

3. 儿童牙齿发育异常与错𬌗畸形预防

儿童牙齿发育异常包括结构异常、萌出异常、形态异常及数目异常。儿童口腔健康管理能降低儿童牙齿发育异常的发病率，临床早期及时发现异常牙齿发育，可及时纠正咬合发育的异常，降低错𬌗畸形对儿童颅面𬌗生长发育的影响（见图6-1-5）。

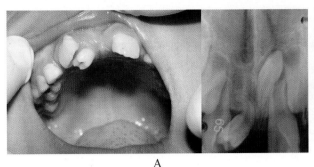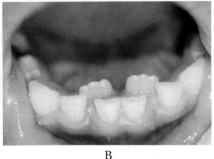

图6-1-5　儿童牙齿发育异常导致错𬌗畸形发生发展

A. 上中切牙间间隙，多生牙；B. 恒下前牙舌侧错位萌出，乳下中切牙滞留。

4. 儿童口腔功能异常与错𬌗畸形的预防

儿童口腔功能包括口腔咀嚼、吞咽、语言及辅助呼吸功能，口腔功能异常极大地影响儿童颅面𬌗的生长。口腔健康管理维护正常咀嚼、吞咽、语言及呼吸功能，维护儿童颅面𬌗正常发育的良好环境因素，这是早期矫治的临床不能忽视的重要部分。另外，当今儿童早期矫治也开始重视儿童身姿体态与错𬌗畸形相互关联的关系，早期纠正儿童不良身姿对错𬌗畸形的矫治是有益的，而错𬌗畸形的纠正也能促进儿童身姿体态的正常发育（详见下文）。

（李小兵　苏晓霞）

二、儿童常见不良口腔习惯、异常口周肌肉功能及口腔功能问题的早期矫治策略

（一）"Muscle Win"理论与口腔肌肉功能异常的早期矫治策略

1. 近藤悦子"Muscle Win"理论

T. M. Graber教授曾提出"正畸治疗必须重视神经肌肉系统的平衡状态"，他认为任何正畸矫治器不管能多么有效地排齐牙齿，但牙齿最终位置的稳定性还是取决于口颌系统及呼吸系统等多种功能之间的力学平衡。

R. E. Moyers所提出的肌功能假说（Myofunctional hypothesis）认为，牙齿位置和牙𬌗形态的稳定有赖于口周肌力的平衡，包括：①唇颊肌和舌肌在下颌姿势位和功能运动中力量的平衡分布；②牙齿和颌骨受口周肌肉功能和姿势的影响，当口周肌功能异常时颌骨的前下方生长方向会发生变化。

P. E. Dawson在《Functional Occlusion From TMJ to Smile Design》一书中也提到"当牙齿和肌肉发生冲突时，落败的永远是牙齿"。

近藤悦子在研究了解剖学者H. Sicher提出的肌肉支配下形态与功能间协调这一理论后，提出错𬌗畸形形成的"Muscle Win"理论。该理论强调功能决定形态，异常的功能加上不利的生长型将会共同影响颅颌面复合体的发育。例如高角病例的临床特征为垂直咬合高度增加、下颌角钝化及下颌后缩，同时还常常伴有咀嚼肌薄弱、舌位置异常、异常吞咽和口呼吸等异常的肌肉方式与呼吸模式，正畸治疗的目标需要同时改善形态和功能问题，实现二者协调。

2. 近藤悦子"Muscle Win"理论主要观点

（1）近藤悦子"Muscle Win"理论主要通过以下几方面的咬合和颌骨形态协调来协调颅颌面结构和功能，纠正错𬌗畸形，促进全身健康：①通过直立、压低后牙来降低垂直向咬合高度；②通过扩大牙弓使舌体空间增大，将口呼吸转变为鼻呼吸；③通过舌体上抬训练、嚼口香糖训练、紧咬牙训练等改善口腔功能。

（2）口周肌肉功能与错𬌗畸形的矫治：近藤悦子强调在正畸综合矫治中正常的咀嚼肌功能对错𬌗畸形矫治作用；强调通过配合口颌面肌功能训练，建立鼻呼吸功能和正常的吞咽方式；在调整牙弓形态的前提下，通过促进正常唇、舌肌肉功能，建立紧密的咬合关系，达到改善侧貌，并获得稳定的矫治结果。

根据"Muscle Win"理论，儿童咬合发育达到正常𬌗的建立，不仅依赖于颅面𬌗的形态大小及位置正常，还依赖于舌肌、咀嚼肌和颈部肌肉等口颌面部肌肉动力平衡，包括了内外、前后和垂直向的肌肉动力平衡。

①口周肌肉内外动力平衡：是指牙弓内侧舌肌与外侧唇颊肌的作用平衡，牙弓在两种肌力平衡的作用下保持一定的（相应的）大小和宽度（见图6-2-1）。

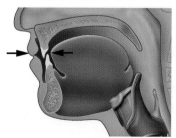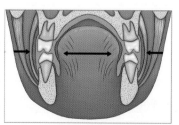

图6-2-1　舌肌与唇颊肌的动力平衡影响牙弓大小和宽度图示

②口周肌肉前后的动力平衡：是指颞肌、咬肌、翼内肌向上牵引下颌骨、翼外肌使下颌骨向前移动、舌肌推动上下牙弓向前发育，这些肌力产生的合力使牙体向前移动；而颞肌后部肌肉使下颌骨后退；口轮匝肌、颏肌、颊肌等加力于上下前牙，使牙齿邻面紧密接触并保持牙弓稳定。正常的口周肌肉前后动力平衡下，牙弓适当向前和侧方发育，减少发生前突或后缩的概率。

当存在口呼吸和异常唇舌习惯时，口周肌肉内外、前后的动力平衡被打破，牙颌的正常发育受到影响，易出现牙弓狭窄、上前牙突出、下颌后缩等错𬌗畸形（见图6-2-2）。

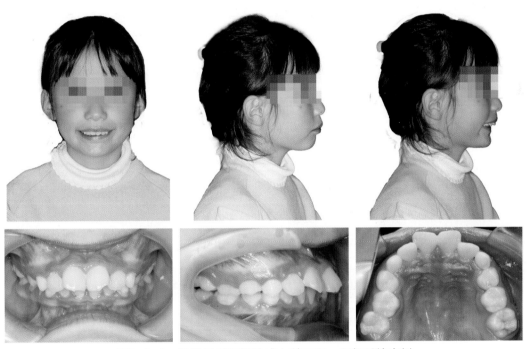

图6-2-2　异常唇舌习惯造成上前牙突、下颌后缩实例

③口周肌肉垂直向动力平衡：是指参与张口和闭口运动的翼外肌、翼内肌、颞肌及咬肌等肌肉群之间的动力平衡，其正常肌张力对维持牙-牙槽高度的正常有一定意义。若闭口肌群亢进、肌张力过大时，肌动力平衡失衡，易出现深覆𬌗；而颞肌、咬肌肌力薄弱时，如果伴有伸舌吞咽等不良习惯，极易造成开𬌗/偏𬌗畸形（见图6-2-3）。

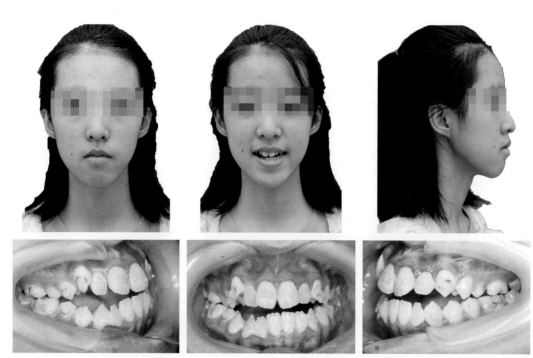

图6-2-3　儿童垂直向及内外向口周肌肉张力异常，导致面型垂直向生长过度，前牙开𬌗畸形、
　　　　　后牙反𬌗畸形实例

近藤悦子"Muscle Win"的理论完善了儿童早期矫治对错𬌗畸形的病因机制分析判断体系，开拓了儿童早期矫治的临床治疗方式及技术思路。在儿童早期矫治及正畸综合矫治中，通过矫治器将矫治力直接影响到口周及面部肌肉，并纠正异常舌的位置和吞咽功能，提高早期矫治及正畸综合矫治的效率及疗效的稳定性。

"Muscle Win"理论使错𬌗畸形在矫治过程中，更重视口周肌肉功能的问题对错𬌗畸形发生发展的影响，其强调了错𬌗畸形矫治时应关注相关口周肌肉的功能训练对预防、阻断和综合矫治错𬌗畸形及获得正畸治疗良好而稳定的疗效的重要性。

（苏晓霞）

（二）不良口腔习惯的早期矫治策略

婴幼儿时期如果因吮吸活动不足或缺乏与周围亲人的情感交流，婴儿出于生理和心理安抚需求时常常会有吮指、咬唇及咬物等口腔的不良习惯，在2岁之前可不必强行纠正。但如果3岁后仍存在口腔不良习惯，长时间将影响牙齿和颌面部的正常生长发育，应及时纠正。

1. 吮指不良习惯的临床表现

几乎所有婴儿都有非营养性吮吸拇指或食指的习惯，2岁之前婴儿的吮指可能是因为吮吸活动不足、过早断奶、缺乏情感交流或无意识的动作，常常在哺乳时间之外或睡觉时吮吸，当婴儿逐渐长大，其吮指的习惯会被其他活动取代而消失。3岁之后如果幼儿仍然存在吮指习惯，每天吮指时间过长（超过6个小时）则更有可能引起各类错殆畸形，家长在幼儿所吮吸的手指上常可观察到咬痕（见图6-2-4）。

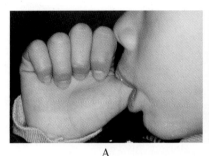 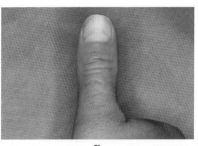

A   B

图6-2-4　儿童不良吮指习惯及拇指咬痕
A. 儿童咬拇指习惯；B. 拇指吮痕。

（1）吮拇指的临床表现。吮拇指时，拇指放于上下前牙之间会影响乳前牙位置及恒前牙的萌出，造成上切牙前突、下切牙内倾、前牙开殆；吮拇指时唇颊肌收缩而舌体低位，颊肌张力增大可使上牙弓变窄、腭顶高拱（见图6-2-5）。吮拇指严重者将影响面部生长，后牙伸长，可出现下颌后缩的短面型或下颌向下、后旋转的长面型（见图6-2-6）。

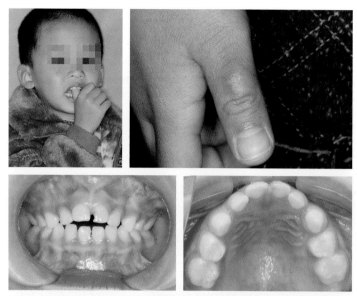

图6-2-5　儿童吮咬拇指导致前牙开𬌗畸形，上牙弓狭窄实例

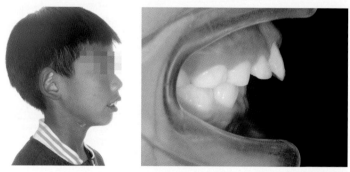

图6-2-6　儿童不良吮指习惯，造成上颌前突、下颌后缩错𬌗畸形实例

（2）吮吸其他手指的临床表现。其他手指的吮吸与拇指不同，常常将下颌引导向前而造成下颌过度前伸，容易造成切𬌗、反𬌗或局部的开𬌗。

2. 吮颊不良习惯的临床表现

吮咬颊部会因颊侧的颊肌张力过大妨碍牙弓宽度的发育，使上、下牙弓狭窄，或者造成后牙开𬌗。不良吮颊习惯的儿童应早期纠正其不良习惯，佩戴带颊屏矫治器或前庭盾破除吮颊不良习惯，牙弓狭窄的患者配合扩弓矫治解除牙弓狭窄（见图6-2-7）。

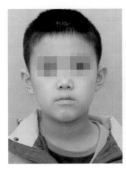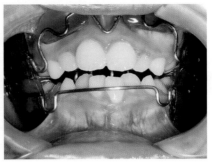

图6-2-7　儿童（5岁）不良吮颊习惯，早期颊屏矫治器纠正吮颊不良习惯实例

3. 咬唇不良习惯的临床表现

吮咬下唇习惯会造成上前牙舌侧受压过大而唇倾，同时下切牙唇侧压力过大而内倾，妨碍下牙弓前段的发育，出现下颌后缩（见图6-2-8）。而吮咬上唇时，下颌常前伸，导致上前牙区唇肌张力过大，妨碍上牙弓前段发育，造成前牙反𬌗畸形。

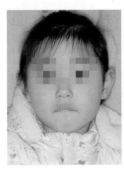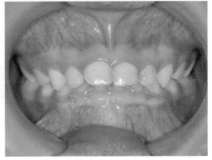

图6-2-8　儿童咬下唇习惯，上前牙唇倾，前牙深覆盖实例

4. 咬物不良习惯的临床表现

咬铅笔、啃指甲及咬衣服等不良咬物习惯会在啃咬的位置造成局部小开𬌗，应早期破除。

5. 不良舌习惯的临床表现

表现为吐舌、伸舌、舔牙及舔唇等。儿童不良舌习惯是常见的口腔不良习惯，导致错𬌗畸形的严重性比较明显，临床应积极早期干预。

（1）吐舌和伸舌习惯的临床表现。当吐舌和伸舌习惯时，舌位于上下前牙之间，舌肌压力会抑制牙齿垂直向的生长，造成前牙开𬌗畸形；舌前伸时面颊肌张力增加，合并舌位低平，会造成牙弓缩窄（见图6-2-9）。

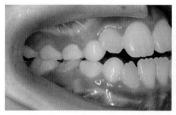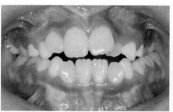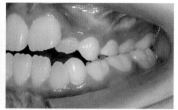

图6-2-9　儿童吐舌不良习惯，造成前牙开殆畸形，上牙弓狭窄，（左侧后牙反殆畸形）
牙列拥挤实例

（2）舔牙习惯的临床表现。一些儿童在乳恒牙替换阶段会出现舔牙习惯，舌肌的力量会妨碍继替恒牙的萌出，出现局部开殆或广泛性间隙。舔上前牙会使前牙唇倾，形成深覆合和深覆盖；舔下前牙则会使下前牙出现间隙或前突唇倾，造成前牙反殆畸形。

6. 不良伸下颌习惯的临床表现

儿童多个乳磨牙龋坏、乳牙缺失及乳尖牙磨耗不足会造成后牙咬合功能缺失，从而导致功能性下颌前伸；单纯的伸下颌不良习惯，可能与儿童的行为习惯有关。不良伸下颌习惯临床表现为前牙反殆畸形，临床应及时进行龋病治疗、功能间隙维持、行为学或颏兜改变儿童下颌前伸，重建后牙咬合，避免不良伸下颌习惯造成下颌过度生长。

7. 儿童不良口腔习惯的早期矫治策略

对于儿童的不良口腔习惯，首先需要跟家长和患儿进行沟通宣教，通过教育、心理疏导、监督提醒等行为引导帮助其自行改正。例如婴幼儿的吮指习惯，可以通过正常的喂养方式和更多亲密的母婴交流来消除婴幼儿心理上的不安全和孤独感，引导婴幼儿形成正确的吮吸习惯；对于3岁左右的儿童可通过增加陪伴和亲子游戏等转移注意力，也可以在手指上涂抹苦味药水或戴护指套等来阻断异常的条件反射（见图6-2-10）。

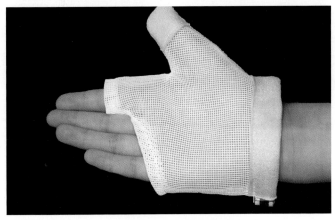

图6-2-10　护指套

　　若儿童在行为引导下，口腔不良习惯的纠正效果不佳，在3岁半后，可采用带腭刺、腭网、带刺唇弓、唇挡或颏兜等进行口腔不良习惯的早期纠正，并结合颌面生长发育，适时应用带双曲唇弓、螺旋扩弓簧活动矫治器、局部固定矫治器对已形成的牙弓狭窄、开𬌗畸形、牙列间隙或反𬌗畸形等进行早期矫治，维护儿童颅面𬌗的正常发育（见图6-2-11、图6-2-12）。

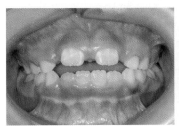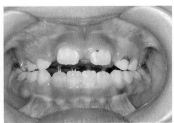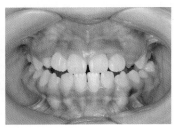

图6-2-11　儿童前牙开𬌗畸形，上颌活动腭刺矫治器去除不良舌习惯，恢复前牙咬合接触实例

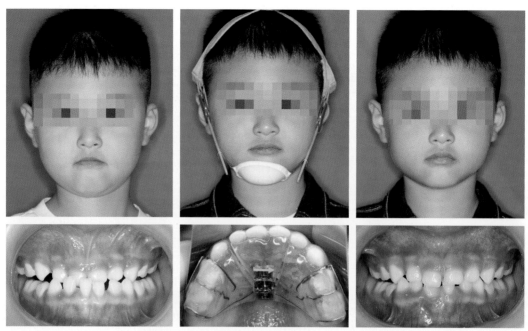

图6-2-12　儿童乳前牙反𬌗畸形，活动矫治器＋颏兜早期纠正前牙反𬌗畸形及下颌前伸不良习惯

（三）不良口周肌肉功能的临床表现及早期矫治策略

口腔𬌗面部的肌肉功能异常通常伴口腔不良习惯，口周肌肉功能异常与口腔不良习惯相互影响，加重儿童错𬌗畸形的临床严重程度。如前牙前突/开𬌗畸形的儿童，其唇闭合不全，常常也伴有异常的吞咽习惯，而异常吞咽习惯又可能进一步加重前牙前突/开𬌗畸形，加重唇闭合不全的异常。所以，早期纠正口腔不良习惯也要重视建立口周肌肉的功能平衡，恢复良好的唇闭合功能。

1. 唇闭合不全的早期矫治策略

（1）唇闭合不全的病理机制。

①儿童唇闭合不全指的是儿童处于自然状态下，上下唇间张开无接触（上下唇间距离达到2～4 mm）的异常（见图6-2-13）。儿童唇闭合不全有唇肌功能/结构异常的因素，也有颌骨和咬合异常的因素，还有儿童不良习惯的因素。

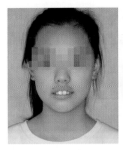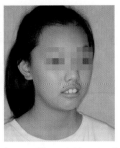

图6-2-13　儿童前牙深覆𬌗深覆盖导致的唇闭合不全

儿童唇闭合不全可以是原发性的，也可以是继发性的。原发性唇闭合不全指的是唇肌形态、功能异常造成的唇闭合不全；继发性唇闭合不全，指的是由于牙颌畸形造成的唇闭合不全。儿童唇闭合不全不仅影响颅面𬌗的正常生长发育、面部形态美观协调，也影响错𬌗畸形矫正的稳定性，临床必须重视，并行早期唇肌训练的矫治（矫治一般持续1年以上）。

②儿童唇闭合不全的临床表现。

a. 儿童唇闭合不全可以分为习惯性开唇、功能性唇闭合不全以及解剖性（结构性）唇闭合不全。

b. 儿童唇闭合不全常伴前牙前突、前牙深覆𬌗深覆盖、前牙开𬌗畸形等错𬌗畸形表现。临床早期矫治应该根据唇闭合不全的机制，在综合纠正错𬌗畸形的同时，纠正唇闭合不全，纠正异常唇肌功能，维护儿童颅面𬌗正常生长发育，提高错𬌗畸形矫治疗效的稳定性，并改善错𬌗畸形矫治后面部的美观协调。

（2）儿童唇闭合不全的早期矫治策略。

①儿童习惯性唇不闭合的早期矫治策略。

儿童习惯性开唇或因长期呼吸道阻塞、张口呼吸，造成唇不闭合，儿童长时间不闭唇将影响唇肌功能，上下唇外翻，以及上唇发育过短（见图6-2-14）。

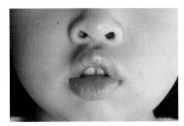

图6-2-14　儿童习惯性唇闭合不全造成上下唇外翻

儿童习惯性唇闭合不全的早期矫治策略：①及时发现习惯性开唇，早期（从幼儿期）开始纠正习惯性开唇，如采用唇抿/夹纸片、佩戴带拉钩前庭盾、纽扣抽拉、爆破音练习等方法进行唇肌功能训练（见图6-2-15）；②治疗并去除上呼吸道阻塞，并早期开始进行唇肌训练（方法同上）。

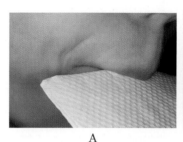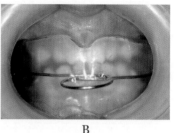

A   B

图6-2-15　儿童唇闭合不全的早期唇肌训练
A. 抿纸训练；B. 带拉钩前庭盾抽拉。

②儿童功能性唇闭合不全的早期矫治策略。

儿童功能性唇闭合不全分为由唇肌张力不足、口呼吸伴唇肌松弛造成的原发性唇闭合不全和由于前牙/上颌骨前突（和下颌后缩）造成的继发性唇闭合不全（见图6-2-16）。儿童功能性唇闭合不全常由于唇闭合的缺失，上前牙唇倾可形成前牙深覆𬌗深覆盖，口呼吸下颌后下旋转，可伴前牙开𬌗畸形。

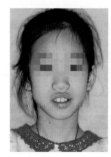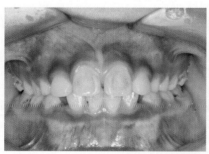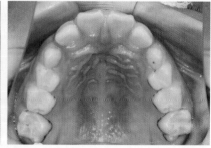

图6-2-16　儿童原发性功能性唇闭合不全
（唇肌张力不足、上下唇红增厚，前牙唇倾，上前牙列间隙。）

儿童功能性唇闭合不全的早期矫治策略：功能性唇闭合不全应该早期正畸早期矫治前牙唇倾、前牙开𬌗畸形，在青春生长高峰前期功能矫治上颌前突。在早期/功能矫治的同时行唇闭合功能训练（唇肌功能训练同前）以及改变异常吞咽习惯，并会诊治疗上呼吸道阻塞（见图6-2-17）。功能性唇闭合不全早期矫治的目的是恢复牙列正常唇腭

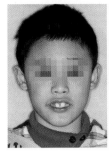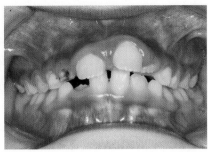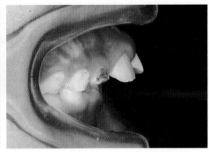

图6-2-17　儿童前牙深覆𬌗深覆盖、上前牙唇倾前突、唇闭合不全的早期矫治
（内收上前牙，闭唇训练，纠正唇闭合不全。）

侧肌张力平衡，在早期纠正前牙唇倾及深覆𬌗深覆盖的同时，恢复面部美观协调，维护早期矫治的疗效稳定。

　　继发于骨性上颌骨前突/下颌后缩或双颌牙性前突的唇闭合不全，需在进行功能矫形及综合正畸治疗的同时行唇肌训练（1年以上），方能明显改善唇闭合不全问题。严重骨性上颌前突伴唇闭合不全，甚至需正颌-正畸联合矫治纠正上颌前突后，才有可能进一步通过唇肌训练改善唇闭合不全问题。

　　③儿童解剖性唇闭合不全的早期矫治策略。

　　对于解剖性的唇闭合不全，比如上唇短或上唇系带附着异常（上唇活动受限），临床早期矫治应增强唇肌闭合的肌功能训练，强调唇肌训练的持续性及长期性（1年以上）；由于上唇系带附着异常造成的上唇活动受限、唇闭合不全，应通过系带修整术改善唇活动度，并行唇肌闭合训练。儿童解剖性唇闭合不全，多可在唇肌训练及儿童生长发育恢复的情况下，逐步改善唇闭合不全，临床可先观察后，再决定是否行系带修整术。

　　儿童先天性唇裂手术修复后瘢痕也会导致上唇过短、唇闭合不全，应在正畸治疗后行唇裂术后瘢痕松解，恢复上唇功能。

（李小兵　苏晓霞）

2. 下唇内卷的早期矫治策略

　　下唇被动内卷通常见于前牙重度深覆盖的患者，可能是咬下唇习惯造成的，也可能是前牙深覆盖继发的下唇内卷。下唇内卷造成上前牙过于唇倾或下前牙过于舌倾，临床检查常伴下颌后缩/发育不足，并可见较深的颏唇沟（见图6-2-18）。

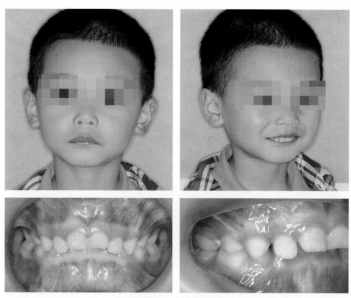

图6-2-18　儿童前牙唇倾深覆盖，下唇内卷实例

儿童下唇内卷的矫治，应通过改善前牙深覆盖、内收唇倾上前牙、导下颌向前、破除咬下唇及异常吞咽不良习惯，达到唇、舌侧肌张力的平衡，以逐步改善下唇内卷。

3. 咀嚼肌功能异常的早期矫治策略

（1）咀嚼肌功能异常的病因机制和临床表现。

咀嚼肌功能异常时，垂直向的肌肉动力平衡被打破，将影响儿童颅面𬌗的生长发育。

①儿童咀嚼肌功能亢进，咀嚼肌发育过大，常伴低角面型，儿童前牙覆𬌗深。X线片上可观察到较深的下颌角前切迹、下颌角小、升支直立。

②咀嚼肌功能低下、咀嚼肌薄的儿童，则磨牙垂直向萌出更大、后牙槽高度增加，出现"长脸"的高角面型，如果同时存在伸舌不良习惯则可能还伴有前牙开𬌗畸形。X线片表现为下颌平面角大、前后面高比小等高角的面部形态特征。

咀嚼肌功能异常表现出来的水平生长面型和高角面型，常为遗传因素。单纯环境因素形成的咀嚼肌功能异常，临床并不常见。

（2）儿童咀嚼肌功能异常的早期矫治策略。

由于儿童咀嚼肌功能异常常与儿童遗传性的面型生长发育相关，咀嚼肌功能异常的早期矫治策略是早期纠正儿童遗传性异常面型的辅助治疗。

①儿童咀嚼肌功能亢进、咀嚼肌发育过大的早期矫治策略。

对于咀嚼肌功能亢进患儿，矫治策略是降低咀嚼肌功能，促进儿童下颌顺时针旋转生长，增加后牙垂直向高度，减轻前牙覆𬌗深度。矫治时机在青春生长发育（前）期，矫治器选用带前牙平导/斜导的活动、功能、固定或隐形矫治器（见图6-2-19）。

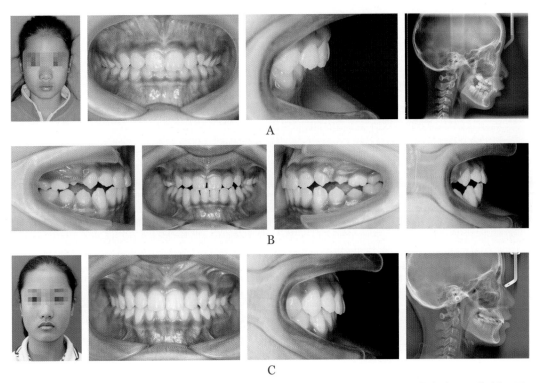

图6-2-19　混合牙列期，儿童前牙内倾深覆𬌗畸形，平均生长型，咀嚼肌发育大，早期斜面导板打开咬合、前伸下颌，纠正前牙深覆𬌗畸形

　A. 治疗前；B. 早期矫治斜面导板导下颌向前，打开后牙咬合；C. 治疗后。

由于遗传因素，咀嚼肌功能亢进、咀嚼肌发育过大的早期矫治可改善面部水平生长型的严重程度，但不能改变面部生长型；前牙深覆𬌗纠正后，其复发的可能性大，正畸治疗需要保持的时间更长。为维持前牙深覆𬌗的矫治疗效，患儿常需要长时间佩戴带平导的保持器。

②儿童咀嚼肌功能低下、咀嚼肌薄的早期矫治策略。

在高角患者检查时常发现儿童存在咀嚼肌功能低下、咀嚼肌薄的症状，早期矫治在控制上下颌骨垂直向生长的同时，辅助咀嚼肌功能训练对儿童颅面𬌗向正常生长发育方向的改变有帮助。临床咀嚼肌功能训练可以利用紧咬后牙、用力咀嚼口香糖、配合舌肌上抬训练等来控制后牙垂直高度。

遗传性高角患者的咀嚼肌功能训练以及早期矫治，不能改变面型特征，恒牙列期正畸综合矫治结束后，要叮嘱患儿长期坚持紧咬牙训练，以避免前牙浅覆𬌗复发。

4. 颏肌紧张的早期矫治策略

（1）颏肌的功能、紧张机制和临床表现。

①颏肌的功能。

颏肌的功能是辅助闭唇及前伸下唇，上下唇自然闭合时，正常颏肌无收缩，颏部平滑，但当噘嘴或用力刻意闭唇时颏肌收缩呈紧张状态。

②颏肌紧张机制及临床表现。

a. 颏肌闭唇时主动收缩。

由于下颌位置后缩/发育不足、颏发育不足、唇闭合困难，儿童下唇闭合时颏肌主动收缩，表现为颏部皮肤上提，下唇上提甚至前伸，颏部皮肤呈现出"橘皮样"或"高尔夫球状"改变（见图6-2-20）。

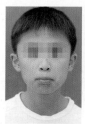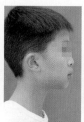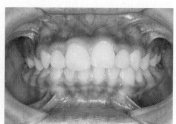

图6-2-20　儿童下颌位置后缩，前牙深覆𬌗深覆盖，闭唇时颏肌主动收缩，颏肌紧张，颏部皮肤呈"橘皮样"或"高尔夫球状"改变

b. 颏肌肌肉功能亢进。

患儿闭唇及下颌位置未见明显异常，但颏肌紧张，口内检查时牵拉下唇可感觉下唇张力增大，临床常有下前牙直立、下前牙列拥挤等错𬌗畸形表现（见图6-2-21）。

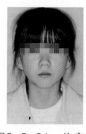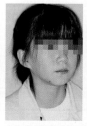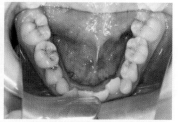

图6-2-21　儿童下颌前牙中度拥挤，口内检查时发现下唇张力过大

c. 颏肌紧张常合并各类错𬌗畸形表现。

儿童颏肌紧张常见于下颌后下旋转、下颌位置后缩、下颌发育不足、颏部发育不足的儿童，并与上颌骨或上牙槽骨前突、前牙过度唇倾、下颌骨或下牙槽骨前突、前牙开𬌗等影响上下唇闭合的错𬌗畸形相关。存在咬颊、口呼吸等不良习惯的儿童也常常可观察到颏肌紧张的情况。

（2）儿童颏肌紧张的早期矫治策略。

儿童颏肌形态是维护颅面𬌗形态的主要组成部分，颏肌形态及功能异常影响正畸治疗效果及面部形态。颏肌紧张的矫治多数需要先纠正上下颌骨矢状向关系不调，同时改善或恢复颏肌功能。单纯颏肌紧张的纠正，早期矫治策略是降低颏肌功能亢进，这有助于错𬌗畸形（下前牙拥挤）的纠正与疗效的维持，但临床疗效尚有待总结。

①下颌位置后缩/发育不足闭唇时颏肌紧张的早期矫治策略。

对于下颌位置后缩/发育不足（甚至下颌后下旋转）的错𬌗畸形，应通过早期功能矫形，协调上下颌横向宽度和上下弓形、促进下颌骨生长和逆时针旋转来改善侧貌，消除上下颌骨矢状向不调导致的颏肌紧张，带有下唇档的功能矫治器训练/消除颏肌异常收缩，在功能改善及颅面生长的作用下，逐步恢复颏肌正常功能和形态（见图6-2-22）。

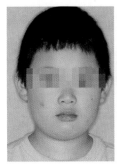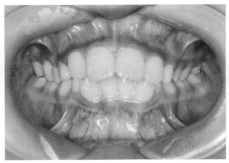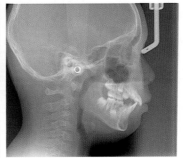

A

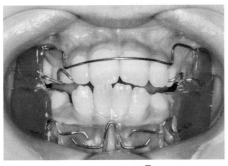

B

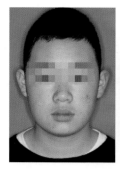
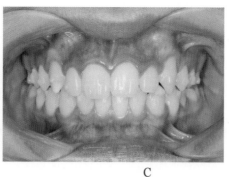

C

图6-2-22　儿童下颌位置后缩/发育不足造成颏肌闭唇时紧张的早期功能矫治及正畸综合治疗
（改善下颌位置及生长，颏肌紧张改善）

A. 治疗前；B. Ⅰ型功能调节器（FRⅠ）早期矫治；C. 早期矫治后，正畸综合治疗中。

②下颌颏部严重发育不足的颏肌紧张的早期矫治策略。

由于儿童颏部发育不足，颏肌在闭唇时收缩紧张。临床侧貌可以看到患儿颏部小，面型前突。颏发育不足造成的颏肌紧张，早期前导下颌后及颏肌训练后，由于颏发育的不足，颏肌紧张只能得到部分改善，故需在患儿成年后行颏成型术才能完全纠正颏肌紧张（见图6-2-23）。

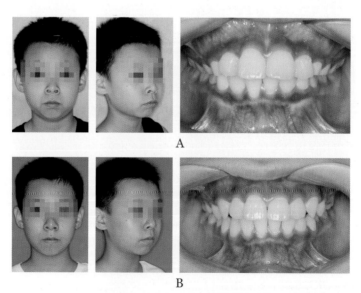

图6-2-23　儿童颏部发育不足导致唇闭合时颏肌紧张的早期功能矫治
（前导下颌后，颏肌紧张只得到部分缓解）

A. 治疗前；B. 早期矫治后。

③儿童上颌/上牙槽骨前突致唇闭合不全致颏肌紧张的早期矫治策略。

对于儿童上颌骨或上牙槽骨前突、前牙过度唇倾（高角面型）导致的唇闭合困难、颏肌紧张，早期矫治策略可通过矫形抑制上颌骨和上牙槽骨生长发育、内收唇倾前牙，减少前牙覆盖以改善唇闭合困难，逐步解除颏肌功能亢进（见图6-2-24）。

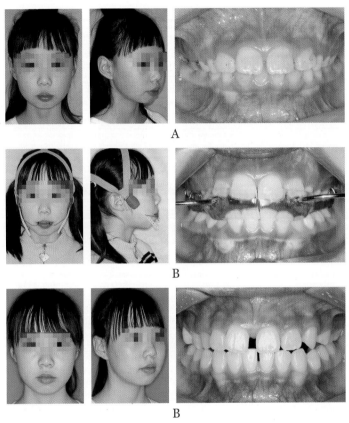

图6-2-24　儿童上颌前突、上前牙唇倾、下颌后缩、唇闭合困难、颏肌紧张，早期功能矫治改善上颌前突/下颌后缩、内收上前牙后，唇闭合改善，颏肌紧张改善
A. 治疗前；B. 改良肌激动器功能矫治中；C. 功能矫治后。

④儿童前牙开𬌗畸形、不良口腔吮吸及口呼吸习惯致颏肌紧张的早期矫治策略。

儿童前牙开𬌗畸形，常有口呼吸、异常吮吸及吞咽等不良习惯，造成闭唇时颏肌紧张。早期矫治应纠正前牙开𬌗畸形、牙弓形态异常及口腔不良习惯，同时配合颏肌训练，逐步改善颏肌功能亢进（见图6-2-25）。

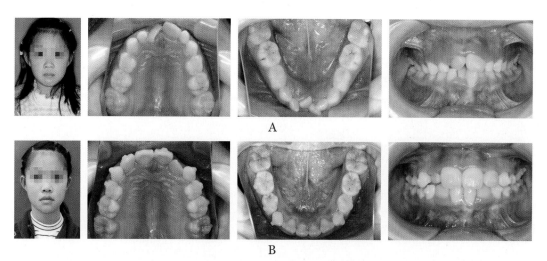

A

B

图6-2-25　儿童吸颊和口呼吸不良习惯造成牙弓狭窄及颏肌功能亢进及早期矫治
A. 治疗前；B. 早期矫治后。

⑤颏肌肌肉亢进的早期矫治策略。

儿童颏肌肌肉亢进，在闭唇时颏肌导致的颏部"橘皮样变"或"高尔夫球"样变不明显，其肌肉功能的亢进在口内检查时可发现牵拉下唇肌时张力增大，常伴下前牙直立，下前牙段牙列拥挤。

这类颏肌张力问题，常影响正畸矫治对下前牙的排齐，临床应早期或在正畸综合治疗时增加下唇档或做颏肌训练，以舒解下唇张力，提高下前牙排齐效率及维护疗效的稳定性（见图6-2-26）。

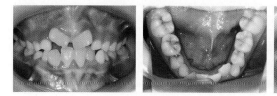
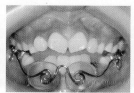
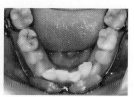

图6-2-26　儿童颏肌亢进导致下唇张力增加的早期

5. 颈前肌群功能异常

颈前肌群包括舌骨上肌群和舌骨下肌群。舌骨上肌群（下颌舌骨肌、茎突舌骨肌、下颌二骨肌及颏舌骨肌等）构成口底结构，固定下颌骨，上抬舌骨。舌骨下肌群（甲状舌骨肌、肩胛舌骨肌、胸骨甲状肌、胸骨舌骨肌）与舌骨上肌群协同作用，是行使开口及吞咽运动的功能肌肉。舌骨下肌群功能亢进时，舌骨被拉向后下方，下颌后下旋，限制下颌骨向前生长，长期影响会造成小下颌无颏面型，缺乏美观的颏颈部曲线（见图6-2-27）。同时舌体被牵拉向后下，使得上颌牙弓宽度发育不足，牙弓狭窄、前突。

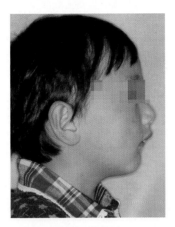

图6-2-27　儿童颈前肌群亢进，抑制下颌骨向前生长，长期影响将形成"小下颌无颏"畸形

儿童颈前肌肉群的训练可通过下颌前伸运动和按摩颈前肌肉来减弱舌骨下肌群张力，舌肌功能训练应用"摊煎饼"式舌体上抬等可以改善舌骨上肌群亢进，口内配合活动矫治器扩弓改善狭窄的上颌牙弓。

6. 胸锁乳突肌功能异常

双侧颈侧胸锁乳突肌收缩可完成颏部上抬和头部后仰，单侧胸锁乳突肌收缩可完成头部向肌肉收缩侧倾斜和旋转。如果存在单侧胸锁乳突肌痉挛，则可能出现斜颈、𬌗平面偏斜、下前牙牙轴向一侧倾斜等头颈姿势异常及咬合异常。

儿童长期书写坐姿不正、偏头写字，会引起双侧胸锁乳突肌功能发育的不对称。家长要及时发现并纠正儿童的不良坐姿习惯及头颈姿势，并可通过按摩肌肉放松痉挛的肌肉，这对合并胸锁乳突肌功能异常的儿童错𬌗畸形的有效矫治有很重要的辅助作用。

（苏晓霞　李小兵）

（四）异常吞咽问题与错𬌗畸形的关系及早期矫治策略

1. 异常吞咽的危害

异常吞咽破坏牙列内外肌力平衡。牙列的正常发育需要口腔内外肌肉的肌力平衡。

异常吞咽时，儿童的舌头位置和运动均有异常，唇颊肌过多参与，破坏牙列发育时内外肌力功能平衡，导致错殆畸形的产生（见图6-2-28），包括：

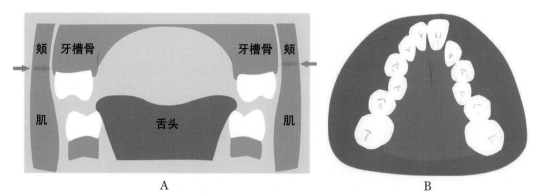

图6-2-28　异常吞咽与错殆畸形的形成
A. 异常吞咽造成口腔内外肌力不平衡；B. 异常吞咽造成牙弓宽度异常，牙弓狭窄。

（1）牙性问题：上颌牙及牙槽骨前突畸形、深覆盖、开殆或牙齿间隙等；

（2）骨性矢状和横向问题：上颌弓狭窄且突出、下颌后缩Ⅱ类错殆畸形或下颌前突Ⅲ类错殆畸形。

2. 异常吞咽的病因

异常吞咽的病因是多因素的（见图6-2-29），包括：

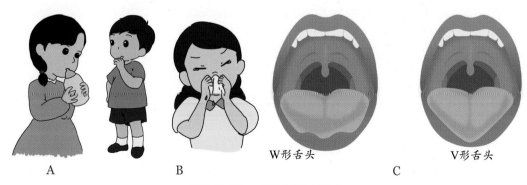

图6-2-29　异常吞咽的病因
A. 奶瓶喂养延长；B. 口腔不良习惯；C. 呼吸道疾病和先天口腔器质异常。

（1）生活方式的改变，例如延长奶瓶喂养时间，长期使用安抚奶嘴，断奶后期食物过于精细（缺乏固体食物）；

（2）不良习惯，例如吃手指、频繁吮吸，咬指甲、吐舌；

（3）呼吸问题，例如口呼吸，腺样体肥大，扁桃体肥大，鼻炎，支气管哮喘；

（4）先天性口腔器质异常（短舌系带或肌强直）。

3. 异常吞咽的治疗

（1）异常吞咽的矫治维护咬合健康发育。

建立正确的吞咽功能对于颜面发育有积极的意义，可以有效避免错殆畸形的发生。对于已经发生错殆畸形的矫治，建立正确的吞咽功能不仅可以缩短矫正时间，更重要的是可以保持矫正效果的稳定性并降低复发的风险。

对于异常吞咽的治疗，口腔医生或语音治疗师通过功能训练或矫治器矫治来改变异常吞咽模式。但是，功能训练及矫治器矫治需要儿童能坚持配合医生，过程是漫长和复杂的。理想的儿童口腔功能异常矫治训练方法是不需要儿童主观配合的矫治（如嘟嘟嘴吞咽功能辅助训练器）（见图6-2-30）。

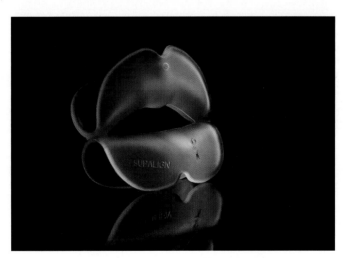

图6-2-30　儿童吞咽辅助训练器

（2）吞咽辅助训练器的临床应用。

①正常吞咽模式下，需要上下牙列接触，后牙咬合后舌体上抬封闭口腔，并不需要面部肌肉配合，由三叉神经主导。而吸吮式异常吞咽时，上下嘴唇紧闭，上下牙列没有咬合，口周肌肉明显参与，由面部神经主导。

吞咽辅助训练器通过阻断孩子的口唇封闭，让孩子的上下嘴唇和舌头无法碰触，阻止孩子上下嘴唇接触紧闭而在口腔中形成的负压。通过这种方式，会促使孩子的皮层下区域寻找一种新的吞咽模式，即正常吞咽采用的模式：通过抬高舌头的上后部，让舌头接触上腭完成吞咽。这个吞咽动作有利于上腭和牙弓形态的正常发育（见图6-2-31）。

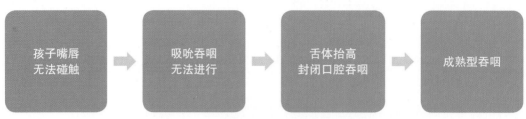

孩子嘴唇
无法碰触 → 吸吮吞咽
无法进行 → 舌体抬高
封闭口腔吞咽 → 成熟型吞咽

图6-2-31　吞咽辅助训练器的矫治原理

②将面神经主导的异常吞咽转换为三叉神经主导的正常吞咽，这个神经机制的转换过程需要在无意识状态下进行。因为根据2000年诺贝尔生理学或医学奖得主埃里克·坎德尔（Eric Kandel）（见图6-2-32）的研究表明，在有意识状态下（比如主动的肌肉训练），作用来自皮层区域时，刺激的是突触中的神经递质变化；但是当在无意识状态下，作用来自皮层下区域时，神经通路会产生新的突触，而不仅仅是神经递质的变化（见图6-2-33）。

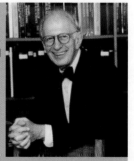

图6-2-32　埃里克·坎德尔（Eric Kandel）

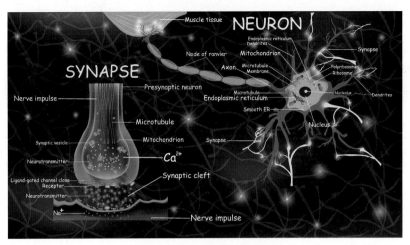

图6-2-33　神经突触结构

③因此对于吞咽的训练不能基于主动意识的控制，而是需要基于皮层下区域的刺激。因此嘟嘟嘴这个装置每天只需佩戴15分钟，让儿童保持坐姿端正，在看电视等愉悦的情况下进行，不需要用主动训练来完成吞咽的神经控制无意识转换。这个转换在越小的时候越容易成功，因为神经系统在6岁前处于快速发育阶段（见图6-2-34）。

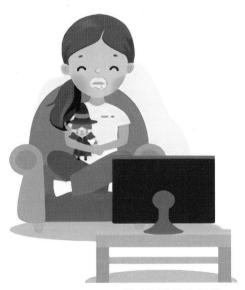

图6-2-34　吞咽辅助训练器的佩戴

（刘太琪　李小兵）

（五）呼吸功能异常与错𬌗畸形关系及早期矫治策略

1. 儿童口呼吸与错𬌗畸形的发生发展

（1）儿童口呼吸对颅面𬌗形态的影响。

当儿童口呼吸时，由于舌、下颌和口唇的肌肉活动改变，造成了一系列口腔功能变化，从而导致"功能-形态"的改变。

①口呼吸时，舌在吞咽时不与上腭接触，鼻呼吸形成的鼻腔向下发育与舌头上抬形成的腭顶向上向外发育得不到促进，进一步减少鼻腔空间发育，腭顶形态高拱。

②口呼吸时，舌头上抬力量不足，形态变得扁平。

③长期口呼吸，下颌下后旋，提颌肌群张力松弛，上下牙齿咬合接触下降，后牙继续萌出升高，造成下颌进一步旋转。

④张口呼吸，颊肌因下颌下降而张力增加，进一步对腭部产生了向内的压力，尤其在口角区域尤为明显，从而造成了牙弓（前段牙弓）狭窄。由于腭部、牙弓横向发育不佳，进一步造成口咽气道狭窄。

⑤张口呼吸时，口唇得不到封闭，造成唇轮匝肌肌力不足，唇外翻。上切牙由于缺乏唇肌向内的压力，容易受到异常吞咽的舌向外的张力，上前牙唇侧倾斜，造成前牙覆盖增大。狭窄的牙弓也会进一步加重上前牙唇倾及上下牙列拥挤。

儿童张口呼吸引发一系列的口周肌肉功能及口腔功能改变，最终导致牙、牙槽和颌骨形态的改变，形成下颌后下旋转、下颌后缩、开唇露齿、牙弓狭窄、腭盖高拱、牙列拥挤、前牙唇倾或面型突的牙颌面异常形态（见图6-2-35）。

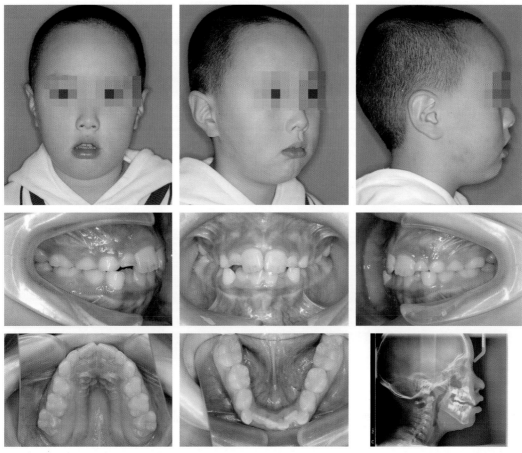

图6-2-35　儿童张口呼吸导致下颌后下旋转、牙弓狭窄、腭盖高拱、上前牙唇倾等一系列错殆畸形表现

（2）儿童腺样体/扁桃体肥大对颅面殆发育的影响。

扁桃体肥大推挤舌体向前，进而导致下颌前伸，下颌支长度增加、下颌骨更趋向水平生长、下颌体长度增加，形成Ⅲ类错殆畸形。

腺样体、扁桃体均肥大，可导致儿童上下颌骨矢状向生长差异减小、覆盖偏小等Ⅲ类错殆畸形（也称作骨性Ⅳ类错殆畸形）。

错殆畸形的早期矫治需重视儿童上气道通畅状况，检查儿童腺样体/扁桃体肥大有无阻塞上气道的问题。及时识别错殆畸形病因，才能有效矫治功能因素造成的儿童颌面部发育不调。

2. 儿童口呼吸的早期矫治原则

异常呼吸功能主要是不同病因机制造成的口呼吸，按照病因口呼吸主要分为两类。

（1）阻塞性口呼吸：多由腺样体、扁桃体肥大，鼻腔疾病（如鼻中隔不正、鼻甲肥大等）导致。临床检查通过X线头颅侧位片和耳鼻喉科鼻咽镜可以判断腺样体和扁桃体阻塞严重程度。

阻塞性口呼吸的治疗原则：错𬌗畸形早期矫治与耳鼻喉科的多学科联合治疗。在早期阻断口呼吸之前，需耳鼻喉医生会诊治疗，必要时切除肥大的腺样体和扁桃体，及时去除上气道阻塞的病因。此外，积极治疗过敏性鼻炎、慢性鼻炎或鼻窦炎，改善鼻阻力对纠正口呼吸具有积极的临床意义。错𬌗畸形早期矫治应根据其临床表现选择最佳矫治时机，早期矫治包括：上下扩弓、导下颌向前、内收上前牙、纠正前牙深覆𬌗覆盖、颅面垂直向生长发育控制、口周肌肉功能训练或口腔异常功能训练等（见图6-2-36）。

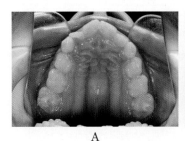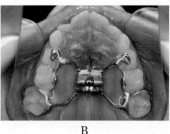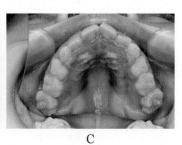

图6-2-36　儿童阻塞性口呼吸致牙弓狭窄，早期固定支架式扩弓矫治
A. 扩弓前；B. 上颌Hyrax扩弓矫治器；C. 扩弓后。

（2）习惯性口呼吸：多由婴儿口呼吸习惯、婴儿不当喂养习惯、儿童吮指、吐舌及咬唇等不良习惯导致；或者是阻塞性口呼吸病因去除后，由于肌肉功能记忆，患儿存在习惯性张口呼吸。临床应针对习惯性张口呼吸进行阻断性治疗，在习惯性口呼吸纠正的同时，在适当的时机，纠正由口呼吸造成的错𬌗畸形。

①习惯性口呼吸的功能矫治包括：①唇肌功能训练，即让患儿有意识闭嘴呼吸，进行抿纸、含塑料/金属片、含纽扣或爆破音练习等唇肌训练；②舌肌功能训练，即使用口香糖做舌体上抬训练和弹舌运动训练（舌体打击上腭并发出响声）；③口腔前庭盾，即封闭口腔通道，使患儿停止口呼吸而改用鼻呼吸，可在前庭盾前方放置圆形不锈钢丝拉钩，以加强唇肌训练；④封唇法，即全天佩戴只遮盖患儿口部的不透气口罩，露出鼻部，迫使其用鼻呼吸，或在夜间睡眠时，用胶布封唇。

②按错𬌗畸形的表现，选择最佳治疗时机进行畸形矫治，包括上下扩弓、导下颌向前、内收上前牙、纠正前牙深覆𬌗覆盖或对颅面垂直向生长进行控制等。

（彭怡然　李小兵）

（六）儿童睡眠呼吸障碍与错𬌗畸形的关系及早期矫治策略

1. 儿童阻塞性睡眠呼吸暂停综合征

儿童上气道阻塞除引发张口呼吸外，其对儿童另一个重大影响就是可能造成阻塞性睡眠呼吸暂停综合征（Obstructive sleep apnoea，OSA）。OSA是一种由于上呼吸道部分或完全阻塞而反复出现的、发作性的睡眠呼吸暂停，造成儿童生长发育的一系列生理病理变，包括：①在白天可表现为鼻塞、张口呼吸、反复中耳炎、上气道感染、胃食道反流、注意力不集中或多动易激惹等症状；②在夜间可表现为打鼾、呼吸异常、易惊醒、躁动不安、遗尿或多汗等症状。如得不到及时干预，对儿童长期的影响包括神经认知损伤、学习障碍、生长发育迟缓、颌面部发育异常、内分泌代谢紊乱、高血压或肺动脉高压等，甚至可增加成年后心血管疾病风险。流行病学研究显示，儿童阻塞性睡眠呼吸暂停综合征的患病率高达1.2%～5.7%。

2. 引起儿童睡眠呼吸障碍的危险因素

儿童睡眠呼吸障碍的相关病因主要为上气道（鼻咽气道）阻塞及引发的一系列神经肌肉异常，如鼻部阻塞、鼻甲肥大、腺样体肥大及扁桃体肥大，其中腺样体或/和扁桃体肥大约占儿童睡眠呼吸障碍发病因素的70%，好发于3—5岁儿童（见图6-2-37）。

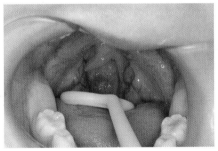

图6-2-37　儿童扁桃体肥大，软腭及会厌下垂，张力下降

（1）口呼吸将加重儿童睡眠呼吸障碍。

口呼吸造成的牙弓狭窄、腭盖高拱问题，会进一步减少舌体在口腔的空间。口呼吸儿童的舌会向后部移位，占用本就狭小的咽部空间，咽后壁组织塌陷，进一步加重气道狭窄的问题（见图6-2-38）。

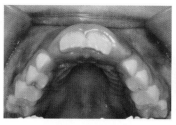
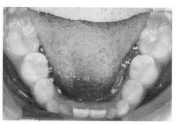

图6-2-38　儿童口呼吸牙弓狭窄、腭盖高拱

（2）腺样体/扁桃体肥大与儿童睡眠呼吸障碍强相关。

虽然腺样体、扁桃体肥大与儿童睡眠呼吸障碍有强相关性，但研究表明扁桃体肥大的大小与睡眠呼吸障碍的严重程度没有显著关联（见图6-2-39）。

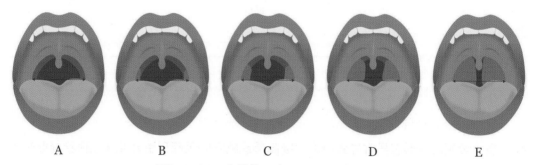

图6-2-39　扁桃体肥大Brodsky分级量表

A．0级：扁桃体位于扁桃体窝内，或曾行扁桃体切除术；B．1级：扁桃体位于扁桃体窝外，占据小于25%的口咽横向尺寸；C．2级：扁桃体占口咽横向尺寸的26%～50%；D．3级：扁桃体占口咽横向尺寸的51%～75%；E．4级：扁桃体占据大于75%的口咽横向尺寸。

（3）肥胖也是儿童睡眠呼吸障碍的危险因素之一。

肥胖儿童上气道较正常体重儿童窄，BMI每增加50%（身体质量指数，即Body Mass Indcx，BMI），儿童睡眠呼吸障碍发生的风险就增加10%左右。

（4）儿童睡眠呼吸障碍与上下颌骨位置形态异常有关。

上下颌的位置关系与上气道骨性框架的容积/形态密切相关。牙颌面骨骼发育异常影响上气道大小的发育（见图6-2-40）。除了下颌先天发育不足导致的气道狭窄外，其他可能引起颅面畸形的综合征如Downs综合征、Pierre-Robin综合征或黏多糖贮积症等都可能导致上气道狭窄，引发儿童睡眠呼吸障碍。

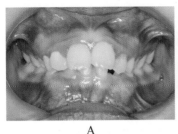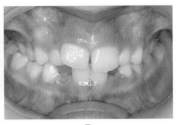

A   B

图6-2-40　儿童牙颌面骨骼发育异常

A. 上牙弓宽度不足，上前牙唇倾，前牙深覆𬌗覆盖；B. 上颌宽度不足，后牙反𬌗畸形。

在儿童生长发育过程中，下颌宽度、舌、软腭、鼻咽气道、腺样体、扁桃体大小及距离成比例生长，当上气道发生炎症，引起免疫过激反应导致屏障异常，上气道淋巴组织代偿性肥大，引发炎性分泌物增加。肥大的上气道淋巴组织和炎性分泌形成上气道阻塞等症状，同时由于儿童口呼吸、肥胖等危险因素作用导致神经肌肉异常，上气道塌陷，打破了气道解剖结构的平衡，均可导致睡眠呼吸障碍的发生。

3. 儿童睡眠呼吸障碍的临床诊断

儿童睡眠呼吸障碍的临床治疗是包括耳鼻喉科学、口腔医学为主的多学科联合治疗。当儿童颅面𬌗形态异常导致睡眠呼吸障碍或睡眠呼吸障碍引发儿童颅面𬌗畸形时，儿童早期矫治可增加上气道通气，并纠正儿童睡眠呼吸障碍引发的颅面𬌗早期发育异常及错𬌗畸形。

（1）儿童睡眠呼吸障碍的病史及全身体格检查。

儿童睡眠呼吸障碍的症状，应首先关注儿童有无睡眠打鼾及打鼾的频率，当打鼾频率达到大于或等于3晚/周时，应引起儿童家长及医生的重视。同时，儿童睡眠呼吸障碍还可伴随其他临床症状，如睡眠憋气、睡眠躁动、易惊醒、呼吸暂停、张口呼吸、睡眠不安、遗尿、注意力不集中、多动或生长发育迟缓等。低龄幼儿应关注张口呼吸、反复惊醒或情绪行为异常等儿童睡眠呼吸障碍相关症状。

①针对儿童睡眠呼吸障碍对患儿生活质量的影响，可应用儿童睡眠呼吸障碍相关调查问卷进行病史筛查，如阻塞性睡眠呼吸暂停18项生活质量调查表（OSA-18）和儿童睡眠问卷（Children's Sleep Questionnaire，PSQ），调查包括身体特征、睡眠情况、日间症状、病史等方面。

②儿童睡眠呼吸障碍应对患儿口鼻咽气道、颌面部进行相应检查，以筛查与儿童睡眠呼吸障碍相关的危险因素，如鼻咽结构异常、腺样体和扁桃体肥大、颅面发育异常或

身体肥胖等。

③颅面颌发育异常与儿童睡眠呼吸障碍存在相关性，如小颌畸形、腭盖高拱、长面型的儿童罹患OSAHS的可能性更高，耳鼻喉科及口腔科医生应给予重视。

④腺样体位于鼻咽部，需要通过侧位片、纤维鼻咽镜等进行测量、诊断。扁桃体可通过张口压舌在口内直接进行测量，也可通过侧位片、CBCT等观察其矢状向肿大程度，通常将扁桃体Ⅱ～Ⅲ度并伴有临床症状诊断为扁桃体肥大（见图6-2-41）。

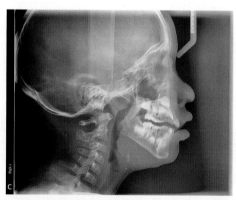

图6-2-41　儿童侧位片，可发现腺样体、扁桃体肥大

（2）多导睡眠监测（Polysomnography，PSG）。

基于睡眠呼吸障碍的症状，PSG是诊断儿童OSA的标准方法，可记录患者多种生理体征的变化，精准计量呼吸程度及睡眠状况。儿童呼吸状况不同于成人，因此儿童PSG监测标准与成年人明显不同，《中国儿童阻塞性睡眠呼吸暂停诊断与治疗指南（2020）》推荐OAHI＞1/h为儿童OSA的诊断界值，有利于早期发现需要干预的睡眠呼吸障碍患儿。指南同时建议基于PSG指标进行OSA严重程度分级，参考标准如下：

①轻度：1次/h<OAHI≤5次/h；

②中度：5次/h<OAHI≤10次/h；

③重度：OAHI>10次/h。

④不推荐使用扁桃体大小等指标进行OSA的严重程度分级。

此外，AHI、OAI和最低血氧饱和度对儿童OSA的诊断也有重要参考意义。

4. 不同年龄阶段儿童睡眠呼吸障碍临床表现特点及早期干预

对于儿童OSA的治疗包括儿童减重治疗、改变体位、药物治疗、外科治疗或正畸治疗等。

（1）在婴幼儿期，上气道阻塞的病因区别于儿童时期，常因颅面形态结构异常、神经肌肉疾病和先天性疾病导致，如喉软骨软化病、脑瘫、下颌骨发育不全、面中部发育不全综合征或Pierre Robin综合征等。6个月以后婴儿可能因为上气道感染及其他全身疾病诱发腺扁肥大导致上气道阻塞。此外，婴幼儿贲门发育尚不健全，胃容量小，容易胃食管反流引起声门及声门下区肿胀从而也可导致气道阻塞加重。婴幼儿期的治疗，旨在保持气道通畅及扩大咽腔，根据病因的不同决定相应的治疗措施。非手术治疗包括体位治疗如侧卧位睡眠、置入鼻咽通气道或支架等。手术措施针对颅面发育异常进行相应的手术，如喉软化的声门上成形术、对小下颌的下颌骨牵引术、针对腺扁肥大的腺扁切除术、针对新生儿后鼻孔闭锁的后鼻孔闭锁成形术等。较为严重的颅面或先天疾病导致的气道异常，在干预后有较大的比例会持续发生气道阻塞，仍需对患儿进行持续随访与序贯治疗。

（2）在儿童及青少年期，OSA随发育可能出现延缓、持续或加重等不同情况。腺扁切除术是儿童上气道阻塞的一线治疗方法。术式包括腺样体鼻内镜下电动吸割、扁桃体剥离、低温等离子消融、电烙或吸切钻囊内扁桃体切除术等。一旦确诊，手术越早效果越好，可有效减轻患儿的症状，提高患儿的生活质量，如嗜睡程度、行为学指标、生长发育指标等；上下切牙唇倾、牙弓狭窄、下颌生长模式等有正常化趋势，但无法完全逆转。

正畸早期矫治通过恢复牙弓宽度、改变下颌位置、肌肉功能训练等方法，使口咽空间增大，舌位前移，从而改善上气道狭窄，降低或减轻睡眠呼吸障碍（见图6-2-42）。

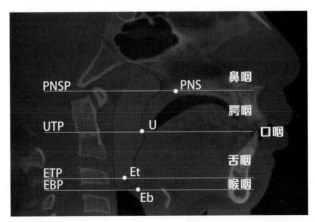

图6-2-42　儿童早期矫治后，CBCT侧位片分析上气道容积变化

①针对牙弓狭窄、下颌后缩的患儿，可进行上颌快/慢速扩弓、下颌前导功能矫形治疗，促进牙、殆、颌、肌的协调发育。②对于上颌发育不足的先天畸形患儿，可进行上颌前方牵引改善面中份凹陷及呼吸受限。合并肥胖的患儿应同期进行减重治疗，以缓解睡眠呼吸障碍（见图6-2-43）。

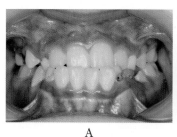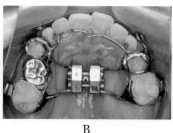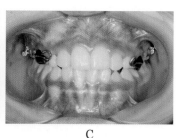

A   B   C

图6-2-43　儿童前牙反殆畸形伴上牙弓狭窄的早期矫治
A. 治疗前；B. 上颌固定支架式扩弓＋前牵引；C. 前牙反殆畸形解除。

（彭怡然）

（七）儿童语音障碍与颅面殆结构异常的关系及早期矫治策略

语音障碍是临床最常见的儿童语言障碍类型，主要表现为说话时不能正确发出某些语音，可能导致不同程度的沟通和社交障碍。根据病因和语音表现，儿童语音障碍可以分为两大类，包括功能性语音障碍和器质性语音障碍。功能性语音障碍指临床上可以发现有确定的语音错误，但是不能找到确定的结构异常和神经肌肉功能异常；器质性语音障碍又分为神经运动性、结构性和感知性三种类型（见图6-2-44）。

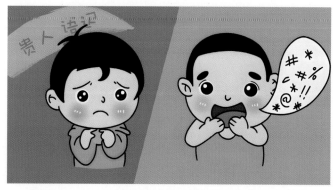

图6-2-44　儿童功能性语音障碍和器质性语音障碍

1. 口腔结构功能异常与语音障碍的关系

儿童发出正确的语音有赖于发音器官结构和功能的健康发展，如爆破音/b/，/p/，需要上下唇具较好的肌肉力量，能够闭合并产生一定的压力，气流冲破唇阻力而产生爆破音，而许多小朋友把"哥哥"叫成"的的"，就是用舌尖音/d/替代了舌根音/g/，这是发音部位的错误（见图6-2-45）。

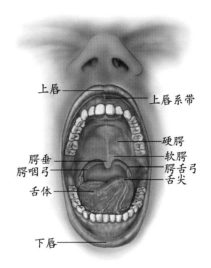

图6-2-45　儿童口腔构音结构

常见的口腔结构和功能异常包括以下几点。

①唇的异常（唇肌张力不足、唇裂等）：常造成双唇音及唇齿音错误，如/b/，/p/，/f/等出现错误甚至缺失，如"飞"发成"灰"，"波"发成"哦"。

②舌的异常、咬合的异常（开殆等）：常造成舌尖音的异常（见图6-2-46）。

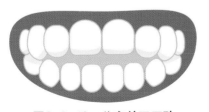

图6-2-46　儿童前牙开殆

③腭的异常（腭裂等）：主要造成腭咽闭合不全，出现鼻漏气或者高鼻音，不能

正确发出高鼻压语音，比如把/bɑ/发成/ɑ/，或者出现异常的代偿音，如/j/，/q/，/x/发成/gi/，/ki/，/yi/（见图6-2-47）。

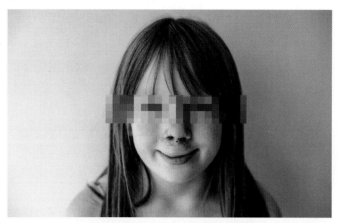

图6-2-47　儿童先天性唇腭裂

④舌系带的异常：实际上舌系带对于儿童语音的影响极小，因为舌体属于肌肉组织，具有很强的灵活性和弹性空间，即使有比较明显的舌系带过短，也可以通过调整发音部位来弥补，而并不需要做舌系带矫治手术，仅仅在极少数情况下（如下前牙长期摩擦过短的舌系带造成经久不愈的溃疡）才需要考虑手术矫治（见图6-2-48）。

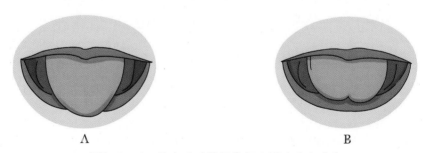

A　　　　　　　　　　B

图6-2-48　儿童舌系带异常极少影响儿童发音
A. 舌系带正常；B.舌系带过短。

2. 儿童语音发育异常的检查治疗原则

（1）发音器官检查：目的是检查儿童是否有发音器官结构异常与功能问题，评估其发音系统是否会影响语音的生成。检查时儿童需要头部自然摆正，与检查者面对面，儿童头部高度应保持在检查者可完全观察到口腔内部的高度，检查人员可使用压舌板或手电筒等辅助工具，通常应该检查的部位见表6-2-1、图6-2-49。

表6-2-1　发音器官检查部位及项目

	嘴唇		舌		牙齿	
外观结构	正常（　）	异常（裂开、歪斜）	正常（　）	异常（过大、缺损）	正常（　）	异常（缺损、畸形）
	硬腭		软腭		流涎	
	正常（　）	异常（裂开、畸形）	正常（　）	异常（　）	正常（　）	异常（　）
运动功能	嘴唇闭合		下颌运动		舌体运动	
			正常（　）	异常（　）	正常（　）	异常（　）
	吹气/吮吸		口腔触觉		咬合功能	
	正常（　）	异常（　）	敏感（　）	迟钝（　）	正常（　）	异常（　）

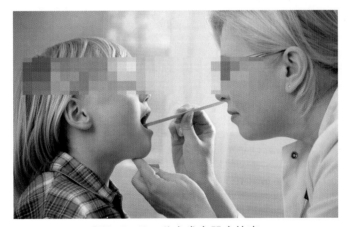

图6-2-49　儿童发音器官检查

（2）发音功能检测：主要通过客观测量和主观评价检测儿童的发音功能。客观测量可以采用声学分析工具（声谱图）等软硬件设备对儿童语音的要素进行记录和分析，如发声时长、基础频率、共振峰等声学特性来判断发音的性质。主观评价主要通过词表测试儿童语音的正确率以及可理解度，一般认为4岁左右儿童语音正确率应达到75%，可理解度应达到80%（见表6-2-2、表6-2-3、图6-2-50）。

表6-2-2　儿童发音的主观评价表

题号	目标词	目标音：正确（√）；错误（X）	
1	鼻子	/b/	/z/
2	脚	/J/	
3	嘴	/z/	
4	球	/q/	
5	汽车	/q/	/ch/
6	桌子	/zh/	/z/
7	雨伞	/y/	/s/
8	鸟	/n/	
9	飞机	/f/	/j/
10	头发	/t/	/f/
11	木门	/m/	/m/
12	钢琴	/g/	/q/
13	赛跑	/s/	/p/
14	螃蟹	/p/	/x/
15	西瓜	/x/	/g/
16	裙子	/q/	/z/
17	苹果	/p/	/g/
18	蔬菜	/c/	
19	花	/h/	
20	肥肉	/f/	/r/
21	耳朵	/d/	
22	老鼠	/l/	/sh/
23	筷子	/k/	/z/
24	短裤	/d/	/k/

（续表）

题号	目标词	目标音：正确（√）；错误（×）	
25	牛奶	/n/	/n/
26	灯笼	/d/	/l/
27	熊猫	/x/	/m/
28	热水	/r/	/sh/
29	楼梯	/l/	/t/
30	棍子	/g/	/z/
31	月亮	/y/	/l/
32	书包	/sh/	/b/
33	手指	/sh/	/zh/
34	彩虹	/c/	/h/
35	床	/ch/	
36	女孩	/n/	/h/
37	夹子	/j/	/z/
38	太阳	/t/	/y/
39	草	/c/	
40	再见	/z/	/j/
正确率（%）		/70*100%	

资料来源：香港教育大学　张显达教授

表6-2-3　语音清晰度评价表

题目	总是	通常	有时候	很少	从不
	5	4	3	2	1
1. 您能明白他/她的说话吗？					
2. 家庭成员能明白他/她的说话吗？					

（续表）

题目	总是	通常	有时候	很少	从不
	5	4	3	2	1
3. 其他亲戚能明白他/她的说话吗？					
4. 孩子的朋友能明白他/她的说话吗？					
5. 其他认识而不熟识孩子的人能明白他/她的说话吗？					
6. 孩子的老师能明白他/她的说话吗？					
7. 陌生人能明白孩子的说话吗？					
总分			/35		
平均分			/5		

资料来源：香港大学　杜洁森、吴绮雯

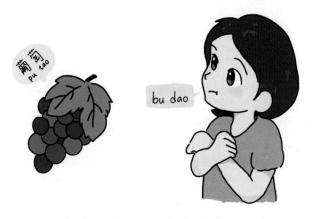

图6-2-50　儿童发音异常

（3）临床处理原则：舌系带与儿童语音的关系很小，一般不作为治疗重点，仅有极少数情况如舌系带与下前牙摩擦造成溃疡影响进食时才考虑做舌系带矫治手术；单个牙齿的错位一般不会造成明显的发音问题，但是出现多个牙错𬌗、牙弓及牙列的咬合关系错位则可能会导致语音障碍，应尽早到儿童正畸科就诊，例如早期反𬌗（地包天）、口呼吸（可能由腺样体肥大导致）或者习惯性吐舌造成开唇露齿。此外，若可以观察到儿童有唇腭裂或者腭隐裂，并出现高鼻音、鼻漏气以及进食鼻漏现象，应及时到口腔颌面外科就诊，检测腭咽闭合功能，必要时需要做鼻咽镜等进一步检查。

3. 改善儿童语音的口腔功能训练方法

改善儿童语音的口腔功能训练方法包括改善呼吸、发声、共鸣、颌骨、咬合能力以及唇、舌运动的精细协调性等。改善呼吸、发声的训练方法可以采用吹肥皂泡、蜡烛、气球以及汽笛活动，或者使用回音话筒、声控玩具等诱导儿童发声等活动，同时需要根据孩子的能力逐渐增加力量和难度；共鸣训练可以采用哼唱练习、鼻笛玩具、口腔音/鼻腔音切换练习等活动；颌骨发育及咬合训练可以使用不同硬度的牙胶棒或者食物条（苹果条、胡萝卜条、手指饼干等）做双侧咬合练习；唇舌部的练习可以采用不同粗细的吸管或者专用的舌尖训练器练习唇舌肌肉的力量和灵活度。训练活动应游戏化以吸引儿童参与，同时训练活动设计难度等级要循序渐进，逐步改善儿童口腔发音器官运动的力量和稳定度，提高发音动作的灵活性和协调性（见图6-2-51）。

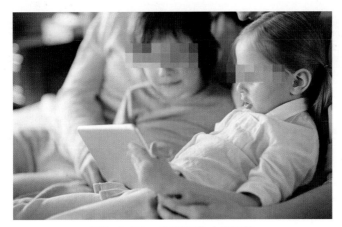

图6-2-51　儿童语音功能训练

（杨峰　李小兵）

（八）咀嚼功能异常问题与儿童错𬌗畸形的关系及早期矫治策略

1. 儿童咀嚼功能与牙弓大小发育的关系

食物类型不同以及相应的咀嚼功能需求的不同，对同一种族人群的面型及颌骨大小的发育的影响不同。最明显的证据是北美土著人群的颅面形态中，其牙弓较现代北美人更宽（土著人群的咀嚼功能更强大）。

咀嚼功能是否影响牙弓大小（牙萌出必需间隙）目前尚不确定。动物实验（猪）单代持续的软食喂养会影响其颌骨大小、与颅面相对位置以及牙弓大小发育。但对于人类来说，即使从小就持续咀嚼软食（因为牙弓发育完成早），咀嚼功能减弱不明确是否会影响牙弓大小的发育。咀嚼功能对牙弓发育作用的内在关系，目前尚不清楚。

2. 儿童咀嚼力大小与面型发育的关系

临床常常发现短面型者（前牙深覆𬌗畸形）后牙萌出高度不足（咬合接触力，包括咀嚼力相比正常面型者更大），而长面型者（前牙开𬌗畸形）后牙萌出过长（咬合接触力，包括咀嚼力相比正常面型者更小）（见图6-2-52、图6-2-53）。

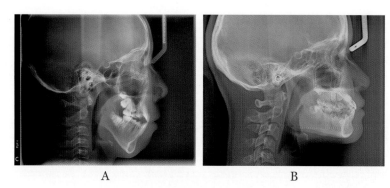

图6-2-52　咬合力大小与面型关系
A. 长面型患者后牙槽高度增加；B. 短面型患者后牙槽高度不足

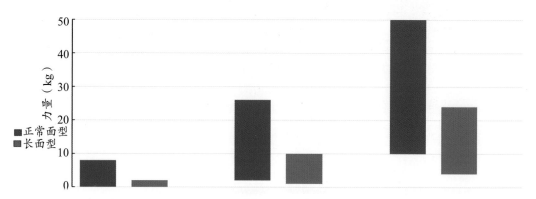

图6-2-53　正常面型（蓝色）和长面型（绿色）咬合接触时（吞咽、咀嚼和最大咬合力）比较
（息止𬌗间隙2.5 mm时，正常面型的咬合接触力大于长面型。）

临床面型差别和咬合接触力（包括咀嚼力）相关性表现，并不能证明咬合接触力（包括咀嚼力）与面型发育存在因果关系。比较正常面型与长面型儿童的咬合接触力（包括咀嚼力），发现两者大小并无多大差异，与长面型成人相比也差异不明显。长面型患者的咬合接触力（包括咀嚼力）变小是在其青春发育高峰期后才出现（儿童长面型特征比咬合接触力（包括咀嚼力）不足出现得早），所以临床更倾向认为是个体长面型造成了其咬合接触力（包括咀嚼力）变小的原因，而不是相反。"长面型"是因，"咬合接触力（包括咀嚼力）变小"是果，而非"咬合接触力（包括咀嚼力）变小"是因，"长面型"是果（见图6-2-54）。因此，儿童咀嚼力的差异不是影响面型发育的功能环境因素。

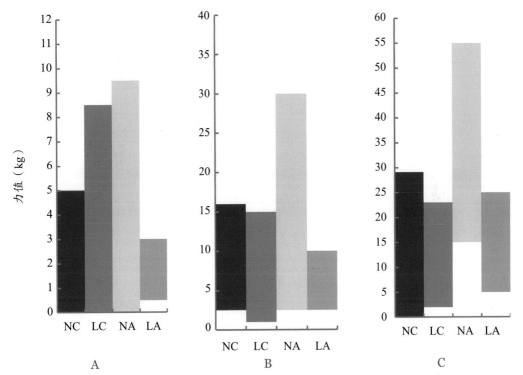

图6-2-54　正常面型儿童、长面型儿童、长面型成人的咬合接触力（包括咀嚼力）比较差异不大，变化是从长面型个体成年后咬合接触力（包括咀嚼力）才开始变小的
A. 吞咽；B. 咀嚼；C. 最大𬌗力（NC：正常面型儿童；LC：长面型儿童；NA：正常面型成人；LA：长面型成人）。

3. 儿童异常咀嚼功能与错𬌗畸形的关系

虽然说儿童咬合接触力（包括咀嚼力）未能证实影响面型发育，但异常的儿童咀嚼功能在一定程度上可影响儿童形成后天型长面型。比如，当儿童由于后牙大面积龋齿而无法有效咬合时，对颌牙伸长，舌头也容易舔舐龋洞以减轻不适感，继发舌功能异常。两者共同作用，形成上牙弓狭窄、上下牙列的宽度不调致下颌后下旋转的儿童高角错𬌗畸形（见图6-2-55）。

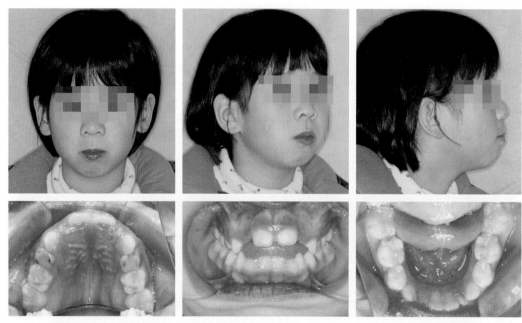

图6-2-55　儿童前牙开𬌗畸形的高角面型患者：伸舌习惯、上颌第一乳磨牙龋坏

另外，异常咀嚼导致的口腔运动异常（如由于不良习惯、龋齿等导致的单侧咀嚼），面部双侧的咀嚼肌运动不平衡，这可能会导致儿童面部、牙列的不对称（见图6-2-56），并造成非咀嚼侧颞下颌关节负荷过大、功能侧内下颌关节运动过大，从而使错𬌗畸形进一步复杂化。

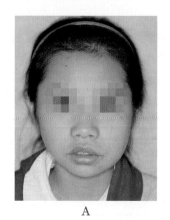
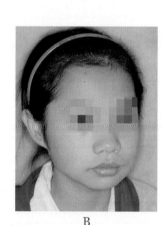

A　　　　　　　　　　　　　　　B

图6-2-56　儿童偏侧咀嚼致面部肌肉发育不对称
A. 正面观；B. 斜侧面观。

（李小兵　马宇星）

三、儿童乳恒牙替换异常及间隙管理

儿童乳恒牙替换异常，常导致继承恒牙阻生、错位萌出，牙列不齐（见图6-3-1）。早期进行间隙管理可降低儿童错殆畸形的发病率，维护正常咬合发育。

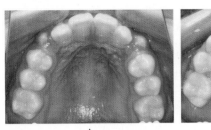
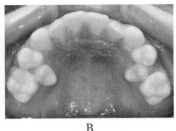

图6-3-1　儿童恒牙列初期，乳牙早失，间隙丧失，牙列不齐
A. 前段牙列拥挤；B. 后段牙列拥挤。

（一）混合牙列期间隙管理与儿童牙列不齐/拥挤错殆畸形的预防

儿童替牙列期正常的乳恒牙替换是保持正常牙弓长度、宽度或牙弓周长的基本条件，也是恒牙正常萌出和正常排列、预防错殆畸形发生发展的重要保障：①如果乳牙过早脱落，相邻的牙齿便会向间隙处移位或倾斜，使间隙变窄进而牙弓长度减小，致使没有足够的位置供后继恒牙萌出，造成后继恒牙错位或阻生（见图6-3-2）。②乳磨牙早失也破坏儿童咬合高度，造成对合牙伸长或咬合高度下降。

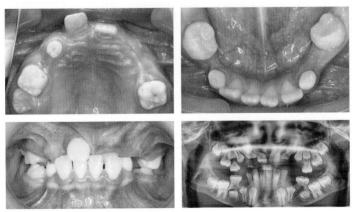

图6-3-2　混合牙列期，乳牙早失，乳恒牙替换异常常导致儿童错殆畸形

儿童严重的龋病、牙髓病、根尖周病、牙外伤以及相邻恒牙异位萌出导致的乳牙及

牙周软硬组织损伤，均可导致儿童的乳牙早失。同时，失去乳牙引导的继承恒牙也可能由于乳牙早失而导致异位萌出，这也是造成错𬌗畸形的重要原因之一。临床应该从咬合发育管理的理念出发，重视儿童口腔疾病预防与治疗，同时儿童早期矫治应该重视儿童间隙管理，从预防开始进行错𬌗畸形的早期矫治。

（二）牙列不同部位乳牙早失的间隙管理策略

1. 乳牙早失与儿童错𬌗畸形的发生

牙列不同部位的乳牙早失对于咬合发育的影响程度不同，间隙管理需采取不同的临床治疗策略，对于严重的乳牙早失造成的影响应及时阻断，而对于对牙弓发育影响不大的乳牙早失临床观察即可。因乳牙早失的部位不同导致不同的继承恒牙萌出错位或错𬌗畸形，包括以下几种情况。

（1）上下颌第二乳磨牙早失：其引起的继承恒牙萌出及牙根形态异常的后果最为严重，常引起第一恒磨牙倾斜前移或（和）牙冠近中扭转，使第二双尖牙错位或阻生（见图6-3-3）。

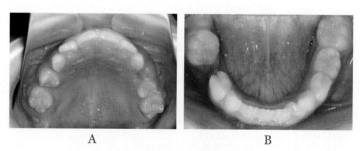

图6-3-3　上下第二乳磨牙早失，第一恒磨牙前移，第二双尖牙间隙丧失
A. 55早失；B. 85早失。

（2）下颌乳尖牙早失：将造成下前牙内倾及远中移动，挤占下尖牙萌出间隙，形成前牙深覆𬌗覆盖畸形、继承尖牙萌出障碍，以及上下中线不齐（见图6-3-4）。

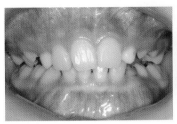
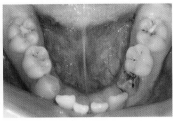
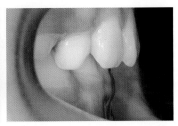

图6-3-4　下颌双侧乳尖牙早失，下前牙舌侧远中移动，下尖牙间隙丧失，下中线右偏，前牙深覆𬌗覆盖畸形

（3）上下颌第一乳磨牙早失：上颌第一乳磨牙早失常造成相邻恒尖牙远中萌出、第二乳磨牙及第一恒磨牙近中移动；研究表明，下颌第一乳磨牙早失引起的间隙问题较轻，影响继承恒牙萌出的程度也较轻（见图6-3-5）。

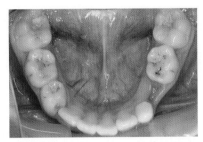

图6-3-5　74（83）早失，间隙变化的程度较轻

（4）上颌乳尖牙早失：相邻侧切牙远中移动，相邻第一、第二乳磨牙及第一恒磨牙近中移动（见图6-3-6）。

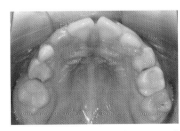
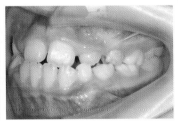

图6-3-6　55早失，63早失，16近中移动，21、22远中移动，23间隙丧失

（5）乳上前牙早失：由于前段牙弓生长及替牙较早，临床需观察，按情况处理。乳侧切牙早失常导致恒中切牙远中倾斜移动，上中切牙间间隙（见图6-3-7）。

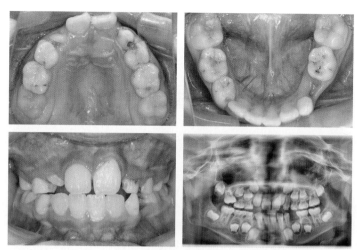

图6-3-7　62（53、74、83）早失，22萌出间隙丧失，21远中移位（上中切牙间隙）

（6）第一恒磨牙早失：常因龋病导致，其所造成的后果也不亚于第二乳磨牙早失，导致相邻恒双尖牙向远中移位及第二恒磨牙向近中倾斜移位。

乳牙早失的间隙管理应及时保持或恢复缺失牙的间隙及其功能，使牙𬌗继续正常生长发育，以预防错𬌗畸形的发生。

2. 儿童不同部位乳牙早失的间隙管理策略

（1）乳上切牙早失的间隙管理策略。

①乳牙列期乳上切牙早失，不会造成大量的牙弓周长丧失，该阶段可以不放置间隙保持器。因此，这一阶段的治疗侧重于美学和语言能力的发育上，使用儿童局部义齿修复乳前牙缺失。年龄大于或等于3周岁的儿童，可以考虑使用活动型儿童局部义齿。

②由于恒切牙替换早、前段牙弓生长发育快，替牙列期乳上切牙早失，一般不会造成间隙丧失，临床可不做间隙维持。如果合并有恒中切牙迟萌/阻生，相邻侧切牙和恒中切牙向缺牙侧偏斜，会导致未萌中切牙间隙丧失、上中线偏斜及上前牙间间隙，这时应做间隙保持、间隙开展，并助萌未萌上中切牙。

（2）上下颌乳尖牙早失的间隙管理策略。

①上乳尖牙早失可导致相邻恒侧切牙及乳磨牙向缺隙侧移动，影响上乳尖牙萌出，临床应做间隙维持。但有些研究认为，上乳尖牙的早失对区域间隙影响罕见，拔除上乳尖牙对于预防上恒尖牙阻生有积极意义，可观察不做间隙维持。

②下乳尖牙早失可导致恒下切牙舌侧倾斜/移动，牙弓周长丧失，继承恒尖牙萌出困难，前牙覆合覆盖增加。双侧下乳尖牙早失造成的问题更严重，但单侧下乳尖牙早失

还会造成下中线偏移。

下乳尖牙早失是严重的乳恒牙替换异常，造成的继发性错𬌗畸形明显，需要早期间隙管理。早期矫治的原则与策略是间隙保持以及间隙获得，避免中线偏移。下乳尖牙早失的间隙获得方法是扩大下牙弓、恢复下前牙正常唇倾角度，这是适合于牙量骨量轻中度不调的矫治。

（3）上下第一乳磨牙早失的间隙管理策略。

乳牙列期单侧或双侧第一乳磨牙早失影响继承第一双尖牙萌出，临床应做间隙维持。临床研究发现下颌第一乳磨牙早失造成的间隙丧失及牙弓周长变短的影响较小，对于下颌第一乳磨牙早失的临床处理也可观察，暂不做间隙保持。

（4）第二乳磨牙早失的间隙管理策略是及时发现，尽早做间隙维持。

由于第二乳磨牙早失对牙弓长度的影响最大，第一恒磨牙近中移动明显，这种情况下，早期矫治需要推磨牙向后恢复间隙。

（李小兵）

四、儿童口腔早期矫治与身姿异常的关系

（一）人体姿势调控机制

1. 人体姿势是动态与静态的维持

通常来说，当我们提到身体姿势时，指的是直立位置，我们的直立站立姿态是由骨骼支撑达到的，因为作用在骨骼上的力与重力相反，所以身体可以被比作一个脚手架，是由骨骼、肌肉、韧带及筋膜的联系、支撑和平衡的框架（见图6-4-1）。人体保持身姿的机制如一艘船的帆桅，通过牵拉各个方向的肌肉、韧带及筋膜以维持身姿体态（见图6-4-2）。

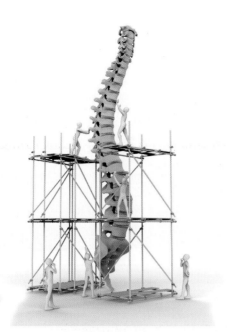 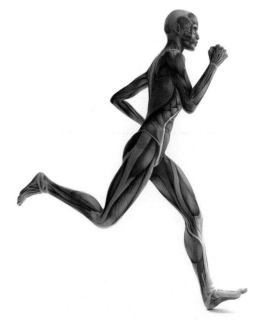

图6-4-1　身体犹如脚手架，是一个联系支撑　　图6-4-2　人体身姿如帆桅，通过肌肉、韧带
　　　　　和平衡的系统　　　　　　　　　　　　　　　　及筋膜牵拉维持身姿体态

　　人体运动中肌肉的力偶关系：力偶关系指当关节发生运动时，相关肌肉会协同收缩完成这一运动，肌肉之间的这种协同关系即为力偶关系。任何运动都需要附近的所有肌肉（主动肌、协同肌、拮抗肌、稳定肌）共同参与完成（行使向心、等长、离心的功能）。如肩关节外展这一动作，肩胛骨需要做出上回旋这一运动，而肩胛骨上回旋运动的实现，需要上斜方肌、下斜方肌、前锯肌等肌肉的共同参与（见图6-4-3）。常见的如上身的圆肩驼背、站立位时的骨盆前倾/后倾、走路/跑步时的膝关节内扣等，这些身

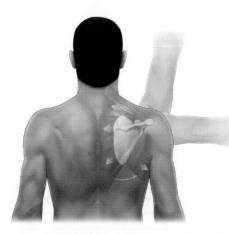

图6-4-3　肩关节外展需要上下斜方肌、前锯肌等肌肉的共同参与

姿体态、动作模式的异常，一方面影响了肌肉的力偶关系（肌力不平衡），另一方面动作模式异常本身就会降低动作效率，增加伤病的发生率。

2. 筋膜连接构成人体身姿控制的有机智能网络

人体在直立姿势位时，筋膜可以被认为是连接所有身体结构的三维网络。筋膜中有神经和血管穿过，由组织液提供给养，并通过组织液进行营养交换。从运动的角度来看，筋膜不仅是对肌肉产生张力的支持和被动传递，并且还是一个真正的三维有机智能网络，有着丰富的姿势信号接收、传递和调整受体，不断地向神经系统提供信息，调整人体身姿体态。

肌筋膜链激动剂和拮抗剂：激动剂是与肌肉一起工作的，拮抗剂是对抗肌肉的。激动剂在肌肉放松时起作用，拮抗剂在肌肉收缩时起作用。激动剂可以被称为"原动机"，负责产生特定的运动。二者所控制的肌肉张力是强且持续适应的结果。人体直立姿势系统的维持是一种高度复杂的控制论机制，它接收来自各种本体感受器的信息，并控制肌肉系统以应对来自身体和环境的刺激。

视觉、听觉、皮肤、前庭器官、内感受器（内感受器接受内脏、血管的各种如机械、化学、渗透等刺激；内感受器分为两种：一种是接受内脏、血管一般感觉的一般内脏感受器；另一种是接受嗅觉和味觉的特殊内脏感受器。）以及肌肉、肌腱和关节的感受器不断地提供有关身姿系统状况的信息。人体身姿持续的信息由以下形式提供：

①脚底的压力；

②与姿势相关的肢体位置；

③与躯干相关的肢体位置；

④与四肢相关的躯干位置；

⑤与躯干相关的颈部位置；

⑥与头部运动和位置相关的眼球运动；

⑦下颌骨和舌头的位置（见图6-4-4）。

为了节省能量，身体必须在矢状面、冠状面和水平面空间的三个平面上对齐，消除每个平面上的任何不平衡。若人体因为在一个方向或另一个方向上移动重心过多，就会迫使肌筋膜链产生永久的张力来对抗重力增加的行为，从而打破平衡，导致局部脱离中立位而产生连锁反应。

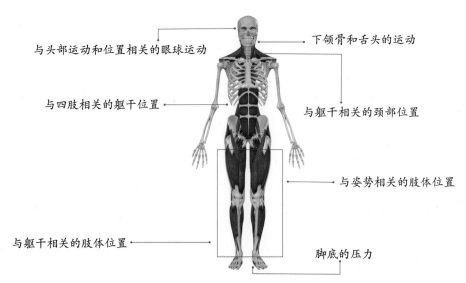

与头部运动和位置相关的眼球运动

下颌骨和舌头的运动

与四肢相关的躯干位置

与躯干相关的颈部位置

与姿势相关的肢体位置

与躯干相关的肢体位置

脚底的压力

图6-4-4　人体身姿信息由多种位置信号提供

3．肌肉张力评估

有专家已经开发了一些临床测试方法来评估肌肉系列的张力和内脏活动度（内脏活动度降低会出现内脏功能障碍），并诊断存在于局部和全身的异常肌肉张力，以识别可能有助于激活病理压力柱的功能障碍，通过整骨疗法技术在肌肉和内脏结构水平上对已识别的功能障碍进行正常化恢复治疗（见表6-4-1）。

表6-4-1　不同等级的肌张力评估

级别	名称	标准	相当于正常肌力的%
0	零（Zero，Z）	无可测知的肌肉萎缩	0
1	微缩（Trace，T）	有轻微肌肉收缩，但不能引起关节活动	10
2	差（Poor，P）	在减重状态下能做关节的全范围运动	25
3	可（Fair，F）	在抗重力状态下能做全范围的关节运动，但不能抗阻力	50
4	良好（Good，G）	能在抗重力和中等阻力状态下，做全范围的关节活动	75
5	正常（Normal，N）	能在抗重力和全部阻力状态下，做全范围的关节运动	100

（1）正常肌张力。

正常肌张力可分为以下三种。

①静止性肌张力：指肌肉处于不活动状态下肌肉具有的张力（如睡觉、站立）；

②姿势性肌张力：指人体变换各种姿势时肌肉所产生的张力，常通过感受肌肉阻力和观察肌肉调整状态来判断（如协调的翻身、由坐到站等）；

③运动性肌张力：指肌肉在运动过程中产生的张力（如步行、游泳等）。

（2）异常肌张力。

异常肌张力可分为以下两种。

①肌张力低下；

②肌张力增高，即肌肉痉挛、僵硬。

（二）口颌系统结构及咬合功能与身姿体态的相关性

1. 口颌系统结构肌咬合功能与人体身姿体态高度相关

口颌系统的结构及咬合功能高度有助于人体姿势平衡的形成。因此在空间的三个平面上，姿势的改变和咀嚼系统的咬合功能障碍之间存在密切的关系（见图6-4-5）。

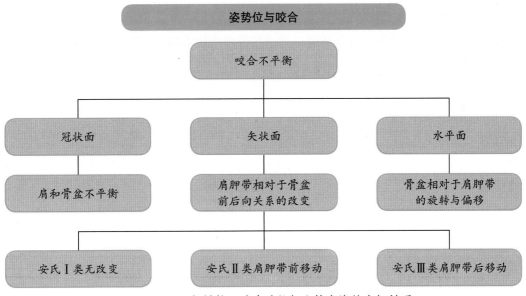

图6-4-5 口颌结构及咬合功能与人体身姿的密切关系

关于咬合不平衡和身体姿势之间的关系，重要的是要强调全身各个系统是相互关联的，因此，任何肌肉的永久性痉挛都可能导致相关整个系列的永久性紧张。身体姿势的改变可以是由上而下的，例如，咬合不平衡会涉及咬肌和颞肌，会在颞骨和枕骨以及相应的筋膜上产生异常张力，结果会导致连接这些骨骼（斜方肌、胸锁乳突肌）的肌肉从顶部开始激活收缩功能，产生持续的肌肉张力改变及身体姿势改变。身体姿势的肌肉张力变化也可能与从由下而上的姿势变化有关，例如，骨盆或下肢的形态姿势问题，将向上激活，导致斜方肌、斜角肌（颈部运动支持肌群，分为前/中/后斜角肌）和胸锁乳突肌痉挛，从而导致枕骨和颞骨的紧张，进而不可避免地影响咬合和咀嚼。

2. 人体身姿异常的纠正是全身系统全面的纠正

无论起点如何（从上向下或从下向上），必须通过使整体肌肉系列的功能正常化来纠正由此产生的病理压力柱（慢性姿势异常对身体一侧的影响大于另一侧，导致同侧的压力增加，这种现象称之为慢性激活的压力柱，该现象可能是呼吸道或姿势失衡造成的，因此或多或少地存在于所有个体中），改变异常身体姿势，纠正必须通过全局调控的方法进行。因为维持身姿的全身肌肉系统可以被任何可能发生在身体不同部位的机械和内脏功能障碍长期激活，从而造成身姿体态的异常（见图6-4-6）。

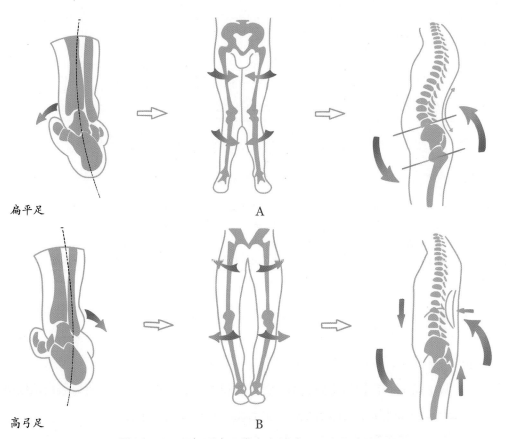

图6-4-6　足部形态异常向上影响腿及脊柱姿势异常
A. 扁平足；B. 高足弓。

（三）口颌结构及咬合功能与肌肉张力变化的关系

从临床观察到的单侧颅位慢性激活涉及斜角肌、斜方肌和胸锁乳突肌的张力异常，导致相应侧枕骨倾斜以及同侧咬合由于CO/CR位逐渐不符发展成早接触。

当胸锁乳突肌和斜方肌的单侧张力较大时，身体一侧肌肉系列的慢性收缩会引起头部向同侧倾斜，偏侧倾斜的头颅姿势会触发同侧的咀嚼咬合早接触（偏斜侧咬合紧，对侧咬合轻）。在这种情况下，身体一侧相对于另一侧形成的压力柱可能是姿势和咬合之间关系上升变化（颅位姿势变化主动影响咬合）的原因，反之亦然（见图6-4-7）。

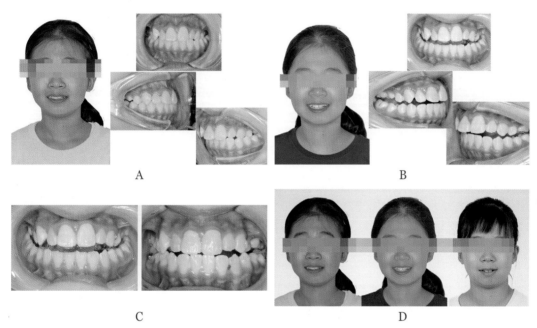

图6-4-7　头颈偏斜与单侧咬合早接触交互影响，单侧咬合的矫治可改善患者斜颈，同时单侧咬合早接触的矫治应配合颈部肌肉不平衡的纠正
A. 儿童斜颈，左侧后牙反𬌗畸形；B. 𬌗板戴用8周后，颅颈姿势改善，牙列开𬌗畸形；
C. 𬌗板调整咬合偏斜；D. 儿童治疗过程中颅颈姿势改变。

在咬合运动期间咬合力计的使用表明，错𬌗畸形或咬合不对称越大，胸锁乳突肌与对侧胸锁乳突肌的收缩力差异越大。Sforza研究表明，咬合不对称也会导致胸锁乳突肌肌肉收缩的力不平衡，两侧胸锁乳突肌肌肉之间的这种收缩差异与姿势摆动有关。胸锁乳突肌和舌骨上肌似乎在控制姿势摆动中起重要作用。在这种情况下，可以假设从错𬌗畸形开始，伴随着病理压力柱的激活而发生的咬合姿势改变的病理机制。

因此，在存在姿势和咬合问题时，优先确定关系是增益还是减弱的，一旦确定了优先级，就有必要探索哪些功能失调的现象可能是根源。

研究表明，在咀嚼功能异常的情况下，我们可以发现颅骨活动度改变、颈椎活动度改变、咀嚼肌不对称牵张、斜头畸形（颅骨形状不对称）、前庭改变和脑膜张力异常。每个人都存在一定程度的姿势不对称，包括咀嚼功能，生理性的改变可以通过全身肌肉、筋膜系统调整维持正常身姿，但身体中存在的各种改变也可以从轻微的生理不对称进一步发展为病理不对称。临床正畸医生及康复医生应该注意这样的问题。

因此，在错𬌗畸形发生时，作为口腔医生在早期矫治和正畸综合治疗时还需要关注由于咬合异常、咀嚼异常或颅位异常等带来的全身性改变，以及全身姿势改变对咬合关系的异常影响。在多学科联合治疗的临床治疗思路下，只有全面思考各种异常影响因素，做出全面的诊断治疗计划，更有效地矫治儿童错𬌗畸形。

（四）临床常见儿童不良身姿体态与错𬌗畸形的关系

不良的姿态将影响儿童身体形态的发育、体质和呼吸效能/运动能力，增加脊柱侧弯的概率，影响颅面生长发育，诱发身体出现慢性疼痛，并导致一些心理问题。头颈和躯干姿势与颅面部的形态、生长发育、功能密切相关。上气道阻塞、错𬌗畸形、颞下颌关节病等病理性因素也会改变头颈和躯干的姿势位。

1. 儿童异常身姿体态影响咬合发育

儿童常见身体不良姿势，包括含胸、驼背、头前伸、骨盆前倾、骨盆侧倾和脊柱侧弯等。人体口颌系统位于颅部，颅部位于脊柱的顶端，需要良好的肩部和骨盆的支撑（骨盆的位置与偏转与人的足部结构和足部/膝关节姿势密切相关）。脊柱形态和功能的异常会影响颅部的肌肉平衡、上下颌骨位置以及牙齿的排列及咬合关系（见图6-4-8）。

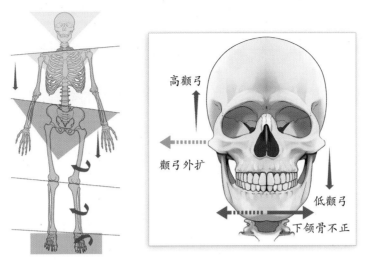

图6-4-8　人体异常身姿对颅面结构与咬合发育的影响

2. 儿童异常身姿可引发颞下颌关节病

异常的身体姿势与颞下颌关节紊乱病（Temporomandibular Joint Disease，TMD）有着密切的关联。对存在异常头颈姿势的TMD患者开展有针对性的头颈姿势训练，可以调节头颈肌力平衡，改善肌肉收缩模式，增强头颈部本体感觉，进而改善TMD患者的头颈姿势控制能力，同时需要在复位过程中强化吞咽训练，建立良好的舌体功能和位置，对疾病的恢复和功能的改善产生有利影响（见图6-4-9）。

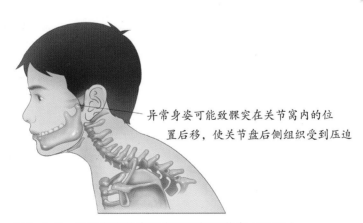

图6-4-9　异常身姿体态引发颞下颌关节病（TMD）

骶骨倾斜症患者，由于骶骨的倾斜所引起的腰、胸和颈椎代偿性曲折，使躯干和颈部一侧肌肉张力增高，也会影响下颌骨正常位置，可能引起颞下颌关节紊乱病

（TMD）（见图6-4-10）。

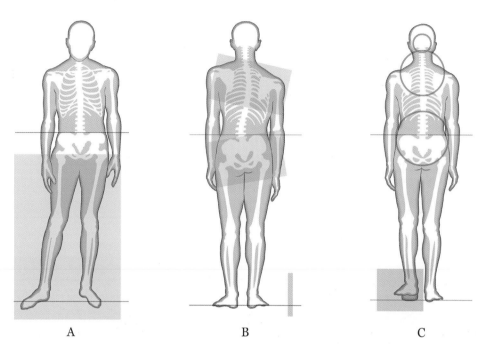

A　　　　　　　B　　　　　　　C

图6-4-10　骶骨倾斜患者可能引发多种肌肉症状
A. 膝内翻；B. 盆骨倾斜及高低肩；C. 下肢高度不平衡。

3. 儿童头颈肌肉功能与错𬌗畸形

头颈部及口颌系统的任何一组肌群的活动都会直接或间接地牵动另一组肌肉的张力和功能，其平衡和协调是行使正常头颈及口腔生理功能所必需的，对颌骨的发育、牙弓的形成和𬌗的建立都有明显作用（见图6-4-11）。

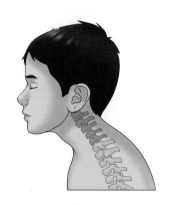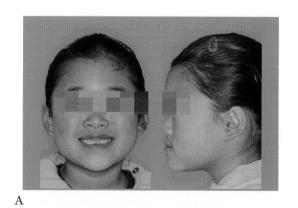

A

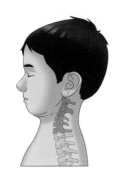
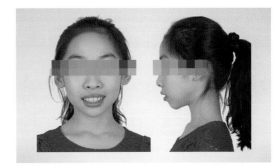

B

图6-4-11　儿童异常身姿体态对咬合发育的影响
A. 颈椎前伸 曲度减小或反弓，下颌前突伸；B. 颈椎后缩，下颌后缩。

（1）颈部肌群功能异常时或左右侧存在张力差异时，会使得下颌骨对称性、髁突位置、磨牙区高度、𬌗平面、双侧咀嚼肌功能平衡等均出现异常。高低肩儿童若不及时进行干预，可能导致颈部功能性偏斜，日久形成骨性宽度不调。

头颈的偏斜（也叫作颈椎侧屈），口周肌肉过度收缩（例如损伤后形成的瘢痕组织）会影响颅面正常生长，出现咬合偏斜或下颌偏斜（见图6-4-12）。反之，若口周肌力不足，则会导致提下颌肌无力综合征的产生，下颌向下移位，出现垂直向过度生长、后牙过度萌出及前牙开𬌗畸形等症状（见图6-4-13）。

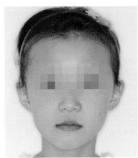
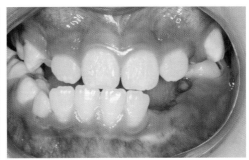

图6-4-12　儿童咬合偏斜，头颈肌肉张力不平衡

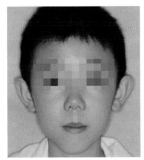
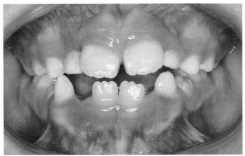

图6-4-13　提下颌肌群张力不足，下颌向下移位，垂直向生长过度，前牙开𬌗畸形

（2）儿童扁桃体肥大、口呼吸患者，为了能有更多的上气道空间往往习惯性将头前倾。儿童持续的头前倾会使头位姿势改变、颈部肌肉疼痛，导致骨性前牙反殆畸形（见图6-4-14）。

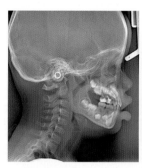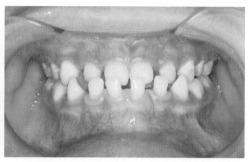

图6-4-14　儿童扁桃体肥大，张口呼吸，头前倾，导致颈部肌肉疼痛及骨性下颌发育的反殆畸形

（五）儿童错殆畸形早期身姿异常的矫治策略

人体身姿体态涉及从头到脚全身结构，感知器官和身姿体态的变化，并通过肌肉、筋膜、关节的微调整维护身姿体态的平衡。错殆畸形涉及颅面结构和功能的异常，异常身姿体态和头颅姿势与错殆畸形发生发展相互影响。当代康复医学的概念是通过身姿调整，恢复正常肌肉张力平衡。应用康复医学理论，身姿体态的改善能协助儿童错殆畸形的矫治及矫治疗效的保持，并且儿童错殆畸形的矫治也有助于身姿体态的改善。把康复医学的身姿体态纠正纳入到儿童错殆畸形早期矫治的临床治疗中，体现了当今儿童错殆畸形早期矫治的发展与交叉学科融合的特点（见图6-4-15）。

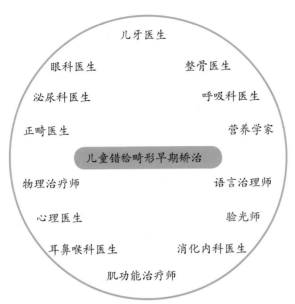

图6-4-15 儿童错拾畸形早期矫治与耳鼻喉科学、儿童医学、康复医学、营养学等相关学科的交叉融合促进其临床理论与技术的发展

1. 儿童错拾畸形早期矫治中肌肉功能异常，对医生的诊疗建议

（1）儿童错拾畸形一部分是由口呼吸、舌体及口周肌、咀嚼肌、颈部肌肉等肌功能异常导致的，肌肉功能的异常会加重儿童错拾畸形的临床表现。儿童错拾畸形早期矫治的临床医生对病因要有清晰的认识，注意全面收集儿童的初诊资料，并追溯其病因机制。例如，双侧胸锁乳突肌张力不对称的儿童（如单侧胸锁乳突肌痉挛）常出现斜颈、拾平面偏斜、下前牙牙轴均向一侧偏斜的情况。应根据儿童放松时的头位、躯体的姿势位、口内牙齿排列以及咬合的情况，分析诊断其颈侧肌群的健康状况，在儿童错拾畸形矫治的同时进行颈部肌肉训练，必要时联合康复医生会诊或转诊（见图6-4-16）。

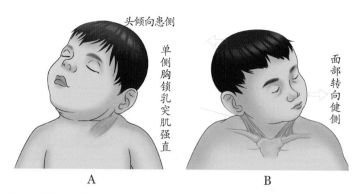

头倾向患侧

单侧胸锁乳突肌强直

面部转向健侧

A   B

图6-4-16　儿童肌性斜颈的康复治疗，有助于儿童𬌗平面偏斜、下前牙牙轴向一侧偏斜错𬌗畸
　　　　　形的预防与阻断
　　　A. 单侧胸锁乳突肌强直；B. 早期康复治疗将头倾向患侧、面部转向健侧。

（2）早期身姿体态训练有助于儿童错𬌗畸形的改善（见图6-4-17）。如儿童常习惯将下颏托靠在手肘部或桌上，妨碍了下颌向前生长，可使下颌处于轻度远中位，训练下颌主动前伸，即嘱儿童站立，两手垂放身体两侧，保持头、颈部正确姿势、位置，然后前伸下颌至上下切牙切缘相对或反超𬌗，并保持下颌在前伸位数分钟。反复多次训练可以增强翼外肌及浅层咬肌的张力，使下颌逐渐向前调整。反之，对于下颌前伸的儿童，可嘱其后退下颌至上下前牙切对切，反复训练，同时配合儿童错𬌗畸形早期矫治器去除𬌗干扰。

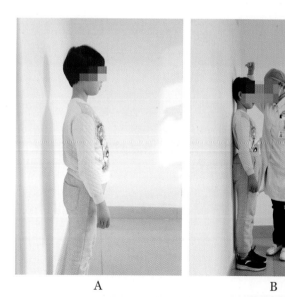

A   B

图6-4-17　早期身姿体态训练有助于儿童错𬌗畸形的改善
　　　　A. 儿童站姿；B. 辅助调整站立姿势。

2. 对儿童及其监护人的建议

（1）婴儿多数时间处于睡眠状态或在床上活动，应经常更换睡眠体位与头位，以免长期处于一种体位和头位，使头受压变形而影响面颌的正常生长。婴儿用正确的姿势喂养，保持婴儿体位、头位的正确位置，避免吮吸时压迫下颌而形成下颌后缩畸形（见图6-4-18）。

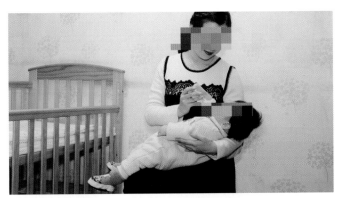

图6-4-18　保持正确的婴儿喂养体位

（2）引导儿童站姿和坐姿：站时抬头挺胸，两肩向后自然舒展；坐时脊柱挺直，腰椎处于稳定状态（见图6-4-19）；睡时保持身体平直，正在发育的儿童，床垫不宜过软。

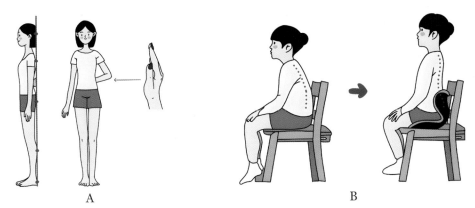

图6-4-19　儿童正确站姿及坐姿
A. 靠墙站立；B. 儿童正确坐姿。

（3）建议儿童、青少年注重身姿体态健康管理，增强呼吸机能，加强体育锻炼，促进身体全面发展，普及全民体态健康的知识。

（程辉　阿达来提　李小兵）

第七章

儿童常见错殆畸形的临床表现及矫治策略

从乳牙列期到混合牙列期是儿童颅面𬌗生长发育明显变化的时期，因不同的病因机制出现各种机制不同、严重程度不同的错𬌗畸形。儿童早期矫治各类严重程度不同的儿童错𬌗畸形的目的在于维护正常的颅面𬌗生长发育，阻断异常颅面𬌗生长发育的发展，维护正常的口腔功能与口腔健康，恢复儿童颜貌协调美观。

一、乳牙列期常见咬合问题及矫治策略

（一）乳前牙反𬌗

1. 乳前牙反𬌗畸形的临床表现

乳前牙咬合时三个以上的乳上前牙咬在乳下前牙舌侧，乳下前牙在上前牙唇侧，前牙呈反覆𬌗反覆盖关系。乳前牙反𬌗畸形是乳牙列期最常见的错𬌗畸形，需要及时管理，早期矫治。按儿童错𬌗畸形的形成机制，乳前牙反𬌗畸形可分为牙性、功能性和骨性前牙反𬌗等三种类型（见图7-1-1）。

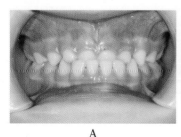 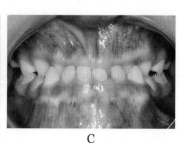

A   B   C

图7-1-1　乳前牙反𬌗畸形

A. 牙性乳前牙反𬌗畸形；B. 下颌前伸功能异常导致的功能性乳前牙反𬌗畸形；C. 骨性乳前牙反𬌗畸形。

2. 儿童乳前牙反𬌗畸形的矫治策略与时机

儿童乳前牙反𬌗畸形是错𬌗畸形中的"急症"，应早发现、早管理（治疗）。牙性

乳前牙反殆畸形应及时开始矫治（见图7-1-2）纠正乳上下前牙的唇倾角度异常，建立正常覆合覆盖。牙性乳前牙反殆畸形矫治后，若乳前牙有足够的覆合，则无须保持。功能性乳前牙反殆畸形的早期矫治目的是去除造成乳前牙反殆畸形的异常功能，阻断儿童早期下颌骨的前伸位，改变伸舌习惯、纠正异常头颈姿势位，恢复儿童颅面殆正常的生长发育（见图7-1-3）。功能性乳前牙反殆畸形矫治后，应重视异常功能习惯的纠正及保持。对于轻中度的骨性乳前牙反殆畸形，应通过控制下颌骨生长发育和/或促进上颌骨的生长发育，尽量协调异常的上下颌骨矢状向关系（见图7-1-4）。轻中度骨性乳前牙反殆畸形的矫治应从乳牙列期开始并持续到青春生长发育后期。对于严重的遗传性骨性高角乳前牙反殆畸形，早期矫治效果差，应成年后行正颌-正畸联合治疗。

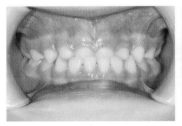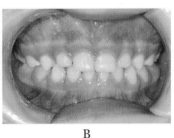

A   B

图7-1-2　乳牙列牙性前牙反殆畸形，早期矫治能有效纠正反殆畸形，矫治后若覆合正常
则无需保持
A. 治疗前；B. 治疗后。

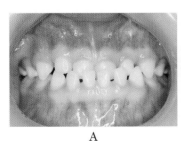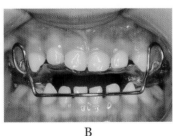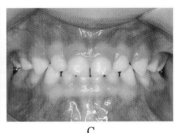

A   B   C

图7-1-3　功能性乳前牙反殆畸形，功能矫治的临床疗效较好，但需注意异常功能的纠正和保持
A. 治疗前；B. 上颌反向唇弓殆垫双曲舌簧矫治器；C. 治疗后。

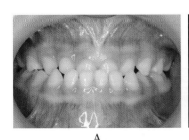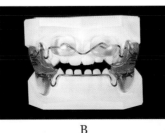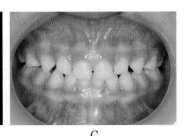

A   B   C

图7-1-4　轻中度的骨性乳前牙反殆畸形，功能矫治应持续到青春生长发育后期
A. 治疗前；B. FRⅢ型功能矫治器；C. 治疗后。

（二）乳后牙反𬌗

1. 乳后牙反𬌗畸形的临床表现

乳后牙反𬌗畸形即乳磨牙呈反覆盖关系，表现为上颌乳磨牙颊尖咬在下颌乳磨牙颊尖的舌侧。单个乳后牙反𬌗多与乳磨牙位置异常有关。而多个乳后牙反𬌗畸形则多与牙弓/颌骨宽度发育不足有关，可发生在单侧或双侧。双侧乳后牙反𬌗畸形多与上颌发育不足有关，常伴乳前牙反𬌗。单侧乳后牙反𬌗畸形还可能涉及咬合干扰、中线不齐、下颌偏斜的问题，对儿童颜面美观协调影响较大，是临床必须早期治疗管理的儿童错𬌗畸形问题（见图7-1-5）。

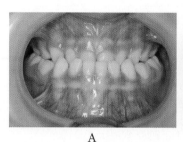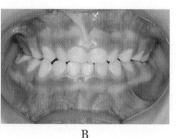

A　　　　　　　　　　　　B

图7-1-5　乳前后牙反𬌗畸形
A. 双侧乳前后牙反𬌗畸形；B. 单侧乳后牙反𬌗畸形。

2. 乳后牙反𬌗畸形的机制

乳后牙反𬌗畸形按形成机制分为牙性、功能性及骨性乳后牙反𬌗畸形。牙性乳后牙反𬌗畸形多为个别乳牙反𬌗，表现为上乳磨牙舌倾/下乳磨牙颊倾；功能性乳后牙反𬌗畸形多伴上下牙弓形态不调、咬合干扰、下颌偏斜；骨性乳后牙反𬌗畸形多为上颌三向发育不足、上颌位置后缩（见图7-1-6）。

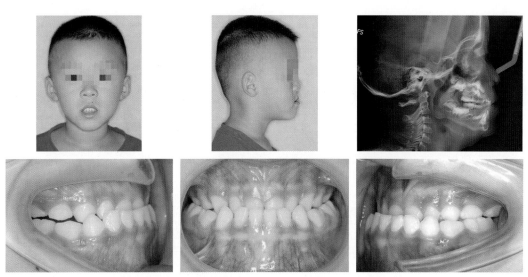

图7-1-6 骨性乳后牙反殆畸形（上颌三向发育不足）

3. 乳后牙反殆畸形的矫治策略

乳后牙反殆畸形影响后牙咬合及下颌运动功能，造成下颌发育异常，增加下颌骨性偏斜及面部不对称的可能性，一经发现，应及时治疗（见图7-1-7）。

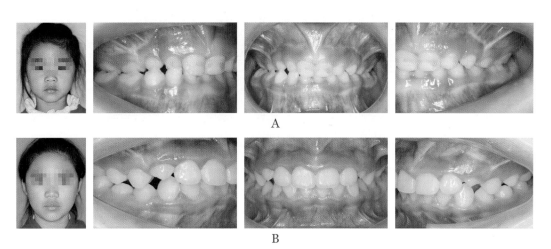

图7-1-7 乳后牙反殆畸形的早期矫治
A. 治疗前；B. 治疗后。

（三）乳前牙深覆𬌗深覆盖

1. 乳前牙深覆𬌗的临床表现及矫治策略

乳前牙深覆𬌗是上下颌牙弓和/或上下颌骨垂直向发育异常，即后牙牙槽高度不够和/或前部牙槽骨发育过度、或水平生长型上下颌骨聚合性生长所致的错𬌗畸形。临床表现为上颌乳前牙切缘超过下颌乳前牙牙冠长度的切1/3或下颌乳前牙咬合于上颌乳前牙舌侧切1/3以上。

轻中度乳前牙深覆𬌗无需在乳牙期早期矫治；对于重度的乳前牙深覆𬌗，下颌乳前牙咬破腭黏膜时应及时治疗，避免腭黏膜损伤，保护口腔组织健康（见图7-1-8）。

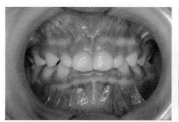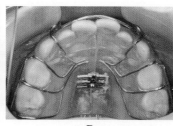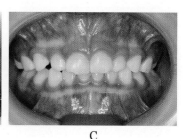

A　　　　　　　　　B　　　　　　　　　C

图7-1-8　乳前牙深覆𬌗早期矫治，避免腭黏膜损伤
A. 治疗前；B. 上颌平导＋扩弓矫治器；C. 治疗后。

2. 乳前牙深覆盖的临床表现及矫治策略

乳前牙深覆盖是上下颌牙弓和/或上下颌骨矢状向位置异常所致的错𬌗畸形，即上下颌乳前牙矢状向的水平距离大于3mm。乳前牙过大的深覆盖可继发唇舌功能异常。

乳前牙深覆盖与环境/遗传因素有关，环境因素中的异常口呼吸、异常吮吸、唇舌不良习惯是常见的病因。按照机制可分为牙性、功能性和骨性乳前牙深覆盖。牙性乳前牙深覆盖主要是口腔不良习惯造成的上下前牙唇倾度或者牙的数目异常造成的（如乳下切牙缺失），无上下颌骨间或颅颌面关系异常；功能性乳前牙深覆盖由于神经肌反射引起的下颌功能性后缩，也可能是牙𬌗存在干扰因素所致；骨性乳前牙深覆盖是颌骨发育异常导致的。对于乳前牙深覆盖，尤其是异常环境因素造成的乳前牙过度唇倾者，应及时发现及时治疗，避免乳前牙外伤（见图7-1-9）。

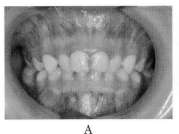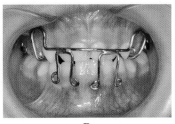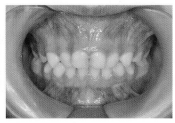

图7-1-9　儿童咬下唇不良习惯导致的乳前牙深覆盖的早期矫治
A. 治疗前；B. 上颌扩弓＋唇刺；C. 治疗后。

功能性乳前牙深覆盖，临床去除咬合干扰，治疗以口腔肌功能训练及行为学管理为主。骨性乳前牙深覆盖，乳上前牙的唇倾度不大，治疗要在混合牙列期开始。

（四）乳后牙锁殆

1. 乳后牙锁殆畸形的临床表现

乳后牙锁殆是乳磨牙错位、上下颌乳磨牙殆面无咬合接触的一种错殆畸形。可发生于单侧或双侧，多涉及单个乳磨牙。根据上下磨牙的颊舌向位置关系，分为乳后牙正锁殆和乳后牙反锁殆。乳后牙正锁殆主要临床表现是乳下磨牙的颊尖及其颊斜面咬合在上颌乳磨牙舌尖及其舌斜面的舌侧，相应上下乳磨牙殆面无接触（见图7-1-10）；乳后牙反锁殆主要临床表现是乳下磨牙的舌尖及其舌斜面咬合在乳上颌磨牙颊尖及其颊斜面的颊侧，相应乳上下磨牙殆面无接触。

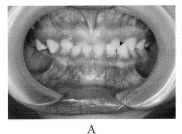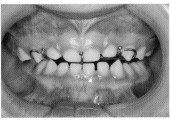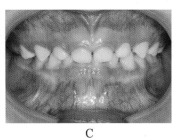

图7-1-10　儿童乳前牙反殆＋55/85锁殆的早期矫治
A. 治疗前；B. 上颌平面导板＋双曲舌簧矫治器，55/85弹性交互牵引；C. 治疗后。

2. 乳后牙锁殆畸形的矫治策略

乳后牙锁殆多为先天性个别牙锁殆，可导致不同程度的乳牙殆干扰，上下牙列在咬合接触后发生下颌功能性移位，严重时出现骨性偏颌，极大影响儿童咀嚼功能、颞下颌关节功能和面部美观，应在儿童3.5岁后及时发现尽早矫治。

（五）乳牙开𬌗

1. 乳牙开𬌗畸形的临床表现

乳牙开𬌗多由口腔不良习惯所致。儿童颌骨垂直向发育异常，少数可出现前牙咬合浅或开𬌗畸形的错𬌗表现。乳牙开𬌗畸形可发生于前牙段和后牙段，前牙区多见。

乳前牙开𬌗是上下前牙在垂直向以及矢状向无咬合接触的错𬌗畸形，除了上下前牙咬合无接触的异常，也包含上下牙槽骨及上下颌骨的结构垂直向关系异常，常伴有口颌系统神经肌肉功能的异常及口腔不良习惯的产生（见图7-1-11）。乳后牙反𬌗畸形多与舌肌功能及大小的异常有关，在舌肌压迫下，上下乳磨牙咬合无接触。

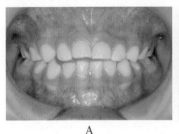
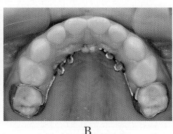
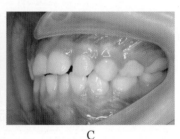

A   B   C

图7-1-11　乳前牙开𬌗伴吐舌习惯
A. 治疗前；B. 上颌固定腭刺；C. 治疗后。

根据形成机制，乳牙开𬌗畸形分为功能性、牙-牙槽骨性以及骨性开𬌗。功能性乳牙开𬌗是由于口腔不良习惯造成（如吐舌、咬物、吮指、咬唇和口呼吸等），一般无面型和骨骼异常，乳牙开𬌗畸形多是功能性前牙开𬌗；牙-牙槽骨性乳前牙开𬌗畸形常表现为牙和牙槽骨的垂直关系不调、前牙萌出不足、前牙槽骨高度不足，伴或不伴后牙萌出过度、后牙槽骨发育过度，而颌骨发育基本正常；骨性乳前牙开𬌗常指上下颌骨垂直向关系异常，常存在家族性遗传特征，常表现为垂直生长型的典型特征。

2. 乳牙开𬌗畸形的矫治策略

乳牙开𬌗影响患儿咀嚼和发音功能，主要表现为发音不清（尤其齿音）、前牙无法切断食物以及咀嚼效率降低。乳牙开𬌗畸形可继发异常吐舌吞咽，加重开𬌗严重程度。严重的骨性乳前牙开𬌗畸形呈长面型，极大地影响了患儿美观。临床应早期矫治乳牙开殆畸形，恢复儿童口腔功能及颅面正常生长。

（六）乳牙发育异常——乳牙融合牙

1. 乳牙融合牙的临床表现

乳牙融合牙是牙发育异常现象，影响儿童的咬合发育。融合牙由发育期2个牙胚融合发育而成，其牙本质相连。乳牙融合牙多发于下前牙区，乳侧切牙和乳尖牙的融合以及乳中切牙和乳侧切牙的融合，也可以是多生牙与正常牙之间的融合（见图7-1-12）。

乳牙融合牙牙冠宽度与单个正常乳牙有明显差异，但又小于正常两个乳牙牙冠宽度，可使乳牙的咬合关系发生异常，如上下颌中线不齐、牙列的尖窝咬合关系不良、磨牙关系不正、前牙覆殆覆盖异常等。

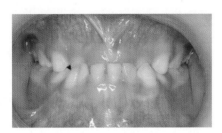

图7-1-12　乳前牙反殆畸形，82、83融合牙

2. 乳牙融合牙的临床治疗策略

乳牙融合牙常伴继承恒牙的缺失，融合的乳牙其牙根吸收相对缓慢，造成继承恒牙的发育和萌出异常。融合牙的牙体解剖结构复杂，影响局部菌斑生物膜的机械控制，易造成菌斑在融合线处堆积，增加患龋风险。若融合线向根部延伸，由于菌斑的堆积导致深牙周袋。乳牙融合牙常伴先天性继承恒牙缺失。

应同儿童牙病医生会诊治疗造成牙体健康问题的融合牙。乳牙融合牙伴先天缺失继承恒牙时，临床常观察，在恒牙列期根据间隙情况考虑保留或拔除融合牙。乳牙融合牙由于牙根吸收缓慢，继承恒牙迟萌者，可在继承恒牙牙根发育超过1/2时，拔除融合牙，并观察牵引继承恒牙。

（七）乳牙先天缺失

1. 乳牙先天缺失的临床表现

乳牙先天缺失是由于牙胚未形成或牙胚细胞不增殖所致，表现为个别乳牙缺失、多数乳牙缺失或全部乳牙缺失的无牙症（见图7-1-13）。

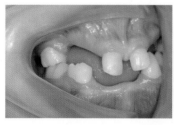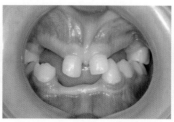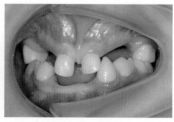

图7-1-13　儿童多个乳前后牙先天缺失，牙槽骨发育不良、咬合关系异常

乳牙先天缺失会破坏乳牙列的完整性，乳牙列中线偏移，缺失牙的邻牙倾斜，咬合关系紊乱，可并发咬合创伤以及颞下颌关节紊乱症。多数乳牙先天缺失导致咬合力对牙槽骨的生理性刺激丧失，牙槽骨发育不足（萎缩），造成继承恒牙萌出困难、错位萌出或埋伏阻生，进而造成恒牙排列不齐。乳前牙先天性缺失伴单侧融合牙，易出现覆𬌗、覆盖的异常变化。

多数乳磨牙先天缺失还可导致下颌前伸咀嚼形成下颌生长发育过度，同时造成𬌗间高度降低，前牙出现反覆𬌗深。乳磨牙先天缺失导致咀嚼效能降低，影响儿童胃肠消化吸收功能，导致营养吸收不良，影响全身发育。

2. 乳牙先天缺失的临床治疗策略

乳牙先天缺失的临床治疗以恢复上下牙咬合功能的修复治疗为主，修复治疗也有助于咬合高度、缺牙间隙等的维持。临床根据乳牙缺失对口腔功能及颅面发育的影响，尽早进行修复治疗。

（八）乳牙列期口腔功能异常

口腔功能包括咀嚼、吞咽、发音、辅助呼吸功能等。口腔功能异常对儿童颅面𬌗生长发育有明显影响，还会导致不同类型的儿童错𬌗畸形。咀嚼功能异常是指儿童咀嚼功能不足（饮食结构过于精细），导致咀嚼肌发育不良，上下颌骨发育不足。吞咽功能异常是指儿童3.5岁后仍保持婴儿式吞咽，即吞咽时舌体位于上下牙槽嵴（或上下切牙）之间与唇肌接触，形成口腔封闭后完成的吞咽动作，常常导致前牙开殆、牙弓狭窄、双牙弓前突、牙列间隙等错殆畸形（见图7-1-14）。呼吸功能异常是指口腔呼吸气量超出鼻腔呼吸气量25%～30%时的异常呼吸。儿童长期口呼吸会造成鼻根下陷、鼻翼萎缩、嘴唇增厚、鼻唇沟变浅、上唇卷缩、牙列拥挤或上颌前牙前突、腭盖高拱、下颌后缩等错殆畸形。

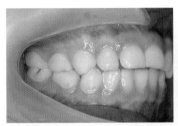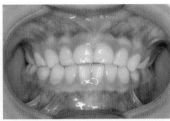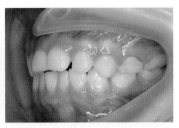

图7-1-14 乳牙列期异常吞咽习惯导致前牙开殆、乳前牙唇倾、牙弓狭窄等错殆畸形问题

乳牙列期口腔功能异常应早期纠正，促进儿童口腔及颅面殆的正常发育。

（九）乳牙列期口腔不良习惯临床表现及早期矫治策略

口腔不良习惯包括吮指习惯、不良舌习惯、不良唇习惯、偏侧咀嚼习惯、咬物习惯及不良睡眠习惯。口腔不良习惯的作用频率、持续时间（每天持续6小时以上）和强度不同会造成不同程度的错殆畸形。乳牙列期的口腔不良习惯导致乳牙咬合异常，持续的口腔不良习惯将造成严重的乳/恒牙咬合异常及面部生长异常。

对于乳牙列期口腔不良习惯应进行早期干预，采用行为学干预、矫治器矫治等方法纠正不良口腔习惯，阻断不良口腔功能对颅面殆生长发育的影响。

1. 吮指和吮颊习惯

吮拇指会导致前牙梭形开殆、上牙弓狭窄、腭盖高拱、上前牙前突和开唇露齿，并可伴有后牙反殆畸形、后牙伸长、下颌顺时针旋转及长面型等情况。吮小指会造成局部小开殆。长期吮指儿童的手指可见胖胀、脱皮及弯曲等现象。吮颊造成上下牙弓狭窄、后牙牙轴的舌向倾斜和开殆，颌骨宽度长时间受限会造成前牙前突、颜面狭窄（见图7-1-15）。

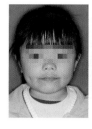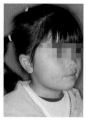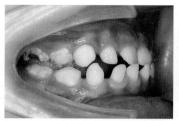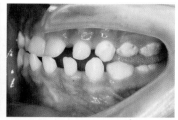

图7-1-15　儿童吮颊习惯造成乳后牙开𬌗

2. 不良舌习惯

舌习惯的性质不同，其所致错𬌗畸形的临床表现不同。儿童将舌尖放置于上下前牙之间，常导致乳前牙梭形开𬌗；舌体向前方伸展，也可导致下颌向前移位，造成下颌前突；舔乳牙习惯（舔乳下前牙）会导致乳下前牙唇向倾斜，出现乳下前牙间散在间隙，甚至出现乳前牙反𬌗畸形；若舔牙习惯同时发生在上下前牙区域，导致双牙弓或双颌前突畸形（见图7-1-16）。

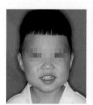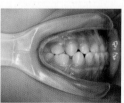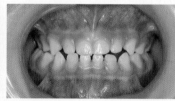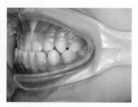

图7-1-16　乳牙列吐舌习惯造成乳下前牙唇倾、前牙局部开𬌗、乳前后牙反𬌗畸形

3. 唇习惯

唇习惯包括咬上唇、咬下唇以及覆盖下唇习惯。咬上唇习惯导致前牙反𬌗畸形、上前牙舌倾、下颌骨前突及近中错𬌗畸形等；咬下唇习惯导致上前牙唇倾、前突、上前牙散在间隙、下前牙拥挤、前牙深覆𬌗、下颌后缩及开唇露齿等；覆盖下唇是指由于前牙深覆盖，导致休息位自然状态下，下唇处于上下唇和上下颌前牙之间，且被上前牙所覆盖，加重上前牙唇倾程度以及下颌远中错𬌗程度（见图7-1-17）。

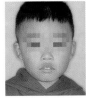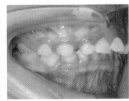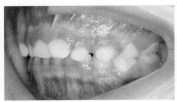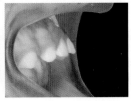

图7-1-17　乳牙列咬下唇（覆盖下唇）习惯造成上前牙唇倾、前突，下颌后缩

4. 偏侧咀嚼习惯

偏侧咀嚼导致两侧咀嚼肌群肌力不对称，咀嚼侧肌群发达。儿童长期单侧咀嚼将导致面下1/3咀嚼侧丰满，下颌骨、下颌中线及颏点偏向咀嚼侧，颜面结构的骨性不对称。

5. 咬物习惯

多见啃指甲或者铅笔，啃咬动作固定在上下牙弓某一部位时，导致局部开殆畸形。

6. 不良睡眠习惯

儿童睡眠时，长期用手、肘或拳头枕在一侧脸下，影响颅面殆部正常生长发育，导致面部结构不对称。

（十）影响咬合发育的乳牙外伤

乳牙外伤是指乳牙在意外的暴力冲击下，使乳牙牙冠/根折、乳牙脱位、乳牙挫入、牙周膜挫伤及牙槽骨发生骨折的一种急性损伤的口腔疾病（见图7-1-18）。乳牙列期儿童处于颅面殆生长发育阶段，牙槽骨疏松且富有弹性，所以乳牙外伤多为乳前牙挫入性移位或脱出，冠根折较少。

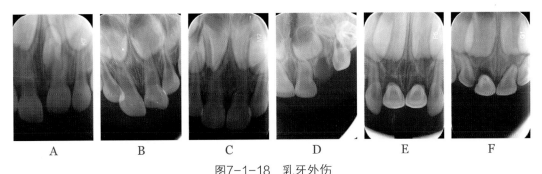

图7-1-18　乳牙外伤
A. 乳牙挫入；B. 乳牙冠折；C. 乳牙根折；D. 乳牙脱出；E. 乳牙侧方移位；
F. 乳牙部分脱出。

乳牙外伤不仅造成乳牙及其周围软硬组织的损伤，还引起继承恒牙胚的发育障碍，导致继承恒牙釉质发育不全、釉质矿化不良、牙根弯曲、牙冠畸形、部分缺损、牙冠变色、埋伏、阻生及异常位置萌出或者过早萌出。此外，还会影响儿童的咀嚼功能和发音功能、口颌美观以及患儿心理健康。

乳牙外伤应及时处理，对于严重的不能保留的外伤乳牙应及时拔除；对于部分乳牙冠折病例，临床在治疗牙髓症状后，可保留观察；轻度松动的外伤乳牙，可及时调𬌗固定；严重松动的外伤乳牙，可拔除，并按缺失牙位置（如乳尖牙、乳磨牙）选择间隙维持。

二、混合牙列期常见错𬌗畸形及早期矫治策略

咬合发育的混合牙列期是进行儿童错𬌗畸形早期矫治的主要阶段，也是进行阻断治疗的关键时期。儿童混合牙列期由于牙性、功能性及骨性等错𬌗畸形形成机制不同，出现各类咬合发育异常及颌骨结构关系异常，导致儿童口腔健康、功能、颅面𬌗发育及美观等诸多问题，影响儿童心理健康。混合牙列期儿童错𬌗畸形需要及时且慎重诊断与鉴别诊断，在恰当时机对颅面𬌗生长发育异常的儿童进行阶段性的预防、引导和阻断治疗，以获得更好的儿童错𬌗畸形矫治疗效。

（一）混合牙列期暂时性错𬌗畸形

在早期矫治开始前，首先需要鉴别诊断儿童混合牙列初期暂时性错𬌗畸形。儿童混合牙列期暂时性错𬌗畸形是指儿童8—9岁时由于前牙萌出、牙弓发育以及上下颌骨发育顺序的差异出现的上切牙牙冠远中倾斜、上中切牙间轻度间隙（小于2 mm）、下前牙轻度拥挤（小于1.6 mm的拥挤，以女性为主）、前牙轻中度深覆𬌗深覆盖的错𬌗畸形表现，随儿童生长发育可自行改善纠正，不必早期矫治（见图2-2-9）。早期矫治鉴别诊断儿童暂时性错𬌗畸形是避免临床早期矫治过度治疗的前提。

（二）儿童混合牙列期常见𬌗关系异常及早期矫治策略

儿童混合牙列期常见前/后牙咬合关系异常，形成错𬌗畸形。其病理机制包括了牙性建合异常、骨性颌骨生长发育及功能位置不调、先天/遗传性牙发育异常、功能性错𬌗畸形等。其临床表现根据不调的病因机制的不同，临床应采取不同的矫治策略与措施。

混合牙列期错𬌗畸形常常包含了诸多错𬌗畸形发病机制，各机制间可相互影响，导致错𬌗畸形向严重化方向发展。例如，牙性咬合异常常造成儿童口腔功能异常（如

咬合干扰/𬌗创伤、下颌运动偏斜等），影响儿童口腔健康，严重者导致颌面骨性发育不协调。

1. 混合牙列期前牙深覆盖深覆𬌗临床表现及早期矫治策略

（1）前牙深覆盖是上下颌牙弓和/或上下颌骨矢状向位置异常所致的畸形，即自上前牙切端至下前牙唇面的最大水平距离超过3mm。这是临床上较常见的错𬌗畸形，常伴有前牙深覆𬌗。

牙性前牙深覆盖是指上下颌骨之间以及上下颌骨与颅面关系正常（无骨性异常），即磨牙关系为中性，主要由于上前牙唇向错位或下前牙舌向错位，或二者同时存在而造成的前牙覆盖增大。儿童口腔不良习惯、上颌前牙区多生牙、下切牙先天缺失等也是儿童前牙深覆盖的病因机制（见图7-2-1）。

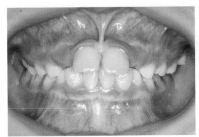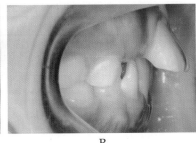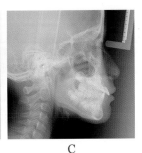

图7-2-1　儿童牙性前牙深覆盖深覆𬌗
A. 正面观；B. 咬合像；C. 头颅侧位片。

儿童混合牙列期牙性前牙深覆盖增加儿童前牙外伤风险，儿童口腔早期矫治策略应该在早期内收唇倾上前牙、纠正各种口腔不良习惯（包括治疗鼻呼吸道疾病在内的全身疾病）、拔除多生牙等，预防前牙深覆盖造成的前牙外伤，维护儿童口颌系统的健康发育。

儿童前牙深覆盖的机制还包括了功能性、骨性前牙深覆盖。功能性前牙深覆盖是指由于咬合关系的原因（如上牙冠狭窄、上前牙内倾、上前牙扭转等）造成的下颌位置后缩的前牙深覆盖。骨性前牙深覆盖是指上下颌骨矢状向发育不调（如上颌发育过度、下颌发育不足）而形成的覆盖增加。功能性前牙深覆盖的临床矫治策略是去除功能障碍，引导下颌前伸纠正前牙深覆盖，矫治选择青春生长发育高峰（前）期。功能性前牙深覆盖的导下颌向前的临床矫治疗效好。骨性前牙深覆盖的矫治策略是抑制上颌矢状向发育或（和）促进下颌矢状向发育，抑制上颌发育的矫治时机应在青春生长发育高峰期前，早于促进下颌的生长发育的矫治时机。明显的、家族性的骨性前牙深覆盖的早期矫治疗效有限。（详见第十章基于颌面生长发育的儿童口腔早期矫治策略与时机）

（2）前牙深覆𬌗是在垂直方向上上前牙盖过下前牙的程度过大的错𬌗畸形，即上前牙牙冠覆盖下前牙牙冠唇面（或下前牙咬在上前牙舌面切端）深度超过1/3。按严重程度可分为Ⅰ°～Ⅲ°（见图7-2-2）。儿童前牙深覆𬌗包括牙性和骨性。牙性前牙深覆𬌗主要是前牙萌出过度和/或后牙萌出不足；骨性前牙深覆𬌗在前后牙萌出异常的同时，还与儿童面部水平生长型、下颌位置后缩、下颌发育不足以及上下颌骨的旋转异常有关（见图7-2-3）。

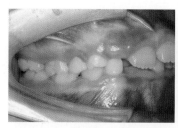
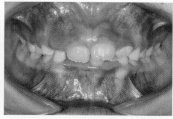
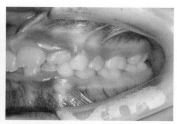

图7-2-2　儿童Ⅱ度前牙深覆𬌗

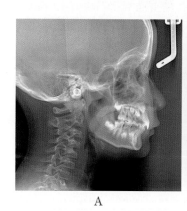
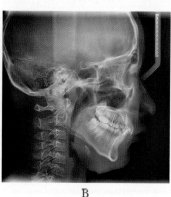
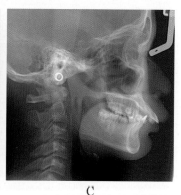

A　　　　　　　　　　B　　　　　　　　　　C

图7-2-3　儿童前牙深覆𬌗类型

A. 深覆𬌗前牙段发育过度；B. 深覆𬌗后牙发育不足；C. 深覆𬌗前牙发育过度伴后牙发育不足。

前牙深覆𬌗包含一种特殊情况——内倾性深覆𬌗：表现为垂直向前牙深覆𬌗、磨牙远中关系或中性关系、上前牙舌倾及上下前牙咬合呈闭锁关系。内倾性深覆𬌗常伴下颌后缩、水平生长、垂直向面下1/3高度不足的骨性问题（见图7-2-4）。

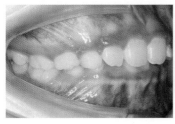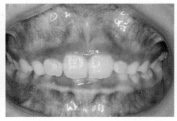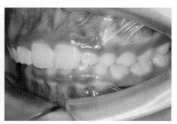

图7-2-4　儿童前牙内倾性深覆𬌗

　　儿童混合牙列期Ⅰ度前牙深覆𬌗可能是暂时性的，可先观察不予处理。随着儿童后牙𬌗向萌出、下颌骨以及后牙槽骨的生长发育，其前牙深覆𬌗可逐渐改善。但对于儿童混合牙列期严重的前牙深覆𬌗，若下前牙造成上腭黏膜咬伤或上前牙造成下切牙唇侧牙龈损伤，应予早期打开咬合治疗，以避免口腔软组织损伤及疼痛。对于儿童混合牙列期前牙内倾性深覆𬌗，下颌受上前牙内倾前伸限制，也应进行早期唇倾上前牙、打开咬合治疗，解除前牙咬合对下颌运动的限制，恢复儿童下颌矢状向的正常生长。骨性前牙深覆𬌗的早期矫治详见第十章。

2. 混合牙列期前牙开𬌗临床表现及早期矫治策略

　　儿童前牙开𬌗畸形是指后牙处于咬合位时，上下前牙在垂直向和/或矢状向上无咬合接触的错𬌗畸形（见图7-2-5）。儿童前牙开𬌗畸形包括了牙性的前牙萌出不足、后牙萌出过度以及上下牙槽骨及上下颌骨的垂直向和矢状向关系的异常，还常伴有口颌系统神经肌肉功能结构的不调。

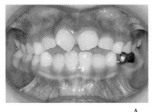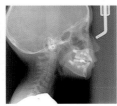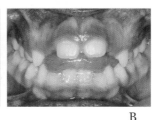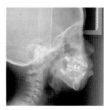

A　　　　　　　　　　　　　　　　　　　B

图7-2-5　儿童前牙开𬌗畸形
A. 牙-牙槽开𬌗畸形；B. 骨性开𬌗畸形（高角，垂直生长型）。

　　儿童混合牙列初期的开𬌗畸形可能因口腔不良习惯造成，或因口腔不良习惯而加重，早期积极干预有利于恢复儿童口腔功能及颌面部正常发育。

3. 混合牙列期反殆临床表现及早期矫治策略

反殆畸形是指在正中咬合时，上颌个别或多数前/后牙咬在下牙列舌侧，呈反覆殆、反覆盖的咬合关系（见图7-2-6）。

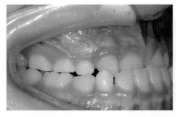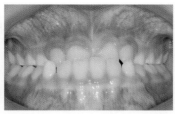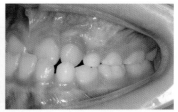

图7-2-6　混合牙列期前牙反殆畸形

（1）混合牙列期牙性前牙反殆畸形：这种情况多因上下前牙唇舌向倾斜度异常造成，临床表现为上前牙唇舌向倾斜度正常或内倾直立、下前牙唇向错位或唇向倾斜、前牙反咬合。牙性前牙反殆畸形的反覆合深而反覆盖浅，上下颌骨矢状向关系及发育基本正常，唇倾度大的下前牙可能导致下唇前突（见图7-2-7）。

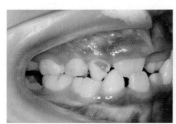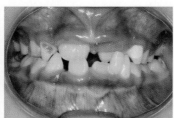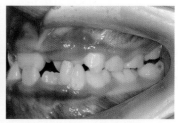

图7-2-7　混合牙列期牙性前牙反殆畸形

（2）混合牙列期牙性后牙反殆畸形：当上后牙直立（腭向倾斜）或腭侧萌出或（和）下后牙颊侧倾斜（颊侧萌出）时，可导致后牙反咬合。牙性后牙反殆畸形的后牙咬合接触时无咬合干扰，上下牙弓/基骨弓宽度协调，面部对称无偏斜（见图7-2-8）。

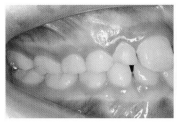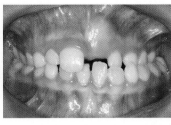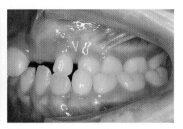

图7-2-8　混合牙列期牙性后牙反𬌗畸形

（3）功能性前牙反𬌗畸形：上前牙成组直立内倾造成前牙咬合干扰，下颌前伸，前牙反咬合。息止𬌗位时侧貌正常，牙尖交错位时下颌前伸。混合牙列期儿童个别牙咬合干扰（如乳尖牙牙尖磨耗不足）或上下牙弓前段宽度不调也会导致下颌前伸，形成功能性前牙反𬌗畸形（见图7-2-9）。功能性前牙反𬌗畸形常伴下颌偏斜，这也会导致上下中线不齐（见图7-2-10）。

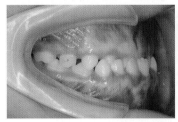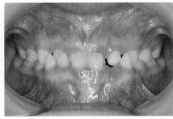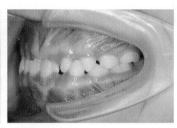

图7-2-9　下乳尖牙磨耗不足造成功能性前牙反𬌗畸形

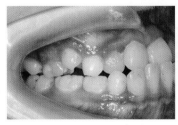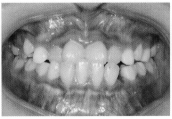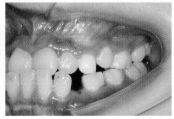

图7-2-10　上下前段牙弓不调造成前牙反𬌗畸形，上下中线不齐

（4）功能性后牙反𬌗畸形：由于上下牙弓宽度不协调（上牙弓单侧或双侧宽度不足）、个别后牙咬合干扰造成的下颌前伸或偏斜，形成单/双侧后牙反𬌗畸形（见图7-2-11）。

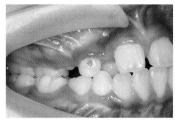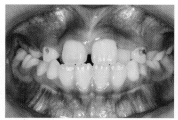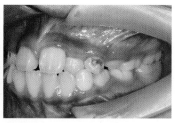

图7-2-11 上颌牙弓狭窄造成单侧后牙反殆畸形

牙性、功能性前/后牙反殆畸形应尽早矫治，乳牙列期和混合牙列期是早期矫治的最佳时期。若拖延儿童的前/后牙反殆畸形的治疗，将影响儿童颌骨矢状向及水平向发育（上颌发育受限或下颌发育过度），导致牙性/功能性反殆畸形发展转变为骨性前/后牙反殆畸形。长期的牙性/功能性反殆畸形还可能导致咬合创伤、口颌神经肌肉不调，从而加重前/后牙反殆畸形。

（5）混合牙列期个别前/后牙反殆畸形：个别前牙反殆畸形是上颌个别前牙舌向错位和/或个别下前牙唇侧错位形成的前牙反殆畸形，无前牙间隙不足的问题（见图7-2-12A）。其主要病理机制是上颌恒前牙腭侧萌出或牙轴舌向倾斜，上牙弓有足够的间隙排齐腭侧错位的前牙。个别前牙反殆畸形需要与牙列拥挤不齐造成的前牙反咬合相区别，后者的临床治疗在纠正个别前牙反殆畸形之前，需要获得牙排齐的间隙，牙列拥挤的矫治先于反殆畸形的矫治（见图7-2-12B）。

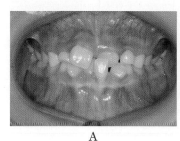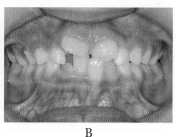

A   B

图7-2-12 个别前牙反殆畸形
A. 个别前牙反殆畸形（下牙列间隙足够）；B. 牙列拥挤伴个别前牙反殆畸形
（下前牙拥挤不齐）。

个别前牙反殆畸形由于上前牙舌向错位，常出现咬合创伤，造成前牙牙周破坏，应及时矫正。

个别后牙反殆畸形是上颌个别后牙腭侧萌出错位造成的后牙反咬合，临床少见。后牙段牙列拥挤，特别是第二乳磨牙早失间隙丧失导致的上颌第二双尖牙舌侧萌出也会出现个别后牙反咬合。这实际上是牙列拥挤造成的，临床治疗需扩大早失乳牙间隙（或拔牙获得间隙），然后纠正个别后牙反咬合（见图7-2-13）。

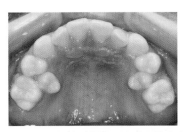

图7-2-13　上颌第二乳磨牙早失，牙弓后段拥挤，15，25腭侧错位萌出，个别后牙反咬合

混合牙列期骨性反殆畸形的早期矫治详见第十章。

（三）儿童混合牙列期牙列拥挤临床表现及早期矫治策略

正常儿童混合牙列期为6—8岁时，由于乳前牙替换，形成下颌1.6 mm左右的牙列拥挤（以女性为主），这是暂时性错殆畸形的表现之一，随下牙弓尖牙间宽度增长、切牙唇侧再定位以及灵长类间隙的利用，其拥挤会自行解除，临床无须早期矫治。

混合牙列期上下前牙超过1.6 mm的拥挤为真正的牙列拥挤（见图7-2-14）。牙列拥挤的病理机制是牙量骨量的不调。从遗传的角度来看，牙列拥挤与人类进化、口腔功能减退有关。先天性多生牙、大牙可造成牙量过大；上下颌骨三向发育不足可造成骨量不足。但异常环境因素如口腔不良习惯、上呼吸道通气异常、乳牙早失等也可造成牙弓/牙槽骨三向发育不足，导致牙列拥挤。

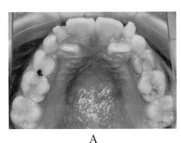
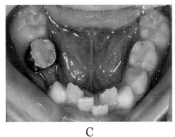

A　　　　　　　　　B　　　　　　　　　C

图7-2-14　混合牙列期牙列拥挤

A. 上前牙拥挤；B. 上乳尖牙早失，上颌前牙拥挤；C. 下前牙拥挤（下牙弓宽度不足）。

对于环境因素导致的混合牙列期牙列拥挤，临床儿童口腔早期矫治策略应创造良好咬合发育环境，尽早恢复牙弓/牙槽骨弓的正常发育，纠正混合牙列期牙列拥挤，降低牙列拥挤的发病率。遗传/先天性牙列拥挤应在恒牙列期综合分析，拔牙矫治牙列不齐。

（四）儿童混合牙列期常见牙发育异常临床表现及早期矫治策略

儿童混合牙列期常见的牙发育异常包括：恒牙萌出异常、恒牙形态异常（融合牙、弯根牙、畸形牙、过大/过小牙）以及牙列的数目异常（详见粭的发育）。

1. 弯根牙

弯根牙是牙冠和牙根形成一定弯曲角度的牙齿，多指的是前牙弯曲（少数后牙弯曲）（见图7-2-15）。因弯根牙的冠根形成一定角度，多数出现萌出困难或萌出道异常。少数患儿因萌出道异常或异常萌出的牙冠造成唇黏膜创伤性溃疡而就诊。及早发现并改变患牙异常的萌出方向是保证治疗成功的关键。弯根牙的临床治疗策略是在牙根发育未完成时，开窗牵引助萌，纠正异常牙齿萌出道。早期矫治能使弯根牙的牙根在有足够牙槽骨的新位置上继续发育，临床预后较好。严重的弯根牙，若牙根已发育完成，预后不佳时，临床常拔除弯根牙，详见第八章咬合发育与儿童早期矫治策略与时机。

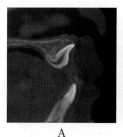

图7-2-15　弯根牙
A　11弯根；B　36弯根。

2. 牙齿异位萌出

牙齿异位萌出是前/后恒牙在萌出时由于萌出道、牙胚位置异常造成的萌出异常，常导致上下牙的咬合异常。病因多为先天性牙胚位置异常，牙列多生牙也是造成萌出道异常或萌出异位的原因。异位萌出的恒牙可造成相邻牙的唇舌向或近远中向的异常倾斜、压迫相邻牙牙根（或造成牙根吸收）（见图7-2-16、图7-2-17）。恒牙异位萌出应根据其对邻牙造成的影响、萌出障碍严重程度决定是否进行早期矫治。早期矫治在纠

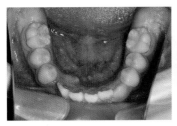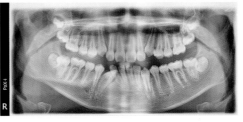

图7-2-16　43异位，舌侧近中倾斜萌出

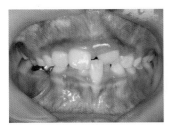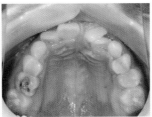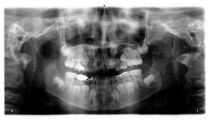

图7-2-17　21远中倾斜萌出（压迫22），23牙胚位置异常（近中移动）

正异位萌出的同时，主要目的在于纠正异位萌出对邻牙的不良影响，预防异位牙阻生、邻牙牙根吸收等异常。对于牙胚位置异常的患者，若未造成明显萌出困难及邻牙明显萌出困难及异常，可观察咬合发育情况的变化，暂时不做早期矫治。

3. 乳恒牙替换异常

混合牙列期乳恒牙替换异常是指在继承恒牙萌出时，由于乳牙早失、多生牙阻挡、继承恒牙萌出道异常造成的咬合发育异常，临床以乳牙早失后继承恒牙萌出间隙不足最为常见（见图7-2-18、图7-2-19）。

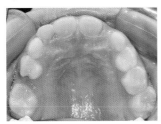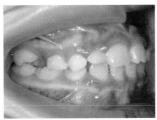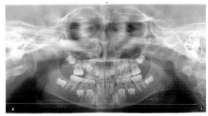

图7-2-18　16异位萌出导致55早失，16近中移动导致15萌出间隙丧失，右侧磨牙远中关系

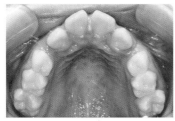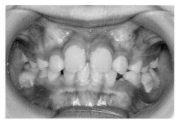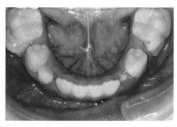

图7-2-19　上乳尖牙、下第二乳磨牙早失导致继承恒牙萌出间隙不足

乳恒牙替换异常是牙性错殆畸形的常见病理机制，临床应从乳牙牙病治疗的预防矫治开始，管理因乳牙早失而导致的间隙丧失，尽早维持缺失乳牙间隙、扩大关闭间隙，维护乳恒牙的正常替换，降低因乳恒牙替换异常导致的错殆畸形的发病率。

4. 牙齿易位

牙齿易位是指发生在牙弓内同一象限两个恒牙位置的交换（尤其是指它们的牙根位置异常），是临床上较为少见的先天性牙齿位置异常，不同于牙齿异位萌出（见图7-2-20）。

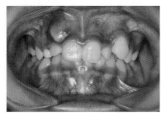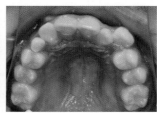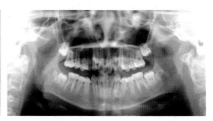

图7-2-20　12、13易位，13压迫12唇倾，13阻生

混合牙列期若发现上颌乳尖牙滞留应果断拔除，对恒尖牙易位萌出有预防的作用。对于易位牙的早期正畸矫治方法是：若为部分易位的牙，则应先将易位牙矫治恢复至正常牙位上，为易位阻生的牙从正常牙位萌出创造条件。若为完全易位的牙，则考虑姑息治疗，不纠正牙易位，在综合矫治排平排齐后，调整咬合接触，建立稳定咬合，或行冠改形修复治疗。

5. 阻生牙

阻生牙是临床上常见的牙齿发育障碍之一，主要表现为牙齿部分萌出或完全不能萌出。轻度的阻生可造成牙齿的迟萌及萌出错位，严重的则完全在骨内埋伏，称为埋伏牙（见图7-2-21）。阻生牙的病因包括环境及遗传因素，如局部乳牙滞留、多生牙、颌骨肿瘤、龈增生、全身营养不良、内分泌异常、佝偻病或遗传疾病等。

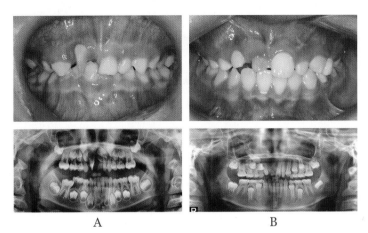

图7-2-21　阻生牙
A. 11扭转，21、22、23阻生；B. 11缺失，52，53滞留，13、14、15阻生。

　　混合牙列期阻生牙的矫治主要针对病因，去除引起阻生的因素，观察并牵引阻生牙萌出，排列阻生牙入牙列。常规方法包括：治疗囊肿等占位性病变、治疗或拔除有根尖疾病的乳牙、拔除滞留乳牙、调整邻牙位置以开拓阻生牙萌出间隙、通过去骨或开窗手术去除萌出阻力等。对因治疗目标达成、间隙足够时，观察阻生牙萌出情况，对萌出方向异常的阻生牙，还需择机行开窗牵引术引导萌出。需要指出的是，阻生牙助萌受各种因素影响，有一定的失败概率，早期矫治并不能保证所有阻生牙均能正常萌出，早期矫治应尽量确保阻生牙不对咬合发育造成严重影响。

6. 恒前/后牙扭转

　　牙萌出扭转多为先天性牙发育（牙胚）异常。牙萌出扭转临床表现为简单牙冠扭转；前牙扭转伴前段牙弓狭窄，前牙萌出拥挤；乳牙外伤后前牙扭转并阻生；先天性多生牙压迫前/后牙扭转移位。先天性的牙萌出异常、有些乳牙早失造成的恒磨牙近中移动也会形成移动恒磨牙的牙冠扭转。前/后牙扭转在临床上影响上下咬合接触及邻牙接触，影响恒牙排列，形成咬合干扰、咬合创伤，以及切缘咬合缺损（见图7-2-22）。

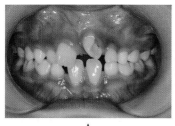
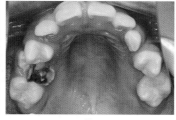
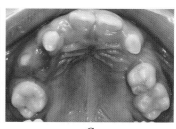

A　　　　　　　　　　B　　　　　　　　　　C

图7-2-22　恒前/后牙扭转

A. 11、21前牙近中扭转，咬合创伤；B. 55残冠，65早失，24、26牙扭转；C. 上颌乳磨牙早失，16、26近中移动、牙冠扭转。

前/后牙扭转造成的错𬌗畸形影响口腔咀嚼功能、牙齿排列、继承恒牙萌出和咬合平衡。扭转牙破坏邻牙接触造成食物嵌塞，易引发局部牙周炎症及龋坏，临床应积极矫治。造成咬合干扰/咬合创伤的前牙扭转应早期矫治。扭转牙的早期矫治可以在牙根发育达1/2～2/3时开始，使用轻的成对反向力矩改扭转。生理性的早期矫治力不会造成牙根发育停止或牙根吸收（详见第八章 咬合发育与儿童早期矫治策略与时机）。

7. 多生牙/先天缺牙

多生牙是先天性牙胚发育异常引起的，可有1到多个多生牙（见图7-2-23）。先天缺牙是乳/恒牙在牙胚形成过程中未能发育和未能形成的错𬌗畸形，多因外胚叶发育不良、遗传、牙胚局部感染等引起（见图7-2-24）。

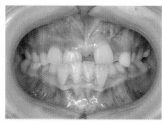
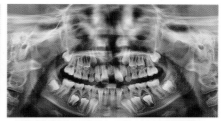

图7-2-23　混合牙列期上颌前牙反𬌗畸形，中切牙间间隙，11、21间多生牙（1个）

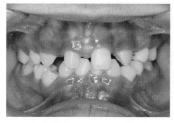
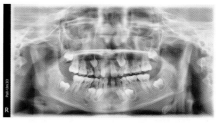

图7-2-24　混合牙列期14、15、22、24、25、32、35、42、45先天缺失，牙列间隙

多生牙阻生可形成含牙囊肿或压迫相邻牙牙根吸收、继承恒牙的迟萌或萌出障碍、相邻牙移位或扭转、牙列拥挤或间隙、相邻恒牙的牙根发育障碍及形态变异，影响正畸牙移动。临床应对儿童多生牙进行早期矫治，如拔除多生牙、阻断含牙囊肿进一步发展、维护正常咬合发育，为正畸综合矫治提供牙移动的条件。

混合牙列期先天缺牙视缺牙情况及咬合发育情况酌情处理：间隙维持保持牙列正常邻面接触及上下咬合高度；修复治疗维护牙列连续性、口颌美观及口腔咀嚼功能，提供牙槽骨生长发育必要的咀嚼刺激；早期纠正缺牙区邻牙的倾斜（或移动）等。完整的矫治计划应该在恒牙列期进行间隙分配、错位牙矫正，并结合修复治疗恢复牙列的完整性。

8. 第一恒磨牙和上颌尖牙异位萌出

临床常见第一恒磨牙及上颌尖牙在萌出过程中偏离正常位置，或者恒牙未在牙列的正常位置的近中萌出，故特单独列为一类错𬌗畸形表现，称为第一恒磨牙和上颌尖牙异位萌出（见图7-2-25）。第一恒磨牙和上颌尖牙异位萌出与牙弓长度发育异常、上颌骨发育不足、先天性萌出道异常或角度不正、龋坏及医源性因素（预成冠位置错位）等因素有关。

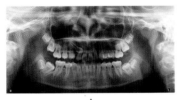

图7-2-25 第一恒磨牙和上颌尖牙异位萌出
A. 13近中倾斜阻生，异位萌出；B. 16、26、46异位萌出。

异位萌出的第一恒磨牙会压迫第二乳磨牙远中牙颈部造成第二乳磨牙远中根吸收，严重者可致第二乳磨牙早失。当相邻第二乳磨牙早失后，异位萌出的第一恒磨牙近中倾斜移动，造成第二乳磨牙间隙丧失，牙弓长度减小，导致牙列后段拥挤及排列不齐。上颌尖牙异位阻生影响前牙功能及美观，异位尖牙近中倾斜可压迫恒侧切牙唇倾及牙根吸收。异位萌出的上颌第一恒磨牙与第二乳磨牙远中形成一个三角形的间隙，易藏匿食物残渣，增加龋齿及逆行性牙髓炎等牙周疾病的患病风险。异位萌出的上颌第一恒磨牙不仅影响咀嚼效率，还可能导致对颌牙的伸长，增加颞下颌关节疾病发生的风险。临床应该尽早发现异位萌出的第一恒磨牙及上颌尖牙，早期矫治，在适当的时机引导第一恒磨牙（6岁后）及上颌尖牙（9岁后）的正常萌出，详见第八章 咬合发育与儿童早期矫治策略与时机。

9. 混合牙列期后牙锁𬌗

后牙锁𬌗分正锁𬌗和反锁𬌗。正锁𬌗是上颌后牙舌尖咬合在下颌后牙颊尖的颊侧；反锁𬌗的上颌后牙颊尖咬合在下颌后牙舌尖的舌侧。混合牙列期个别后牙锁𬌗多为先天性后牙萌出位置异常造成，也可能由于多生牙、口颌异常外力造成的后牙颊舌侧错位。混合牙列期后牙锁𬌗还要考虑上下牙弓宽度不调的问题，若是牙弓宽度的异常，则锁𬌗的矫治要以牙弓宽度的治疗为主（见图7-2-26）。

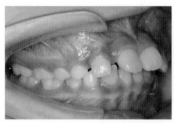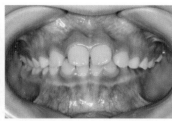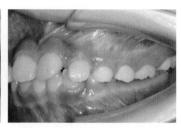

图7-2-26　混合牙列期左侧后牙正锁𬌗，上下牙弓宽度不调

混合牙列期个别牙锁𬌗影响部分后牙咀嚼功能，当个别牙锁𬌗造成下颌侧方运动障碍、下颌偏斜、颞下颌发育异常、锁𬌗牙伸长造成牙龈黏膜损伤及其他口腔健康问题时，则应早期矫治。合并了上下牙弓宽度发育异常的后牙锁𬌗，则应早期矫治上下牙弓宽度的不调，纠正后牙锁𬌗，详见第八章咬合发育与儿童早期矫治策略与时机。

10. 混合牙列期乳/恒牙融合（前）牙

乳/恒牙融合（前）牙，造成其上下牙列Bolton指数异常，上下中线不齐，影响理想咬合关系的建立（见图7-2-27）。乳牙融合牙常伴继承恒牙的缺失，临床常采取保留乳牙融合牙，以代替继承恒牙的咀嚼功能（见图7-2-28）。融合（前）牙一般不拔除，也不针对融合牙做早期矫治，正畸矫治不纠正上下中线不齐。

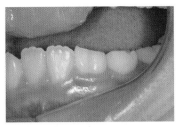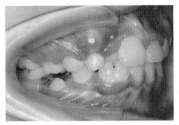

图7-2-27　混合牙列期乳/恒牙融合牙
A. 72、73融合牙；B. 混合牙列期42、43融合牙。

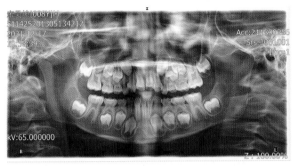

图7-2-28　左下72、73融合牙，下前牙（32？）缺失

（五）儿童混合牙列期牙弓发育异常

　　Andrews LF提出的建立正常咬合的口颌面协调六要素理论中，牙弓的形态大小是否正常是核心要素。错殆畸形排列异常的牙列，其牙弓/牙槽突弓形态异常；反之，牙弓形态大小异常也会导致上下牙咬合关系异常，形成儿童错殆畸形。儿童混合牙列期牙弓/牙槽骨弓形态大小变化剧烈，其发育完成一直持续到成年，环境和遗传因素在这一时期造成牙弓发育异常会直接影响上下颌骨关系及咬合关系的正常，形成多种儿童错殆畸形。临床分析、诊断、治疗牙弓/牙槽骨弓形态大小的异常能有效阻断错殆畸形的发生发展，是儿童错殆畸形早期矫治的重要内容（见图7-2-29）。

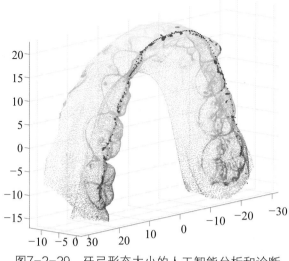

图7-2-29　牙弓形态大小的人工智能分析和诊断

1. 混合牙列期牙弓宽度发育异常

牙弓周长不足影响牙齿排列（牙列拥挤不齐），导致后牙反𬌗畸形和功能性下颌偏斜（见图7-2-30）。

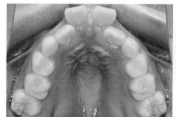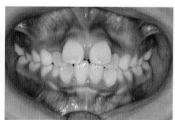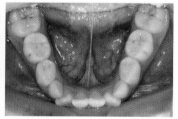

图7-2-30　混合牙列晚期，上牙弓狭窄，牙列拥挤，前牙深覆盖、后牙覆盖浅，上下中线不齐

2. 混合牙列期牙弓长度发育异常

牙弓长度发育异常可导致后牙阻生、前牙反𬌗畸形以及牙列拥挤不齐（见图7-2-31）。

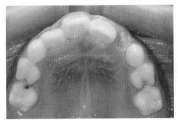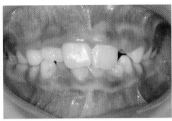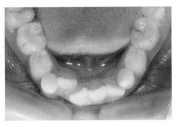

图7-2-31　混合牙列期上前牙直立，上下前牙段长度不足，牙列拥挤

3. 混合牙列期牙弓高度发育异常

牙弓高度发育异常影响上下牙列垂直向关系，造成深覆殆或开殆畸形（见图7-2-32、图7-2-33）。

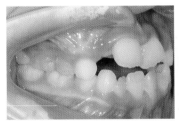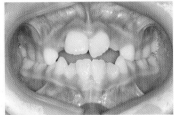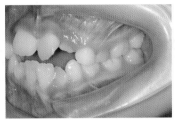

图7-2-32　混合牙列期，牙弓狭窄，牙弓前段高度不足，前牙开殆畸形

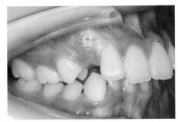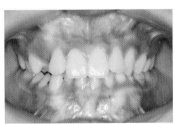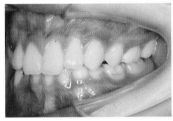

图7-2-33　混合牙列期，下颌牙弓后段高度不足，前牙深覆殆畸形

4. 混合牙列期牙弓形态发育异常

牙弓形态发育异常包括形态异常、左右牙弓不对称和上下牙弓不协调等。形态异常的牙弓导致严重的咬合关系异常（见图7-2-34）；左右牙弓不对称导致功能性错殆畸形，如单侧后牙反殆畸形伴功能性下颌偏斜（见图7-2-35）；上下牙弓不协调造成功能性上下颌骨矢状向/横向关系异常，严重者可发育成骨性不调（见图7-2-36）。儿童牙弓发育异常的早期矫治策略详见第九章"基于牙弓生长发育的儿童早期矫治策略与时机"。

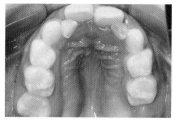
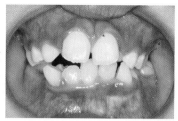
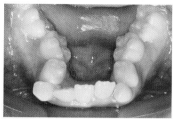

图7-2-34　混合牙列期，上牙弓狭窄、下牙弓形态异常，牙列不齐，上下中线不齐

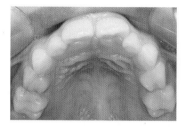
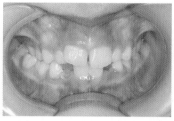
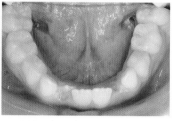

图7-2-35　混合牙列期，上牙弓狭窄、形态不对称，单侧后牙反𬌗畸形

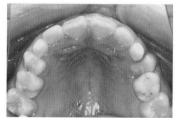
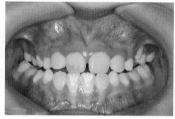
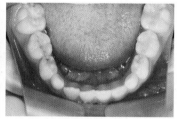

图7-2-36　混合牙列期，上牙弓狭窄，上下牙弓宽度长度不协调，前后牙反𬌗畸形

　　儿童牙弓发育异常的早期矫治策略详见第九章"基于牙弓生长发育的儿童早期矫治策略与时机"。

（六）儿童混合牙列期常见功能性错𬌗畸形临床表现及早期矫治策略

　　功能性错𬌗畸形患儿颌骨大小形态没有明显异常，主要是由于合并了口腔功能异常、口腔肌肉功能异常以及咬合功能异常等因素的错𬌗畸形。常见功能性错𬌗畸形的发生机制包括：上下牙弓形态大小不调导致的下颌功能性后缩、前伸或偏斜；神经肌肉功能异常（口腔肌肉功能异常/口腔不良习惯）导致的功能型下颌过度前伸或位置后缩；前后牙咬合干扰导致的下颌偏斜、前伸或后缩。功能性错𬌗畸形的临床表现多样，临床功能检查是诊断与鉴别诊断的关键。早期矫治去除不良功能，恢复颅面𬌗的正常生长是非常必要的。长期的功能性错𬌗畸形将导致错𬌗畸形的严重化，形成骨性错𬌗畸形。

1. 混合牙列期功能性前牙深覆殆深覆盖

功能性前牙深覆殆深覆盖主要由神经肌肉异常反射引起的下颌功能性后退所致。异常的神经肌肉反射可以因口腔不良习惯引起，也可以因咬合因素导致。功能性下颌后缩的儿童上颌一般发育正常，当下颌前伸至中性磨牙关系时，改变上下牙弓矢状向关系后，面型可明显改善（见图7-2-37）。

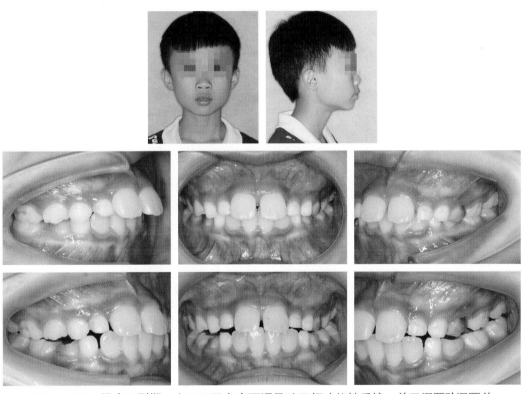

图7-2-37　混合牙列期，上下牙弓宽度不调导致下颌功能性后缩，前牙深覆殆深覆盖

2. 混合牙列期功能性前牙反殆畸形

功能性前牙反殆畸形指因个别牙咬合干扰、上下前牙唇舌向倾斜或神经肌功能异常造成的下颌被迫向前移位而导致的前牙反殆畸形。其磨牙为Ⅲ类关系，但颌骨大小基本正常，下颌可功能性后退，牙尖交错位时为凹面型，姿势位时面型正常（见图7-2-38）。

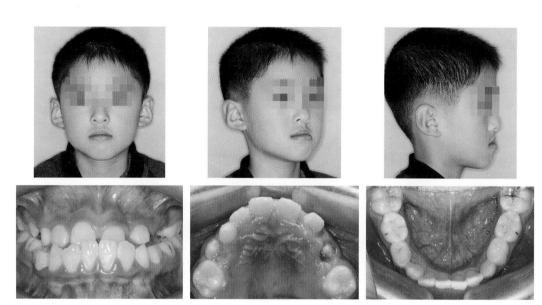

图7-2-38　混合牙列期，上颌乳磨牙早失，下颌功能前伸，前牙反𬌗畸形

3. 混合牙列期功能性后牙反𬌗畸形

混合牙列期功能性后牙反𬌗畸形后牙正常或代偿颊倾，上牙弓宽度小于基骨宽度，在后牙咬合接触时有𬌗干扰。姿势位与咬合位时下颌位置不同，多表现为单侧后牙反𬌗畸形或下颌偏斜（见图7-2-39）。

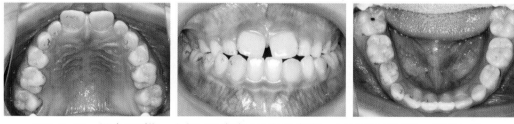

图7-2-39　混合牙列期，上颌牙弓宽度小于基骨宽度，上下牙弓不协调，下颌左偏，
左侧后牙反𬌗畸形

4. 混合牙列期功能性前牙开𬌗畸形

儿童前牙开𬌗畸形常由口腔不良习惯造成。功能性前牙开𬌗畸形主要发生在乳牙列期及替牙列初期，一般面型及骨骼无明显异常（见图7-2-40）。儿童功能性前牙开𬌗畸形会进一步导致口腔功能异常，因此及时阻断口腔不良习惯及口腔功能异常后前牙开𬌗畸形可得到一定改善。长期功能性前牙开𬌗畸形将影响儿童颅面𬌗生长发育。功能性前

牙开殆畸形可转变为牙-牙槽骨性或骨性前牙开殆畸形。

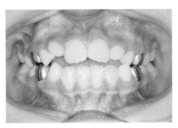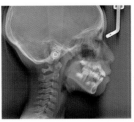

图7-2-40　混合牙列期，吐舌吞咽，前牙开殆畸形

（七）儿童混合牙列期常见骨性错殆畸形临床表现及早期矫治策略

骨性错殆畸形是上下颌骨三维发育不调导致的上下颌骨大小发育不调的错殆畸形，临床可表现为牙列拥挤、骨性前突（骨性Ⅱ类错殆畸形）、骨性凹面（骨性Ⅲ类错殆畸形）、骨性上下牙弓狭窄、骨性后牙反殆畸形、长面型开殆畸形、水平生长型深覆殆畸形、面部不对称等。骨性错殆畸形的形成与环境及遗传因素均有关。早期骨性错殆畸形的临床治疗表明：环境因素造成的轻中度骨性错殆畸形应该早期矫治，临床疗效佳；遗传因素导致的轻中度骨性错殆畸形，早期矫治有改善骨性不调的效果。骨性错殆畸形是否应该早期矫治，应根据骨性错殆畸形的病因、临床表现、错殆畸形严重程度来判断，盲目的早期矫治不可取。

1. 混合牙列期骨性前牙反殆畸形

儿童混合牙列期骨性前牙反殆畸形存在颌骨矢状向发育异常，可伴有垂直向发育异常，常为下颌发育过度/前突，或上颌发育不足/后缩，或两者兼有而导致的前牙反殆畸形及磨牙Ⅲ类关系（见图7-2-41）。轻中度骨性Ⅲ类错殆畸形，尤其是上颌发育不足型的骨性Ⅲ类错殆畸形，应在混合牙列期或恒牙列早期积极治疗，促进上颌发育，临床早期矫治的疗效明显；若是上颌发育不足的严重骨性Ⅲ类错殆畸形，也建议早期刺激上颌骨生长，促进颌面部正常发育，但临床疗效有限，Ⅱ期需诊断是否选用正畸代偿矫治或正颌—正畸联合治疗。若为轻中度下颌发育过度的骨性Ⅲ类错殆畸形，早期矫治目的是尽量抑制下颌生长，但临床疗效有限，其骨性Ⅲ类异常的早期矫治疗效包含了下颌旋转的代偿效应。若为下颌发育过度的严重骨性Ⅲ类错殆畸形，特别是受遗传因素控制且具有高角面型的严重骨性Ⅲ类错殆畸形患儿，早期矫治效果不佳，需待成年后进行正颌—正畸手术联合治疗。

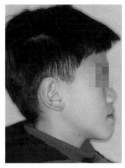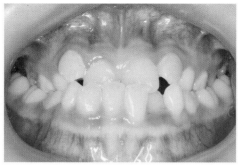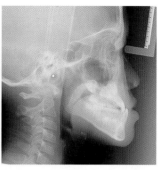

图7-2-41　混合牙列期，上颌发育不足、下颌发育过大，垂直生长型前牙反殆畸形，早期矫治的临床疗效包含了下颌旋转的代偿效应

2. 混合牙列期骨性后牙反殆畸形

混合牙列期骨性后牙反殆畸形患儿后牙代偿颊倾，上牙弓宽度大于基骨宽度，后牙咬合接触时无咬合干扰，面部对称无偏斜。混合牙列期骨性后牙反殆畸形多为上颌三向发育不足的表现之一，常表现为前后牙的全牙列反殆畸形（见图7-2-42）。混合牙列期骨性后牙反殆畸形矫治时，应早期扩大基骨弓，避免后牙及牙槽骨过度颊倾代偿。

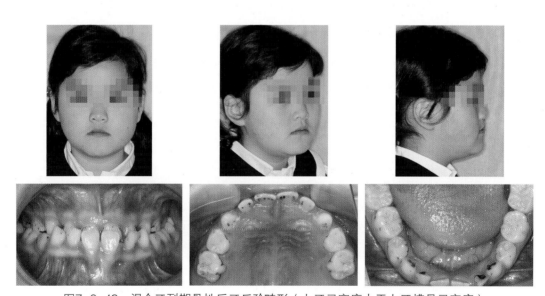

图7-2-42　混合牙列期骨性后牙反殆畸形（上牙弓宽度大于上牙槽骨弓宽度）

3. 混合牙列期骨性Ⅱ类错殆畸形

混合牙列期骨性Ⅱ类错殆畸形主要由于上下颌骨矢状向发育不调、上颌矢状向发育（相对）过度、下颌矢状向发育（相对）不足造成。骨性Ⅱ类错殆畸形的下颌处于

相对颅底及上颌骨远中位置、后牙多为磨牙远中关系。其病因机制是由于遗传或环境因素造成的下颌发育不足、上颌发育过大或上颌发育过大合并下颌发育不足。混合牙列期骨性Ⅱ类错𬌀畸形最常见的病理机制是下颌发育不足、位置后缩。针对儿童混合牙列期骨性Ⅱ类错𬌀畸形，临床提倡早期阻断干预，在儿童颅面青春快速生长（前）期尽早针对病因机制，应用功能矫形技术，促进下颌矢状向发育，抑制上颌矢状向发育，阻断错𬌀畸形的发展，纠正（改善）上下颌骨矢状向发育的不调，促使颅面系统协调与平衡发育，改善患儿面部美观的不足，降低骨性畸形的正颌手术比例，维护儿童身心健康发育。

（1）混合牙列期骨性Ⅱ类错𬌀畸形之下颌发育不足：临床表现为前牙深覆𬌀深覆盖、上前牙唇倾度正常或过大、下前牙唇倾、磨牙远中关系、下颌矢状向长度不足、下颌位置后缩、颏部后缩及颏唇沟深（见图7-2-43）。伴有高角生长型的混合牙列期下颌发育不足的骨性Ⅱ类错𬌀畸形，其颏发育不足，表现为颏肌紧张，颏唇沟浅。混合牙列期下颌发育不足的骨性Ⅱ类错𬌀畸形，若为低角或均角患者，主要治疗策略是导下颌向前，刺激下颌发育。高角的下颌发育不足骨性Ⅱ类错𬌀畸形，导下颌向前则需谨慎，避免因导下颌向前而刺激下颌垂直向发育，加重患者高角骨面型（在部分情况下，功能矫治的刺激使下颌的生长量更多地表现为垂直向增加而不是矢状向的增加）。功能矫治能否刺激下颌的生长，在临床上争论较大，一般认为合并功能性下颌后缩的骨性Ⅱ类错𬌀畸形，早期矫治能促进下颌的发育。对于严重的遗传性骨性Ⅱ类错𬌀畸形，应在儿童

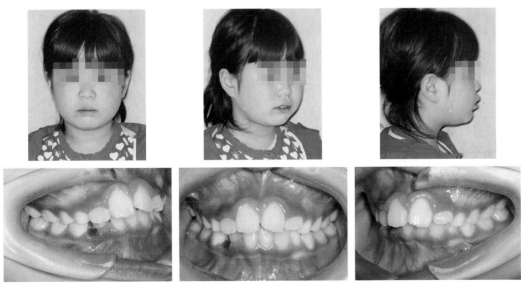

图7-2-43　混合牙列期，合并功能性因素的儿童骨性Ⅱ类下颌发育不足错𬌀畸形，早期矫治去除功能障碍，导下颌向前，可有效刺激下颌骨的生长发育

成年后行正颌－正畸联合治疗，纠正骨性不调。

（2）混合牙列期骨性Ⅱ类错𬌗畸形之上颌发育过大（上颌前突）：临床表现为前牙深覆𬌗深覆盖、上前牙唇倾度正常、下前牙唇倾或正常、磨牙远中关系、面中份前突及上唇突（见图7-2-44）。混合牙列期上颌发育过大的骨性Ⅱ类错𬌗畸形，其病因机制是遗传性上颌矢状向发育异常，其早期矫治的策略是在上颌生长发育期应用矫形力抑制上颌发育，但其临床疗效有争议。轻中度的骨性上颌发育过度的Ⅱ类错𬌗畸形，早期矫形治疗后，在恒牙列期仍多需拔牙掩饰治疗，以达到良好的侧面直面型。严重的遗传性骨性上颌发育过度的Ⅱ类错𬌗畸形，早期矫治疗效不佳，除患儿/家长要求外，多应待儿童成年后行拔牙掩饰治疗或正颌－正畸联合治疗。

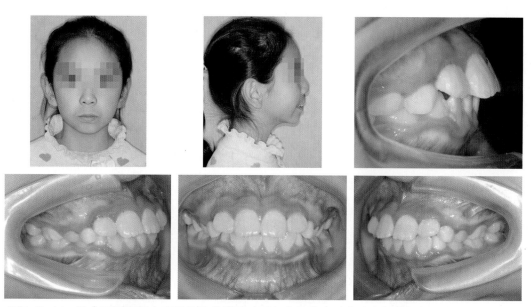

图7-2-44　混合牙列期轻中度骨性Ⅱ类错𬌗畸形之上颌发育过大（上颌前突），早期矫治后，上颌前突仍需拔牙掩饰治疗以达到良好的侧面直面型

（3）混合牙列期骨性Ⅱ类错𬌗畸形之上颌发育过大、下颌发育不足（后缩）：临床表现为前牙深覆𬌗深覆盖、上前牙唇倾度正常、下前牙唇倾、磨牙远中关系、面中份前突、下颌后缩、上唇突及颏唇沟深（见图7-2-45）。伴有高角生长型的混合牙列期上颌发育过大、下颌发育不足的骨性Ⅱ类错𬌗畸形，其颏发育不足，表现为颏肌紧张，颏唇沟浅。混合牙列期上颌发育过大、下颌发育不足的骨性Ⅱ类错𬌗畸形，其病因机制是遗传及环境因素导致的上下颌骨矢状向发育异常，下颌后缩常为功能性下颌后缩。其早期矫治的策略是抑制上颌发育，去除功能因素，促进下颌发育。轻中度的上颌发育过

度、下颌发育不足（后缩）的骨性Ⅱ类错殆畸形，早期矫治协调上下颌骨矢状向不调，可改善面部形态异常，降低Ⅱ期矫治的拔牙比例。严重的上颌发育过度、下颌发育不足（后缩）的骨性Ⅱ类错殆畸形，早期矫治后需根据上下颌骨矢状向关系，考虑拔牙掩饰治疗或正颌—正畸手术治疗。

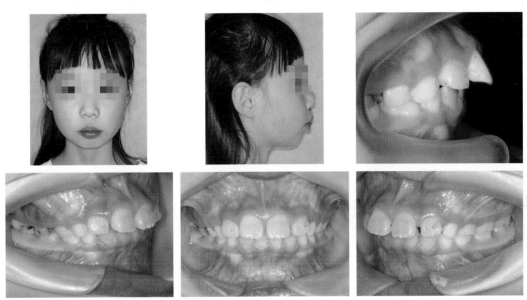

图7-2-45　混合牙列期骨性Ⅱ类错殆畸形：上颌发育过大、下颌发育不足（后缩）

（4）混合牙列期双颌前突错殆畸形：临床表现为上下颌都向前突出和/或上下牙槽骨或上下牙弓向前突出、上下前牙直立或唇倾、磨牙中性关系、面中部前突、常伴唇闭合不全（见图7-2-46）。其病因机制多为遗传，伴有环境因素的病例可早期矫治，去除口颌功能形态异常，协调上下颌骨生长。混合牙列期双颌前突错殆畸形，多需要在恒牙列期进行拔牙掩饰治疗，严重者需正颌—正畸手术治疗。

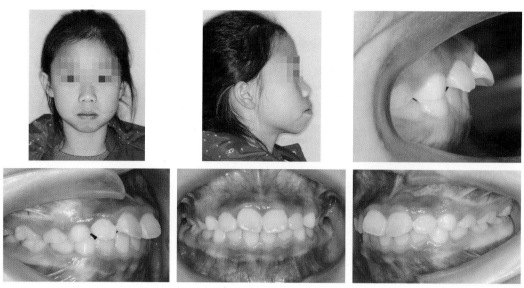

图7-2-46　混合牙列期双颌前突错殆畸形

4. 混合牙列期骨性前牙开殆畸形

儿童混合牙列期骨性前牙开殆畸形常指上下颌骨垂直向位置关系异常，临床上常表现为：长面型、下颌升支短、下颌角度过大、下颌顺时针旋转（下颌平面角大）、上颌逆时针旋转等面部垂直（离散型）生长型特征（见图7-2-47）。骨性前牙开殆畸形常为家族遗传，也有个别单发的情况。

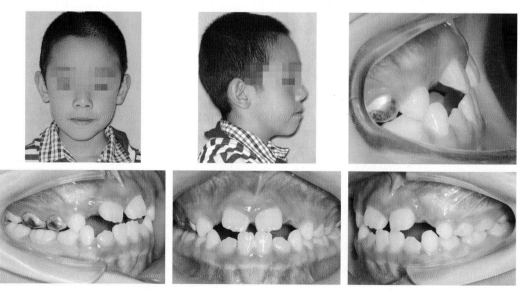

图7-2-47　混合牙列期骨性前牙开殆畸形

对于儿童骨性前牙开船畸形，应在其生长发育期尽量控制异常的上下颌骨的垂直向生长，压低后牙段牙槽骨高度，逆时针旋转下颌骨以代偿轻中度的骨性前牙开船畸形。在恒牙列期可通过伸长前牙及前牙区牙槽骨、压低后牙段牙槽骨、逆时针旋转下颌骨，纠正前牙开船畸形。对于严重的骨性前牙开船畸形需观察至儿童成年后，再采用正颌—正畸联合治疗的方式纠正骨性垂直向不调。

5. 混合牙列期水平生长型前牙深覆船畸形

儿童混合牙列期水平生长型前牙深覆船畸形与下颌的异常生长旋转有关，临床上常表现为下颌水平生长、低角、下颌角度过大、下颌逆时针旋转（下颌平面角小）、上颌顺时针旋转等聚合性生长特征（见图7-2-48）。水平生长型前牙深覆船畸形常合并上下前牙直立内倾，临床也称为内倾性深覆船畸形。

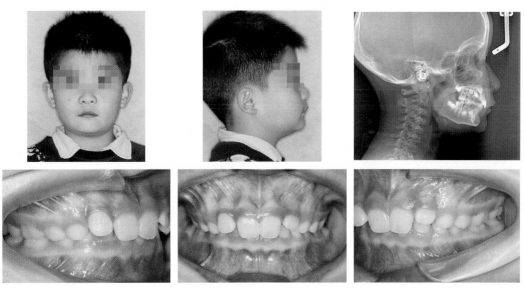

图7-2-48　混合牙列期水平生长型前牙深覆船畸形

儿童水平生长型前牙深覆船畸形常有家族遗传特征，混合牙列期水平生长型前牙深覆船畸形应积极进行早期矫治，包括：打开后牙咬合、顺时针旋转下颌骨、逆时针旋转上颌骨、逆时针旋转上颌骨、增加面下1/3高度以及改善聚合生长面型。早期矫治从恒上前牙萌出后（76.5岁—7.5岁）开始，早期矫治及正畸综合矫治后应长期保持（保持延长至青春发育期后，女性16岁，男性18岁），避免前牙深覆船畸形复发。

（李小兵　刘人恺）

第八章

基于咬合发育的儿童早期矫治策略与时机

咬合发育是一个比较宽泛的概念，字面意义上是指上下乳/恒牙从萌出到建合整个过程，这个过程中出现的咬合异常问题多为牙性错𬌗畸形。但从错𬌗畸形的发生机制上讲，良好咬合的建立不仅涉及牙的发育与萌出，还包含颅面颌的生长发育、口腔功能发育、口周肌肉功能良好状态等多方面环境及遗传因素。本章节仅从牙发育、牙萌出及牙建合的角度分析其造成的错𬌗畸形，并提出相应的早期矫治的策略与时机（涉及颌骨生长及口腔功能（包括口周肌肉功能）异常的错𬌗畸形早期矫治策略详见相关章节）。

一、阻生牙/弯根牙的早期矫治策略与时机

（一）阻生牙/弯根牙的临床表现

1. 阻生牙是因阻挡而不能（完全）萌出的牙

阻生牙是指由于骨、牙齿或软组织等原因阻挡或萌出，只能部分萌出或完全不能萌出至正常位置的牙齿（见图8-1-1）。其中，完全阻生埋伏于黏膜内或骨内无萌出动力的阻生牙称为埋伏牙。

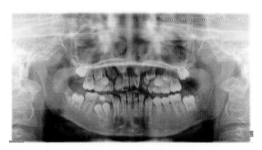

图8-1-1　阻生牙

不同牙位阻生牙的发生率不同，下颌、上颌第三磨牙阻生的发生率最高，其次为尖

牙、第二前磨牙、上颌中切牙阻生。对于替牙列初期儿童，前牙阻生是影响牙齿美观及功能的牙萌出异常之一，好发于8—12岁儿童，上颌中切牙及尖牙的阻生最为常见（见图8-1-2）。

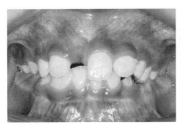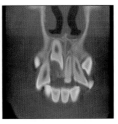

图8-1-2　混合牙列期儿童右上中切牙阻生

2. 弯曲牙是指牙冠与牙根间以及牙根成角的牙形态异常

弯曲牙是指牙冠或牙根偏离牙长轴的牙发育异常，牙冠、冠根交界、牙根均可发生弯曲，常表现为牙冠与牙根（或部分牙根）形成一定弯曲角度，是牙形态发育异常的一种。乳牙根尖周炎、乳牙外伤造成继承恒牙正在发育的牙冠弯曲或移位，可能导致继承恒牙弯曲及阻生，继承恒牙因各种原因阻生导致牙胚位置不佳，牙根沿骨皮质或邻牙生长也可能导致形成弯根牙（见图8-1-3）。

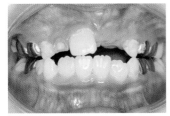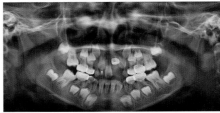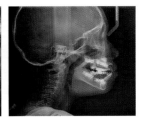

图8-1-3　混合牙列期左上中切牙弯根阻生

弯根牙可表现为牙冠弯曲、冠根弯曲及牙根弯曲。在治疗过程中，因牙根弯曲弯根牙可能发生骨开窗、骨开裂、牙根吸收、牙髓坏死等情况，预后较未发生弯曲的阻生牙牙齿差，应在牙根发育早期进行及时干预，改变萌出方向，以引导牙根向正常方向发育，减轻弯根严重程度，利于弯根牙患者面部美观及生理性口腔咀嚼功能的维护。

（二）阻生牙/弯根牙的影像学诊断

1. 阻生牙/弯根牙的临床检查

全景片、根尖片可用于阻生牙/弯根牙的筛查。但在确定阻生牙/弯根牙位置、弯根牙邻接关系、冠根成角、牙根发育等情况时，CBCT有明显优势。此外，CBCT还可以用于测量患牙与固定标志点的距离或角度，在需进行外科手术时，帮助术前确定最佳手术路径，以尽可能减少手术对周围组织的损伤，增加治疗成功率。

2. 阻生牙/弯根牙的临床诊断及分类

（1）阻生牙的影像学表现及分类

根据CBCT影像，可将阻生牙分为水平型阻生牙、倾斜型阻生牙和垂直型阻生牙。

水平型阻生牙是指牙冠水平方向阻生，角度与地面基本平行的阻生牙，可分为唇向水平阻生牙或腭向水平阻生牙。当牙根生长触及唇侧或腭侧骨皮质时，根端复合体（developing apical complex，DAC）受到对侧骨皮质阻碍，进而沿着骨皮质形成弯曲的牙根。在临床上，如及时发现水平状的弯曲牙，并在牙根发育早期及时治疗，尽早将阻生牙旋转至牙根贴近唇侧骨皮质，可促进后续发育的牙根向正常方向生长，获得良好的治疗效果（见图8-1-4）。

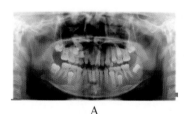
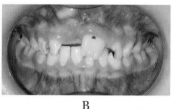

A   B

图8-1-4　混合牙列期水平型阻生/弯根牙

A. 混合牙列期右上双尖牙水平阻生、尖牙垂直阻生；B. 混合牙列期前牙阻生弯根牙，形成唇侧突起，临床上较易发现。

倾斜型阻生牙是指牙冠斜向前上方，与水平线的角度超过20°的阻生牙，通常为唇向阻生牙（见图8-1-5）。当牙冠唇向倾斜阻生时，牙根与腭部牙槽骨骨皮质几乎成90°角。如不及时处理，牙根将在发育过程中沿着此处骨皮质的外形形成弯曲的牙根，造成较小角度的冠根成角。该类阻生牙如在Nolla6-7期时及时发现并纠正牙冠萌出角度，有机会让未来发育的牙根恢复正常发育方向，在牙颈部形成较小"S"型的弯曲，当牙槽骨厚度较好时，牙冠将有机会排入牙弓；当阻生牙Nolla分期较大，并已形成弯曲牙根

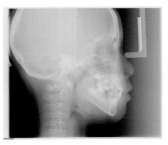
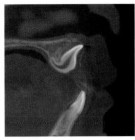

图8-1-5　混合牙列期倾斜型阻生弯根牙

时，再纠正其牙冠萌出方向则可能形成较大的"S"型牙根，并可能发生牙根唇侧骨开窗或骨开裂，预后效果不佳。

垂直型阻生牙可分为垂直向下型阻生牙及垂直倒置型阻生牙。垂直向下型阻生牙牙冠垂直向下，基本直立，其病因通常为牙瘤、多生牙、邻牙移位等导致萌出道受阻或萌出空间不足（见图8-1-2）。该类型的阻生牙牙根通常能够正常发育，但若接近鼻底骨皮质也可能形成弯根。垂直倒置型阻生牙是指牙冠向上阻生，形成与地面近乎垂直的阻生牙，可能由多生牙、乳牙慢性根尖周炎等导致。垂直倒置型阻生牙牙齿阻生位置较高，牙根发育空间受限，贴近腭侧骨皮质，因此常常形成接近直角或锐角的弯根，预后差。即使能够成功牵引牙冠到正常位置，牙根与牙槽骨的关系也会不佳，临床上须根据远期正畸及修复综合治疗方案决定其牵引策略和去留时机（见图8-1-6）。

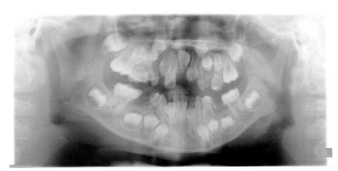

图8-1-6　混合牙列期左上中切牙倒置阻生

（2）弯曲牙的临床诊断及分类。

弯曲牙形态可分为以下不同的类型：牙冠弯曲、冠根弯曲、牙根弯曲。

（三）阻生牙/弯根牙的治疗方法

1. 去除局部病因及阻碍

阻生牙的病因很多，如萌出道障碍、局部病变因素、先天遗传因素。萌出道障碍包括牙瘤或多生牙、邻牙移位阻挡萌出道、软硬组织质地异常等。局部病变因素包括乳牙外伤、乳牙根尖周炎、局部囊肿、乳牙滞留等。儿童早期发现阻生牙，应针对病因去除阻碍，如拔除牙瘤、多生牙或有慢性根尖周炎的乳牙，去除过厚的牙龈或牙槽骨等（见图8-1-7）。及时去除局部病因，可为阻生牙提供良好的牙槽骨微环境，促进牙根尚未发育的阻生牙向正常萌出方向移动，降低治疗难度，阻生位置浅的牙齿甚至可自行萌出。

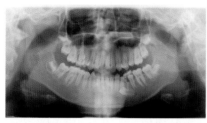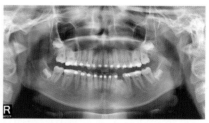

图8-1-7　恒牙列初期，74低位、75近中根尖病变，34水平阻生；拔出74、75，扩大34萌出间隙后，34调整萌出道，降低阻生牙牵引难度

2. 减阻助萌法

减阻助萌法采用手术暴露的方法，在患牙正常萌出的位置作一横向切口，去除牙冠上方阻碍其萌出的软组织，引导患牙自行萌出。该方法适用于阻生程度不高、患牙殆无其他阻碍、无邻牙倾斜占据萌出空间的患儿。

3. 外科—正畸联合治疗

外科-正畸联合治疗是阻生牙治疗常用手段之一，通常采用外科手术暴露阻生牙釉质面后，通过粘接于暴露阻生牙牙冠釉质的舌钮、托槽、牵引钩与固定多托槽矫治器弓丝、活动或隐形矫治器上的牵引装置相连，轻力向牙列殆方向牵引，引导阻生牙萌出（见图8-1-8）。外科-正畸联合治疗可分为开放式开窗牵引和封闭式开窗牵引。

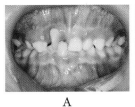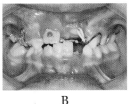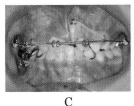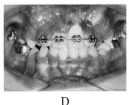

A B C D

图8-1-8 儿童11扭转，21、22阻生牙早期牵引

A. 治疗前；B. 拔除迟脱的61、62、63牙，牵引阻生22牙；C. 21牙萌出；D. 21、22牙牵引萌出后，局部固定多托槽矫治器保持。

4. 阻生/弯根牙拔除后修复治疗

早期拔除阻生前牙，可能导致中线偏移、邻牙移位和上颌前牙区牙槽嵴高度降低等一系列并发症，因此应慎重选择拔除法。当埋伏阻生牙牙根发育完全的弯根、短根，临床诊断或已对邻牙造成根吸收等不良影响时，可考虑拔除阻生牙。在拔除阻生牙前，应全面评估患儿的整体正畸或种植方案，并在拔除后采取相应的正畸或/和种植治疗，以恢复前牙的美观与功能。

5. 自体牙移植术

自体牙移植术即拔除埋伏弯根的中切牙，将其他牙齿（常见的如前磨牙或多生牙）移入中切牙区代替中切牙。对于儿童，拔除阻生牙会导致后续生长过程中牙槽嵴生长受限的问题，因此为在拔牙位点处尽量恢复其牙槽骨高度与宽度，可采用位点保存或自体牙移植的方法进行治疗，如能在拔牙创处移植成功活性良好的牙周膜，将有利于牙槽骨继续生长。青春期且有正畸拔牙需求的患者可选择正畸拔牙进行移植，但必须慎重评估正畸方案。替牙列期儿童可选择牙根未吸收的乳尖牙进行自体牙移植。由于自体牙移植可能失败，仅适用于因牙根重度弯曲而完全无法保留的阻生牙治疗，需多学科合作，并应与患者及家属充分沟通预后及诊疗流程。

6. 外科复位术

外科复位术是指将埋伏弯根中切牙与骨膜剥离并用手法复位到正确的位置，然后原位缝合粘骨膜瓣，等待骨内牙根发育后自行萌出或牙根发根发育后采用正畸装置牵引出龈。该方法适用于阻生程度较高、牙根尚未发育或仅发育1/3的、难以粘接牵引装置的弯曲阻生牙。该方法可能对牙乳头造成一定损伤，导致牙根发育异常或根骨粘连。

7. 正畸牵引配合根尖手术或截冠术

当阻生牙冠根成角在牙颈部，且牙根部分较直、长度正常时，可将牙根保持于骨内，行根管治疗后截冠，再在牙根基础上进行冠修复。当牙根弯曲，牙冠排入牙弓后可保留于骨内的牙根较多，且弯曲牙根少量根尖部存在骨开窗暴露的可能时，可选择正畸治疗将牙冠排入牙弓后，对暴露的根尖区进行根尖手术截根治疗（见图8-1-9）。

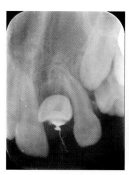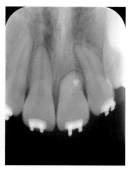

图8-1-9　正畸牵引阻生弯根牙后的根尖截除倒充治疗

（四）阻生牙/弯根牙的早期矫治策略

（1）切牙阻生牙/弯根牙管理策略。

早筛查、早发现、早治疗对于任何位置的阻生牙都是必要的。如切牙、磨牙未在应萌出时间发生出龈、相比对侧同名牙迟萌、乳牙迟脱、邻牙倾斜、牙槽骨突起等形态变异时，应拍摄X线片筛查切牙、磨牙情况，排除缺失牙、阻生牙等牙发育、牙萌出障碍，并针对性制定治疗计划，进行早期矫治。早期发现切牙阻生牙/弯根牙，早期矫治有利于阻生牙/弯根牙萌出并能最大限度保留其生理功能。

（2）上颌尖牙阻生应早做预判。

尖牙阻生在儿童中也较为常见，其病因尚不明确，除了萌出道受阻、局部病变如龋病、慢性根尖周炎、囊肿外，有研究表明尖牙阻生还可能与侧切牙畸形、牙列拥挤有关。尖牙阻生或异位多发生于上颌，可发生唇向或腭向阻生，也可能迁徙至颌骨其他位置。尖牙阻生可能造成邻牙牙根吸收，或形成局部囊肿，因此应早筛查、早干预，避免造成更严重的后果。通常建议在7岁左右恒侧切牙萌出后拍摄全景片进行早期筛查，评估尖牙的角度与位置，如果尖牙与侧切牙牙根的重叠程度超过了1/3，那么就要警惕尖牙的异位。同时，应早期通过扩弓等手段缓解牙列拥挤问题，可同时为尖牙提供萌出空间，尖牙根发育接近2/3时拔除乳尖牙可诱导大部分轻度异位倾向的尖牙向正常方向萌出。

（3）阻生牙/弯根牙治疗的策略。

原则上，阻生牙治疗应尽早去除病因并进行早期干预，如拔除多生牙或慢性根尖周炎的乳牙，解除软组织压力，正畸手段扩展萌出间隙，进行外科-正畸治疗联合牵引阻生牙。对于牙根条件不好的阻生牙可以拔除，也可进行策略性保留，目的是为后续修复创造更好的牙槽骨与软组织条件。

发现阻生牙后，可进一步通过CBCT检查明确阻生牙与邻近组织的三维空间情况，评估阻生牙牙根情况与牵引难度，通过计算机模拟系统设计，预测弯曲牙移动后的位置，判断牙根能否合理位于牙槽骨内。在进行阻生牙牵引之前，需要同时制定患儿口腔的整体正畸方案，从患儿阻生牙治疗难度与预后、牙弓拥挤情况、颌面部软硬组织协调度、美学要求、治疗时长、经济负担等多方面考虑阻生牙的去留。

牙根有弯曲时，可以进行牵引治疗，但需要控制牵引的方向、速度和力度，诱导牙槽骨有足够的空间容纳弯曲后的牙根。弯根牙在牙冠、牙根和牙槽骨三者关系上常常无法面面俱到，可根据不同情况对弯根牙进行处理：①通常弯曲程度不大、弯曲部位在牙根中1/3及根尖1/3的阻生牙可根据情况排入牙弓；②如果在评估时发现，牙冠排入牙弓后弯曲牙根存在近远中向压迫邻牙牙根、或唇舌向可能穿破骨皮质，则需要考虑是否将牙冠恢复正常轴倾/转矩/唇舌向倾斜度；③当冠根成角严重，牙冠排入牙弓后牙根大部分无法保留时，可选择保留牙根在牙槽骨内，根管治疗后行截冠修复；④如果牙冠排入牙弓后，弯曲牙根骨开窗的长度短于牙槽骨内长度，且牙齿牙周状态良好，也可考虑根尖手术；⑤如果评估后觉得牵引治疗难度过大或者无法保证治疗效果，可以选择拔除，并通过修复治疗恢复美观或通过正畸关闭间隙。

需要注意的是，儿童过早拔除阻生牙/弯根牙将造成该区域牙槽骨生长受限，成年后牙槽骨高度与宽度不足而导致修复效果不佳，对于不得不拔除阻生牙的儿童来说，保证牙槽骨生长是治疗的第一目标，因此可以考虑将阻生牙做适当牵引使牙根保留在相应牙槽骨内，或拔除后再植其他部位牙齿来保存牙槽骨宽度。

（五）阻生牙/弯根牙治疗原则

1. 阻生牙/弯根牙矫治的原则

（1）临床保留弯根牙的原则。

前牙弯根牙（尤其是上前牙）影响患者牙列及面部美观，临床上应考虑尽量保留；弯根牙有足够的牙根长度，能够承受咀嚼等生理力的弯曲牙应尽量保留；牙根弯曲度不严重的弯根牙可以保留；牙根形成还未完成的年轻弯曲前牙应尽量保留（弯曲牙的早期矫治）；担负主要口腔咀嚼等功能的弯根牙（如第一恒磨牙弯根）应尽量保留。

（2）临床拔除弯根牙的原则。

冠根成角严重（冠根成锐角）的弯根牙，临床考虑在牵引弯曲牙入牙列时，纠正牙冠的异位会使严重弯曲的牙根穿破唇（颊）/腭侧牙槽骨，形成牙根暴露，后期需做牙体牙髓治疗以及变色牙冠的牙冠修复治疗，增加了临床治疗的复杂程度和患儿的负担，如患儿无法定期复诊或不愿治疗，可选择拔除弯根牙，简化治疗。有时在综合考虑弯根牙位置（弯曲后牙）、牙列拥挤严重程度后（是否需要拔牙排齐牙列），可以考虑拔除弯根牙，利用拔牙间隙排齐牙列。对于牙根发育停止，牙根短小变形，不能承受生理咀嚼力，正畸治疗后稳定性差的弯根牙，可以考虑成年时牙槽骨高度足够后拔除，并进行修复。

2. 不同情况弯根阻生牙的早期矫治策略

（1）首先需要及早发现弯根牙的存在。弯根牙的异常从混合牙列早期就开始出现，当口腔医师发现患儿上中切牙没有正常萌出时就应该考虑是否为弯根阻生牙，并且通过拍摄X线片确诊。早期矫治医生应能够认知到这类错𬌗畸形的治疗是可行的，应与患儿家长进行良好的沟通，以便尽早进行治疗。

（2）通过CBCT检查了解弯根牙的发育阶段，可以在弯根牙的早期进行牵引治疗，之后再进行系统的正畸治疗。

（3）在牙根形成早期进行干预治疗，可以使牙根发育更加正常。

（4）牙根弯曲程度较大时，也可以进行牵引治疗，但需要控制牵引的速度和力度，诱导牙槽骨生长，并使牙槽骨有足够的空间容纳弯曲后的牙根。如果评估后觉得牵引治疗难度过大或者无法保证治疗效果，可以选择拔除。需要利用阻生牙/弯根牙进行牙槽骨宽度保留时，应尽可能留住牙根。

（5）通过计算机模拟弯根牙移动，预测弯根牙移动后的位置，能更好地判断牙根是否能够合理位于牙槽骨内。

（6）复杂的弯根牙治疗，若牙根暴露，需要行倒置根髓切除及充填术；对于牙周情况差的患儿，牙周龈外形修复及翻瓣治疗可以增加弯根牙治疗后期的美观性及稳定性。对于正畸牵引、牙髓治疗后，牵引入牙弓后的变色弯根前牙，还需固定冠修复治疗恢复牙体的美观。

3. 弯根牙临床治疗时机

对于后牙的弯根牙阻生，患儿不易及时察觉，有时在患儿成年后检查其他口腔问题才无意发现。而上颌前牙的弯根阻生后，相邻牙倾斜、缺失牙间隙变小、中线偏斜、上下中线不齐等影响美观，患儿家长及临床医生应早期发现，进行早期治疗。弯根牙综合治疗的开始时间，临床常规认为在牙根发育1/3～2/3时开始。但是近年来多个国内外对弯根牙的早期牵引治疗的临床研究表明，在生理性矫治力的作用下，上颌中切牙的阻生弯根可以在正畸牵引力的作用下，改变弯曲角度，并沿牵引力的方向继续发育，正畸早期牵引可以改善牙根的进一步弯曲，促进弯根牙的牙根发育，所以牵引弯根牙的治疗时机可以提前到牙根发育的早期，在牙根发育开始阶段进行正畸牵引，尽快恢复其正常萌出方向，可获得较好的预后（见图8-1-10）。

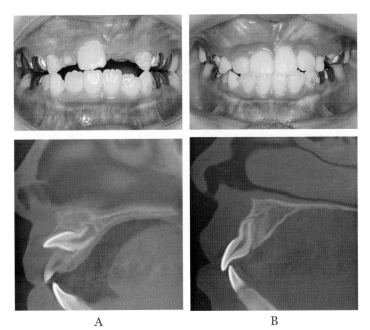

A   B

图8-1-10 儿童21弯根，在牙根发育早期开始牵引，后续牙根发育良好
A. 治疗前；B. 治疗后。

（彭怡然 李小兵）

二、恒牙早萌的处理策略与时机

乳恒牙替换过程中，当继承恒牙牙根发育到1/2时，继承恒牙开始萌出，当继承恒牙牙根发育到2/3时，继承恒牙出龈。恒牙早萌是指继承恒牙牙根尚未形成或发育不足1/3时的出龈。恒牙早萌多见于恒双尖牙，下颌多于上颌（见图8-2-1）。

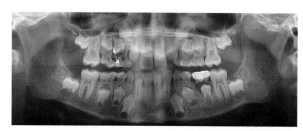

图8-2-1　混合牙列期，75根尖炎症、牙根吸收，拔除75后，35早萌

（一）恒牙早萌的病因

恒牙早萌通常是因为被替换的乳牙根尖周病破坏了牙槽骨和继承恒牙胚的牙囊或乳磨牙早失。乳磨牙根尖周病及乳磨牙早失使恒牙过早暴露于口腔中。

（二）恒牙早萌的临床表现

1. 早萌牙是恒牙过早暴露于口腔中的萌出异常

早萌恒牙因牙根发育不足，以及有的恒牙牙胚周围有感染的乳牙残根存在，炎症的肉芽组织把恒牙胚推出牙槽骨外，早萌恒牙常伴有釉质矿化不全或釉质发育不全现象。

2. 恒牙早萌的诊断应结合病史、临床检查及影像学检查

结合患儿病史、临床检查和影像学检查恒牙早萌可明确诊断。当早萌恒牙牙根尚未形成或刚开始形成不足1/3，常有轻度松动，容易感染或外伤而造成脱落；毗邻恒牙也容易在咬合力作用下向早萌恒牙侧倾斜。

（三）恒牙早萌的早期矫治策略

1. 促进恒牙早萌牙根继续发育

对于恒牙早萌，控制乳牙根尖周围炎症感染的治疗比阻萌更重要。首先，拔除乳牙残根、残冠、治疗有根尖病变的邻牙，是保证早萌牙继续发育的重要环节；其次，应对

早萌牙进行局部涂氟，预防龋病的发生。

2. 早萌恒牙的处理策略

是否对早萌牙进行阻萌，需根据早萌牙的松动情况以及是否存在骀牙而定：①如早萌牙松动不明显，则可不阻萌；②若对骀乳牙缺失，为防止早萌牙过长，可做阻萌器。

早萌恒牙可用间隙保持器阻萌，同时注意维护口腔卫生。定期复查观察早萌恒牙的牙根发育情况，当牙根形成达1/2以上时，可去除间隙保持器让其正常萌出（见图8-2-2）。

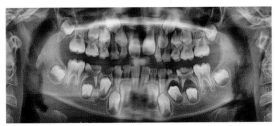 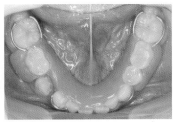

图8-2-2　混合牙列期，74、75、84、85残冠，拔除84、85后，44早萌，功能间隙维持器阻萌
34、35、45，44观察（不阻萌）
A. 全景片；B. 口内功能间隙维持器，阻萌34、35及45。

（苏晓霞　李小兵）

三、咬合干扰的早期矫治策略

（一）咬合干扰

1. 咬合干扰的定义

常规意义上，在下颌咬合运动中，影响下颌正常功能的咬合接触被称为咬合干扰。

2. 咬合干扰对口腔功能的影响

咬合干扰影响咀嚼功能，妨碍咀嚼肌收缩的整合功能。咬合干扰影响下颌运动，使下颌骨错位、颞下颌关节偏离原位。咬合偏离和咀嚼效率的降低产生异常咬合力矩，对颞下颌关节韧带及邻近的咀嚼肌肉群（特别是翼内外肌）造成过大的负荷。即使有口颌系统的机能代偿使咬合基本正常，在正中位咬合早期接触时，为尽量实现咬合向正中位咬合时上下殆接触最大化，下颌也会沿着一个或者多个的牙异常引导而逐渐偏斜。

3. 咬合干扰对儿童颅面殆生长发育的影响

在儿童颅面殆发育过程中，咬合干扰导致咬合力分布不均衡（造成咬合创伤）、下颌位置偏离正常、儿童咬合发育异常、牙周组织损伤、咀嚼功能异常、咀嚼肌肉发育异常，从而导致儿童早期牙性、肌功能性以及骨性错殆畸形及牙周组织健康问题。咬合干扰严重影响咀嚼功能及颞下颌关节健康，也影响儿童身姿体态的健康发育（见图8-3-1）。

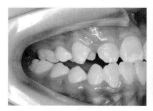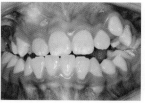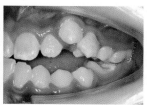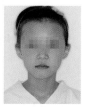

图8-3-1　混合牙列期，患者咬合不平衡，左下多个乳牙早失，下颌右偏，头颈姿势异常，前牙反殆畸形

（二）咬合干扰的病理机制及临床表现

1. 咬合干扰的分类

咬合干扰主要有两种：①下颌运动时非工作牙的咬合接触；②从后退接触位（RCP）至牙尖交错位（ICP）的过程中单侧牙接触。下颌运动时，非工作牙的咬合接触有：①前伸咬合运动中的后牙接触；②侧方咬合运动中的非工作侧的牙接触。

2. 咬合干扰的机制及临床危害

（1）咬合干扰形成第一类咀嚼（费力）杠杆。

下颌前伸咬合时后牙接触，以及侧方运动时非功能侧无咀嚼意义的牙接触，都会导致嚼肌的肌电活动增加，从而增加了口腔咀嚼时不必要的咀嚼肌功能负担。

正常咬合功能形成的是生理性的第三类杠杆运动，其咀嚼施力便利、肌肉/韧带受力较小（人体其他关节均如此）。咬合干扰（非工作部位如有牙接触）在下颌功能运动时形成则构成第一类杠杆，支点移位，动力臂变短，动力点力大，增加咀嚼肌肉负荷，肌肉功能长期异常将导致肌肉组织损伤（见图8-3-2）。

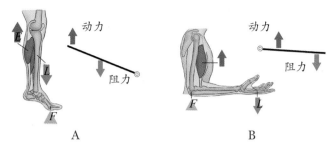

图8-3-2　人体功能运动时的杠杆分类

A. 第三类杠杆（省力杠杆），动力和支点在阻力点两侧；B. 第一类杠杆（费力杠杆），阻力和支点在动力的两侧。

（2）咬合干扰的临床表现及其对儿童错𬌗畸形发生的影响。

首先，咬合干扰影响下颌功能位置的异常：①如乳尖牙磨耗不足造成乳尖牙干扰，下颌前伸导致乳牙列期前牙反𬌗畸形（见图8-3-3）；②混合牙列期替牙障碍（个别乳牙迟脱伸长），上下咬合不平衡，导致下颌偏斜（见图8-3-4）；③个别恒牙错位/扭转，咬合干扰导致下颌功能运动障碍；④乳/混合牙列期上下牙弓形态大小异常，导致下颌位置（后缩、偏斜）的异常（见图8-3-5）。早期下颌功能位置的异常，会导致下颌发育的异常，如下颌过度前伸生长、下颌不对称生长、下颌位置后缩、下颌发育受限等，最后形成骨性错𬌗畸形。

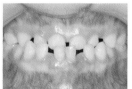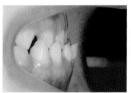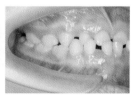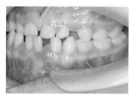

图8-3-3　乳牙列期前牙反𬌗畸形，下乳尖牙牙尖磨耗不足，乳上前牙直立，乳下前牙唇倾，乳下前牙间隙

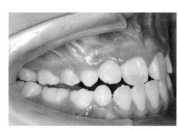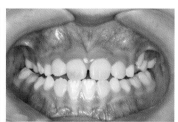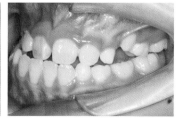

图8-3-4　混合牙列期替牙障碍，65伸长，下颌右偏，后牙开𬌗畸形

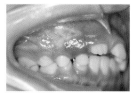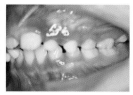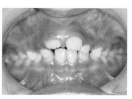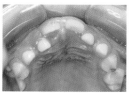

图8-3-5　混合牙列期上下牙弓形态异常，52、53、62、63舌侧错位，下颌功能性后缩，
上下中线不齐

其次，咬合干扰导致的异常下颌功能运动影响口周肌肉正常功能及发育，形成前伸/后缩下颌的肌肉功能发育异常、升/降下颌的肌肉功能发育异常，面部肌肉形态发育不对称以及头颈姿势异常。

再次，咬合干扰导致咬合力不平衡，在影响口周肌肉功能运动同时，也影响颞下颌关节周围韧带/肌肉功能异常，造成颞下颌关节发育异常。

最后，咬合干扰形成不平衡的咬合力，过大的咬合力将导致受累牙牙周损伤（牙龈退缩、牙周膜/牙槽骨吸收、牙周炎等），严重者可导致受累牙松动移位等咬合创伤性牙周病（见图8-3-6）。

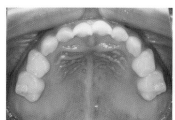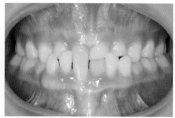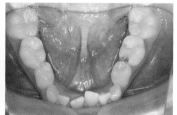

图8-3-6　混合牙列期前牙反𬌗畸形，不平衡的咬合力形成咬合创伤，下前牙不齐、间隙，41扭转、唇侧移动、牙龈退缩

（三）咬合干扰的早期矫治策略

1. 乳尖牙磨耗不足导致的咬合干扰的早期矫治策略

（1）乳尖牙磨耗不足，最常见将导致乳牙列期下颌前伸，形成乳前牙反𬌗畸形。早期矫治策略应在乳前牙反𬌗畸形的纠正过程中，分次调磨过长乳尖牙牙尖，去除咬合干扰，保证乳前牙反𬌗畸形的纠正及疗效的稳定性（见图8-3-7）。

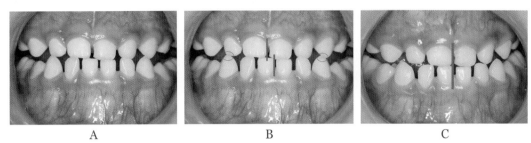

A   B   C

图8-3-7　乳牙列期乳尖牙磨耗不足导致的咬合干扰及早期矫治

A. 乳牙反𬌗，上下中线不齐；B. 下颌闭合运动时前牙咬合干扰，上下中线不齐；C. 乳尖牙调
磨去除咬合干扰，上下中线基本对齐。

（2）乳/混合牙列期，由于上下尖牙间宽度不调，上牙弓狭窄形成乳尖牙咬合干扰、下颌偏斜或单侧后牙反𬌗畸形、上下中线不齐。长期的乳尖牙咬合干扰，将加重下颌偏斜，影响下颌及面部对称性发育。早期矫治策略应及时行上颌扩弓矫治，扩大上尖牙间宽度，去除因乳尖牙间宽度不调而导致的咬合干扰，重建乳尖牙间咬合平衡，恢复上下牙弓协调性及咬合平衡，避免/纠正下颌偏斜（见图8-3-8）。

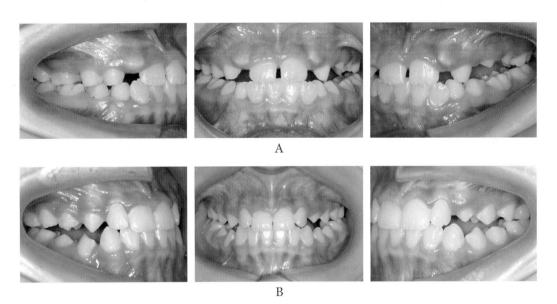

A

B

图8-3-8　混合牙列期乳尖牙咬合干扰、下颌偏斜的早期矫治

A. 混合牙列期，53、63咬合干扰，下中线左偏；B. 早期扩大上乳尖牙间牙弓宽度，去除上下
乳尖牙咬合干扰，辅助上下中线对齐。

2. 混合牙列期替牙障碍导致的咬合干扰早期矫治策略

混合牙列期由于替牙障碍（乳牙迟脱伸长）造成的后牙早接触，在制定早期矫治方

案时应及时拔除迟脱乳牙，观察/引导恒牙萌出并排平牙列，恢复上下牙咬合平衡。

3. 混合牙列期前牙扭转导致的咬合干扰的早期矫治策略

（1）上前牙萌出扭转，导致个别牙咬合早接触及咬合创伤。当扭转上前牙咬合时楔入下前牙间，将导致严重的下前牙咬合创伤及下前牙间隙。早期纠正上前牙扭转，建立前牙正常覆𬌗覆盖，能消除下前牙牙周损伤，维护下前牙牙周健康（见图8-3-9）。

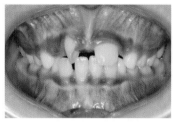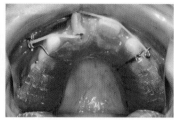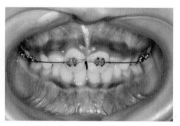

图8-3-9　混合牙列期，11扭转，咬合楔入下前牙间，造成41、42牙周创伤；早期矫治纠正11扭转，维护咬合健康

（2）上前牙扭转加大前牙覆盖，形成下颌的前伸运动障碍，导致下颌矢状向位置后缩，若延迟纠正，将影响下颌矢状向生长，破坏上下颌骨矢状向协调。临床应尽早纠正扭转前牙，恢复正常咬合平衡，去除下颌前伸运动障碍，促进下颌矢状向位置的调整（见图8-3-10）。

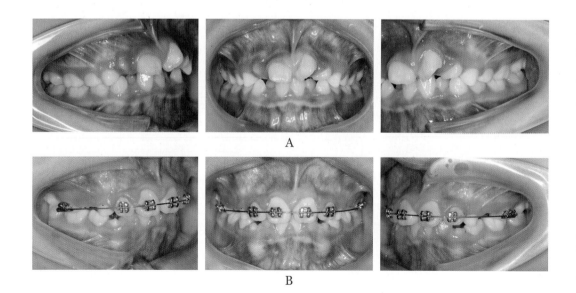

A

B

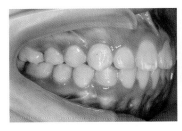
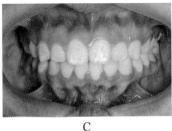
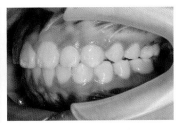

C

图8-3-10 混合牙列期上前牙扭转及早期矫治
A. 混合牙列期前牙扭转；B. 局部固定多托槽纠正前牙扭转；
C. 正畸综合矫治，排平排齐上下牙列。

4. 个别前牙反𬌗畸形导致的咬合干扰的早期矫治策略

个别前牙反咬合导致的不平衡，过大咬合力造成受累牙牙周损伤、受累牙松动移位、牙龈/牙槽骨吸收及牙周膜宽度增加，破坏受累牙的稳定性，临床应及时纠正造成咬合创伤的个别前牙反咬合（见图8-3-11）。

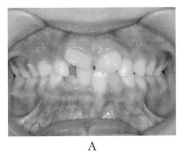
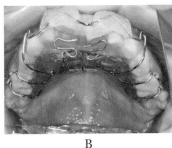
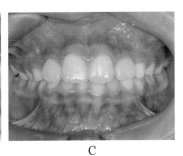

A   B   C

图8-3-11 混合牙列期前牙反咬合畸形及早期矫治
A. 治疗前，前牙拥挤，21/31反咬合，31唇侧移动（咬合创伤）；B. 上颌活动扩弓＋唇档＋双
曲舌簧矫治器；C. 治疗后。

5. 恒牙萌出异常导致的咬合干扰的早期矫治

恒牙萌出异常（阻生、埋伏、异位、易位、迟萌）会形成局部咬合力不平衡，造成下颌功能位置异常以及受累牙异常磨损及咬合创伤，应及时纠正，维护口腔咬合功能的正常（见图8-3-12）。

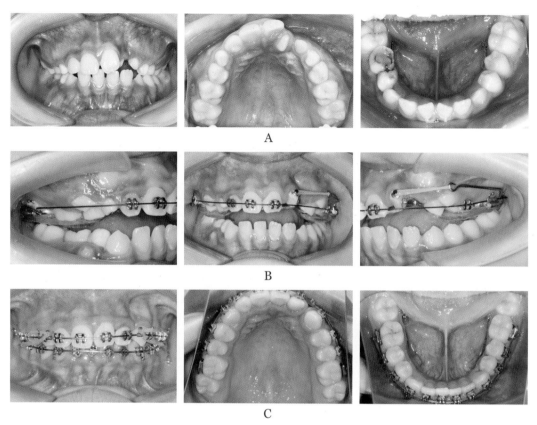

图8-3-12　混合牙列期恒牙萌出异常及早期矫治

A. 治疗前，22扭转/错位萌出，21位置异常造成下前牙咬合干扰；B. 早期矫治中，排齐21、
22，去除咬合干扰；C. Ⅱ期应用固定多托槽进行正畸综合矫治。

6. 牙形态异常（上前牙畸形舌侧尖）导致的咬合干扰的早期矫治策略

牙形态（大牙、小牙/锥形牙、上前牙畸形舌侧尖）异常，将影响局部上下牙咬合，导致局部牙咬合干扰，临床应在正畸综合矫治的同时，调磨前牙形态异常造成的咬合干扰，如调磨畸形舌侧尖，恢复生理性的咬合平衡，必要时会诊儿童牙病医生行畸形牙牙髓治疗，防止因咬合调磨造成的牙髓损害。

7. 牙弓形态异常导致的咬合干扰的早期矫治策略

牙弓形态异常包括牙弓左右不对称、上下牙弓不协调以及上下牙弓畸形三种情况。牙弓形态异常不仅是由于牙排列异常导致，其发育的变异也导致咬合关系异常、咬合功能异常及牙排列异常，临床矫治应同时纠正牙排列、咬合功能及牙弓形态异常。早期矫治的策略是纠正异常牙弓形态，去除由于牙弓发育异常导致的咬合干扰和咬合关系异常，为正畸综合矫治排齐排平牙列创造良好的牙弓条件（见图8-3-13）。

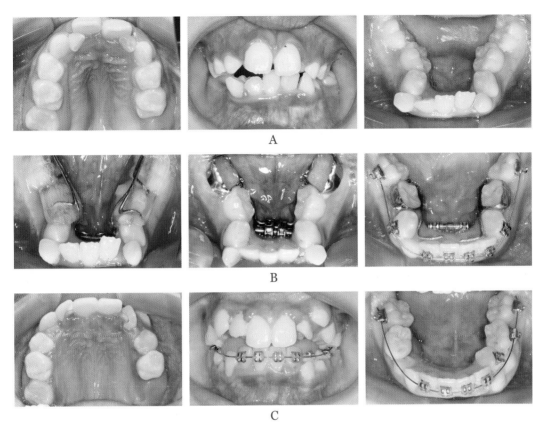

图8-3-13　混合牙列期牙弓形态异常及早期矫治

A. 治疗前，上牙弓狭窄、下牙弓畸形、右侧后牙正锁𬌗、上下中线不齐；B. 早期矫治中纠正下牙弓畸形，去除咬合干扰；C. 正畸综合矫治前恢复良好牙弓形态条件。

（李小兵　苏晓霞）

四、个别恒牙位置排列异常的早期矫治策略

替牙列期个别恒牙位置排列异常是指由于环境、先天及遗传因素造成的恒牙萌出排列异常，包括个别牙旋转异常、近远中倾斜异常、颊舌（腭）向倾斜异常、颊舌侧位置异常以及萌出角度和高度异常等。常见有恒切牙唇/腭向萌出、尖牙颊向异位、恒尖牙/磨牙异位萌出、双尖牙扭转、双尖牙腭侧萌出等（见图8-4-1）。

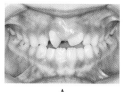 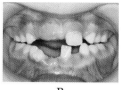 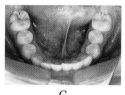 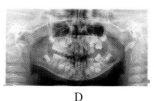

A   B   C   D

图8-4-1   儿童个别恒牙位置排列异常

A. 上中切牙牙冠近中扭转；B. 右下前牙牙轴远中倾斜；C. 左下第二双尖牙牙冠远中扭转；
D. 左侧上下第一恒磨牙近中异位萌出。

儿童替牙列期个别恒牙位置排列异常是牙性的咬合异常问题：①严重者造成咬合功能异常，延迟治疗会导致咬合创伤；②个别恒牙位置排列异常引发下颌位置偏斜；③个别恒前牙位置异常常导致下颌功能后退；④第一恒磨牙异位萌出常引发乳磨牙远中吸收、乳磨牙早失及间隙丧失。因此，尽管正畸综合矫治能够在恒牙列期进行有效的牙位置排列三维方向的矫正，混合牙列仍应针对存在咬合干扰、可能导致乳磨牙早失、间隙丧失的恒牙位置排列异常进行早期矫治，以利于正常咬合建立，避免牙弓形态大小的改变，为替牙列期其余乳恒牙替换创造有利条件，简化后期正畸综合治疗的过程。

（一）个别上恒牙舌侧/腭侧倾斜的早期矫治策略

1. 个别上恒牙舌侧/腭侧倾斜的危害

个别上恒切牙舌倾可能造成个别前牙反𬌗、导致前牙咬合创伤（见图8-4-2）；个别上颌尖牙舌倾可能造成下颌后缩或下颌偏斜等咬合功能障碍，因此需要早期干预。

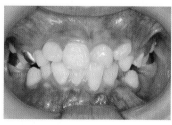 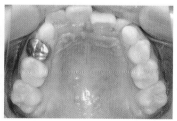

图8-4-2   混合牙列期，21牙轴内倾直立，个别前牙反𬌗畸形，上下中线不齐，31咬合创伤

个别前牙反𬌗畸形要与牙列拥挤上前牙舌侧错位萌出相区别。个别前牙反𬌗畸形是牙列无拥挤的前牙反咬合：上前牙牙轴内倾（或下前牙牙轴唇倾），多是中切牙反𬌗畸形，治疗多不用创造排牙间隙。而牙列拥挤造成的上前牙的舌侧错位萌出，多为上侧切

牙的舌侧萌出，牙列拥挤，早期矫治首先需要获得排齐牙的间隙，如扩弓、拔牙、推磨牙向后、唇倾上前牙等（见图8-4-3）。

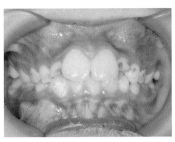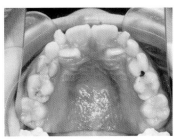

图8-4-3　混合牙列期由于上牙弓狭窄牙列间隙不足，52、62迟脱，12、22舌侧萌出

个别后牙腭侧倾斜则可能造成个别后牙反颌、锁颌，形成咬合干扰或影响咀嚼功能。

2. 个别上恒前牙舌/腭倾斜的早期矫治策略

个别上恒前牙舌/腭倾斜的早期矫治策略是纠正其舌/腭侧倾斜，纠正个别前牙反咬殆异常、后牙反咬殆异常或后牙锁殆畸形，去除咬合创伤及干扰，预防/阻断牙周咬合创伤，恢复下颌前伸运动及正常位置（见图8-4-4）。

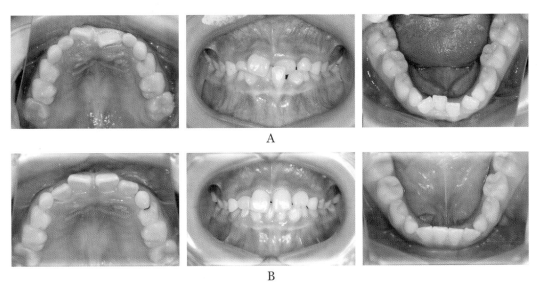

图8-4-4　混合牙列期个别前牙反殆畸形及咬合创伤的早期矫治
A. 治疗前，21、31牙反咬合，31牙咬合创伤；B. 21、31牙反咬合矫治后，31牙咬合创伤去除，牙周健康恢复。

（二）个别恒牙唇/颊倾的早期矫治策略

个别恒切牙唇倾影响美观，过度唇倾的前牙可能在遭遇外力时受到更为严重的前牙外伤；个别后牙颊向倾斜可能导致后牙锁𬌗或反𬌗畸形（见图8-4-5）。

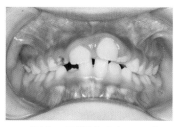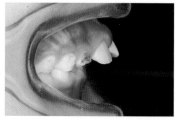

图8-4-5　混合牙列期上中切牙唇倾，前牙深覆𬌗覆盖，上前牙外伤风险增加

个别切牙唇倾是牙性错𬌗畸形，临床首先应鉴别诊断双颌前突性前牙唇倾，以及骨性Ⅱ类下颌后缩的前牙深覆𬌗深覆盖错𬌗畸形。单纯的个别切牙唇倾少见，多与口腔不良习惯有关，有时也合并上牙弓宽度发育不足。临床治疗应根据错𬌗畸形的机制判断前牙内收及早期矫治方式，如是否需要扩大牙弓以开辟前牙内收间隙、是否需要同时进行下颌颌位的调整等，在纠正个别前牙唇倾的同时，也应针对错𬌗畸形机制全面进行错𬌗畸形的早期矫治（见图8-4-6）。

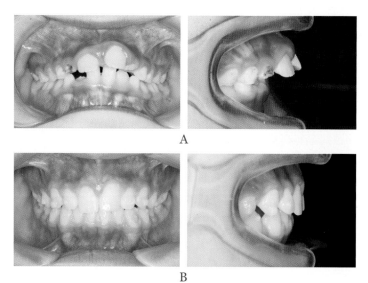

图8-4-6　儿童混合牙列期上前牙唇倾、前牙深覆𬌗深覆盖及早期矫治
A. 治疗前；B. 治疗后。

对于个别后牙颊倾的后牙深覆盖/正锁𬌗问题，临床可采用Nance托配合牵引钩牵引、活动矫治器加后牙单臂簧内收颊倾后牙、上下后牙交互牵引，以及局部固定多托槽矫治技术、无托槽隐形矫治技术等方法进行矫治（见图8-4-7），以改善后牙咬合，维护儿童正常咬合功能。

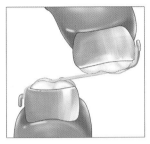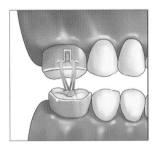

图8-4-7　个别后牙颊侧错位，上下后牙带环弹性橡皮圈交互牵引改正锁𬌗

（三）个别牙扭转的早期矫治策略

儿童个别恒牙扭转尤其是前牙的扭转可能导致前牙早接触及咬合创伤。早期矫治应及时纠正个别恒前牙扭转，去除咬合干扰及咬合创伤，恢复正常咬合功能及前牙美观。个别恒牙扭转的早期矫治特别是个别恒前牙扭转的早期矫治对儿童的咬合正常发育有积极作用。若无明显咬合干扰，个别恒后牙的扭转可延迟到恒牙列期正畸综合矫治时再行纠正（见图8-4-8）。

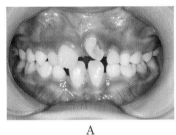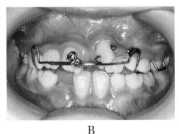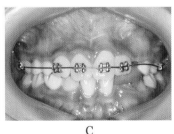

A　　　　　　　　　　　B　　　　　　　　　　　C

图8-4-8　个别恒前牙扭转及早期矫治
A. 治疗前；B. 活动矫治器早期弹性牵引改扭转；C. 局部固定多托槽矫治技术精细纠正前牙扭转。

（四）第一恒磨牙异位萌出的早期矫治策略

第一恒磨牙异位萌出是指因多种因素导致的第一恒磨牙在萌出过程中偏离正常位

置，嵌顿于相邻第二乳磨牙牙冠远中牙颈部之下而不能正常萌出的咬合发育异常（见图8-4-9）。上颌第一恒磨牙异位萌出发生率约为下颌发生率的25倍，其病因尚不明确。目前的研究认为第一恒磨牙异位萌出与同侧相邻的第二乳磨牙、牙槽骨组织或软组织的阻碍相关，也有研究认为可能与该部位颌骨生长不足有关。

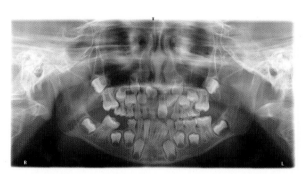

图8-4-9　混合牙列期儿童上下第一恒磨牙异位萌出（11倒置阻生，85早失）

　　若上颌第一恒磨牙异位萌出未得到及时治疗，会导致第二乳磨牙患龋率上升及第二乳磨牙冠根交界处远中牙根的病理性吸收，后者将可能造成第二乳磨牙牙髓感染、牙齿松动甚至过早脱落。第一恒磨牙异位萌出导致乳磨牙早失，可使第二双尖牙萌出间隙丧失，导致其阻生或错位萌出，造成错𬌗畸形的发生。已有研究发现上颌第一恒磨牙异位萌出是上颌牙弓狭窄和牙齿严重拥挤的危险因素之一。因此预防及早期干预上颌第一恒磨牙的异位萌出，避免其造成相邻的第二乳磨牙牙根吸收、牙齿早失、第一恒磨牙近中移动及更严重的错𬌗畸形尤为重要。

　　第一恒磨牙异位萌出的治疗目的是通过咬合诱导、早期矫治等方法促使第一恒磨牙向远中移动，引导/纠正其异常萌出角度及位置，避免第二乳磨牙牙冠吸收或早失，恢复失牙间隙，维护第二双尖牙的正常替换（见图8-4-10）。

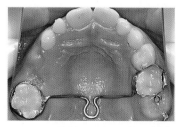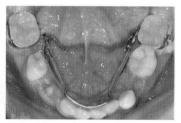

图8-4-10　第一恒磨牙异位萌出及间隙维持

不同类型及不同严重程度的上颌第一恒磨牙异位萌出，其早期治疗的策略也有所不同。

第一恒磨牙可逆性与不可逆性异位萌出的早期矫治策略

综合临床研究资料，建议按图8-4-11的流程进行上颌第一恒磨牙异位萌出的早期管理。

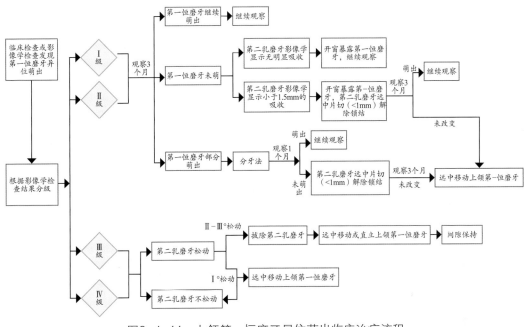

图8-4-11　上颌第一恒磨牙异位萌出临床治疗流程

（1）第一恒磨牙可逆性异位萌出通常不需要早期矫治。但由于第一恒磨牙异位萌出类型无法准确预测，因此对于初次发现的第一恒磨牙异位萌出建议进行为期3～6个月的观察，若观察期结束后异位情况未改善甚至加重则可诊断为不可逆性异位萌出，需要进行早期干预治疗，以防止乳磨牙早失及间隙丧失。

（2）第一恒磨牙不可逆性异位萌出的早期矫治方法：若第一恒磨牙异位萌出合并有第二双尖牙牙胚先天缺失的情况，应在治疗第一恒磨牙异位萌出早期即制定综合性治疗计划，确定是否需要对第一恒磨牙的异位萌出进行干预治疗以及确定允许第一恒磨牙近中移动及间隙丧失的程度；若患儿无第二双尖牙牙胚先天缺失，对不可逆性的第一恒磨牙异位萌出应直接进行早期治疗，应引导/纠正第一恒磨牙萌出角度异常及近中异位，引导第一恒磨牙进入正常位置，保护第二乳磨牙牙冠的完整性，保护乳牙列完整和咀嚼功能健康。

目前第一恒磨牙不可逆性异位萌出的主要治疗方法包括被动治疗和主动治疗。被动治疗即仅去除异位第一恒磨牙的冠方阻力使其顺利萌出，择期恢复已经丧失的牙弓长度。主动治疗即在保留第二乳磨牙的情况下，通过矫治装置对第一恒磨牙施加向远中移动的力，纠正其异常萌出方向，阻断第一恒磨牙近中萌出对第二乳磨牙牙冠远中的压迫，既保证了第一恒磨牙的顺利萌出，也可及时恢复丧失的牙弓长度，防止牙弓周长丧失、牙齿阻生以及牙齿固连。

第一恒磨牙不可逆性异位萌出的治疗常用以下方式：

①第一恒磨牙不可逆性异位萌出的被动治疗：对于第二乳磨牙已出现牙髓症状等不适或松动度大于1 mm的患者，应首先拔除受累的第二乳磨牙，并使用远中导板或丝圈式等间隙保持器解决拔牙后可能出现的间隙丧失问题（见图8-4-12）。

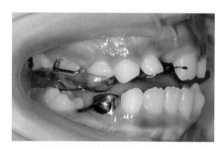

图8-4-12　第二乳磨牙已出现牙髓症状等不适或松动度大于1mm的患者的被动矫治：拔除第二乳磨牙，间隙维持

对于第二乳磨牙远中根已完全吸收，而近中根完好者，可采用第二乳磨牙截冠法，将第二乳磨牙的近中根及腭根进行根管治疗，截去远中根及造成锁结的部分牙冠，并修复牙冠外形，解除阻力以诱导上颌第一恒磨牙顺利萌出。拔除第二乳磨牙及采用截冠法均可使异位萌出的上颌第一恒磨牙顺利萌出，但这两种治疗方法均会产生一定程度的牙弓长度丧失，需要择期开展间隙。

②主动治疗1：对于第二乳磨牙无松动度或松动度小于1 mm的患者，若第一恒磨牙未萌出，则需首先外科暴露上颌第一恒磨牙，再对其异位萌出进行远中牵引治疗；若第一恒磨牙已萌出，则可直接进行异位萌出治疗，根据嵌入严重程度的不同分别采用分牙法、改良TPA弹性牵引法、Halterman矫治器法、K-Loop矫治器法等治疗（见图8-4-13、图8-4-14）。

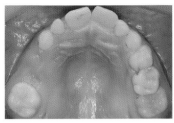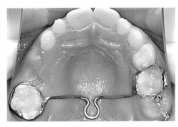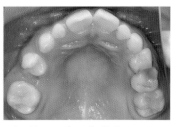

图8-4-13　改良TPA带牵引钩弹性牵引矫治左侧上颌第一恒磨牙近中异位萌出

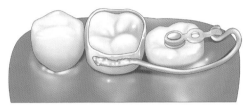

图8-4-14　Halterman矫治器设计，远中牵引磨牙

③主动治疗2：对于第二乳磨牙与上颌第一恒磨牙间异位锁结不严重，第二乳磨牙牙根吸收<1.5 mm的患者，当第一恒磨牙需要远中移动的量不大时，可采用分牙法矫治第一恒磨牙异位萌出。在第二乳磨牙和上颌第一恒磨牙之间放置一种分离装置，如铜丝、分牙簧或分牙橡皮圈等，通过分牙装置产生推力，以解除第二乳磨牙与第一恒磨牙之间的异位锁结，恢复第一恒磨牙正常萌出方向。

医师需注意，在安放上述分离装置时可能需要配合局部麻醉，避免患儿疼痛，且由于分离装置体积较小，应注意防止患儿误吞误吸及向根方滑脱造成牙周软硬组织吸收等病变。

④主动治疗3：对于第二乳磨牙及上颌第一恒磨牙锁结严重，第二乳磨牙牙根吸收>1.5 mm的患者，当第一恒磨牙需要向远中移动的量大时，需要使用矫治器推/拉第一恒磨牙向远中。矫治目的除了推/拉近中倾斜的异位第一恒磨牙，也包括远中移动因异位压迫、第二乳磨牙早失而近中移动的第一恒磨牙。目前临床使用的矫治器有Halterman矫治器、多圈式双侧带环式矫治器（改良式Halterman矫治器）、K-loop矫治器、Kloehn颈帽（口外牵引）、固定支架摆式矫治器、活动/固定螺旋推磨牙向后矫治器、无托槽隐形矫治技术及固定多托槽加螺旋推簧等矫治器设计（见图8-4-15）。

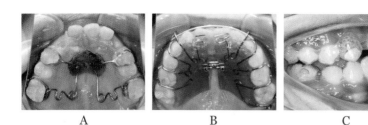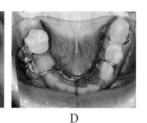

A   B   C   D

图8-4-15 临床主动矫治第一恒磨牙近中异位萌出，推/拉第一恒磨牙远中移动
A. 固定支架摆式矫治器；B. 活动扩弓加远中拉钩弹性牵引矫治器；C. 无托槽隐形矫治器；
D. 固定螺旋推磨牙向后矫治器。

（彭怡然 李小兵 杨一凡）

第九章

基于牙弓生长发育的儿童早期矫治策略与时机

一、口颌面协调六要素理论与儿童错𬌗畸形矫治策略

（一）口颌面协调六要素理论

正畸学者对于正常𬌗的定义从经历了E. H. Angle的正常𬌗关系到L. F. Andrews的正常𬌗六个关键，再到L. F. Andrews和W. A. Andrews的口颌面协调六要素的不断完善过程。作为正畸治疗的终极目标，建立正常𬌗意味着口颌面美观的形成、正常咬合功能的建立和稳定疗效的获得。

1. Andrews 口颌面协调六要素理论

（1）正常𬌗。

①Angle正常𬌗概念。

Angle认为正常𬌗的重点在于磨牙的中性关系和牙弓的整齐排列：上下磨牙中性关系——即上颌第一恒磨牙近中颊尖对齐下颌第一恒磨牙近中颊沟上；牙弓整齐排列，牙齿排列为一段平滑、对称且上下颌协调的弧形曲线（咬合线）（见图9-1-1）。但临床上单纯以磨牙咬合关系作为标准的诊断还不完善。

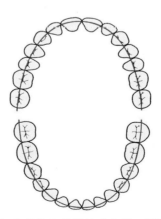

图9-1-1　Angle定义的正常𬌗的咬合线：平滑、对称、协调

②L. F. Andrews正常𬌗的六个关键及口颌面协调的六要素理论。

1972年，L. F. Andrews为改变Angle提出的不完善的正常𬌗诊断，提出通过统筹数据方法，系统化地、量化地归纳正常𬌗的标准。他通过分析120副未经正畸治疗、牙弓形态美观、咬合关系正常且经过专业评判无法从正畸治疗中获益者的石膏模型，总结出正常𬌗的六个关键。

a. 正常𬌗磨牙关系为上颌第一恒磨牙远中颊尖远中斜面与下颌第二磨牙近中颊尖近中斜面接触，上颌第一恒磨牙近中尖对齐下颌第一恒磨牙近中颊沟。

b. 牙冠近远中向倾斜角度：除磨牙外所有牙齿的牙冠长轴为牙冠唇/颊面最中央、最凸出的纵向假想几何轴，磨牙的牙冠长轴为颊面最明显的纵向颊沟所在的几何轴；不同牙的牙冠长轴近远中向倾斜度不同，但牙轴龈方均在𬌗方的远中。

c. 牙冠颊/唇舌向倾斜角度：上下前牙牙冠唇舌向倾斜方向应限制对𬌗牙的过度萌出且不影响后段牙的定位和咬合；上后牙（从尖牙至磨牙）的牙冠有较恒定和相似的腭倾角度，而下后牙的舌倾程度呈现逐渐增加趋势。

d. 牙冠旋转：牙列中无牙冠旋转。

e. 牙列间隙：牙列无间隙，邻牙接触点紧密。

f. 𬌗曲线：应从大致平直到有轻度的Spee曲线，相对于𬌗平面深0~2.5mm之间（见图9-1-2）。

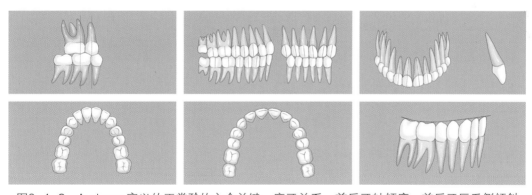

图9-1-2 Andrews定义的正常𬌗的六个关键：磨牙关系、前后牙轴倾度、前后牙唇舌侧倾斜度、牙无扭转、牙列无间隙、Spee线平整

③口颌面协调六要素理论。

正常𬌗六个关键的提出是L. F. Andrews对个体化正常𬌗的一个初探，仅满足正常𬌗六个关键的特征显然还不是理想咬合的所有条件。2000年，L. F. Andrews和W. A.

Andrews提出了正畸矫治理想𬌗治疗目标，包括了牙弓、颌骨、颏与咬合关系的口颌面协调六要素理论（见图9-1-3）。

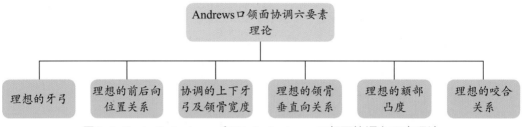

图9-1-3　L. F. Andrews和W. A. Andrews口颌面协调六要素理论

L. F. Andrews和W. A. Andrews口颌面协调六要素论述如下。

要素Ⅰ　理想的牙弓：这是口颌面协调的核心要素（见图9-1-4）。改变正畸临床只从单纯的上下牙咬合"六个关键"来判断"理想𬌗"，提出具备符合咬合功能和健康的"理想牙弓"的正畸诊疗目标。

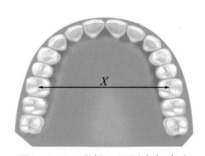

图9-1-4　理想牙弓形态与大小

要素Ⅱ　理想的颌骨前后向位置关系：上颌中切牙牙冠长轴中点（facial-axis point，FA point）位于GALL线（指一条与头部冠状面平行的线，代表上颌理想前界；当前额倾斜度小于或等于7°，此线通过前额临床中心点；当前额倾斜度大于7°，每增大1°此线前移0.6 mm，但最前不超过眉间点）（见图9-1-5）。

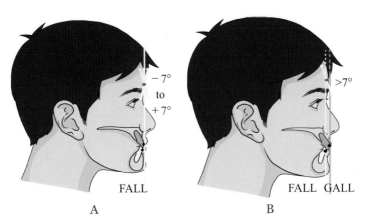

图9-1-5　理想的颌骨前后向位置关系

A. 前额倾斜度小于或等于7°，GALL线通过前额临床中心点；B. 当前额倾斜度大于7°，
每增大1°GALL线前移0.6 mm。

要素Ⅲ　颌骨水平向位置关系：在满足要素Ⅰ的前提下，上颌基骨宽度与下颌相
协调。以下颌第一恒磨牙FA点之间的距离作为下颌基骨的宽度，上颌比下颌宽2～4 mm
（见图9-1-6）。

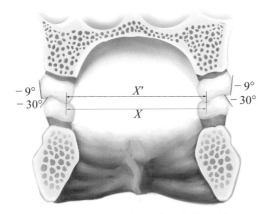

图9-1-6　理想的颌骨水平向位置关系

X：下颌磨牙间牙弓宽度；X'：上颌磨牙间牙弓宽度；$X'=X+2\sim4$（mm）。

要素Ⅳ　颌骨垂直向位置关系：a. 上颌前部：上中切牙FA点与下颌姿势位时上唇
下缘在同一水平面上；b. 下颌前部：下中切牙FA点与硬组织颏下点的距离近似为眉间
至鼻下点距离的一半；c. 上颌后部：下颌闭合，后牙咬合接触时，鼻下至软组织颏下
的距离、眉间至鼻下的距离、外耳道至软组织下颌角点距离均相似（见图9-1-7）；
d. 下颌后部：下颌升支高度即髁突上界与硬组织下颌角点的距离。

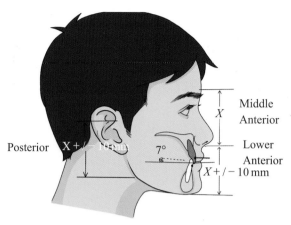

图9-1-7　理想的颌骨垂直向位置关系

要素Ⅴ　颏部突度：在满足要素Ⅰ的前提下，颏隆突前点位于Will平面上（过下切牙FA点，垂直于功能𬌗平面的线）（见图9-1-8）。

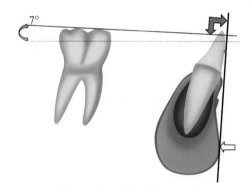

图9-1-8　理想的颏部突度

要素Ⅵ　理想的𬌗关系：符合正常𬌗六个关键标准（见图9-1-2）。

2. 理想牙弓——口颌面协调六要素的核心要素

在口颌面协调六要素的理论中，L. F. Andrews和W. A. Andrews认为只有在上下牙弓都在理想状态时，才能实现理想𬌗，上下牙弓形态大小是理想𬌗六要素中的核心要素。

（1）理想牙弓。

理想牙弓：①牙齿形态及数量正常；②强健的牙周软硬支持组织；③每个牙冠位置符合正常𬌗六个关键标准；④牙根唇/颊舌向位置在基骨中央，以使咀嚼力生理性传递；⑤中切牙的近中接触区与所在颌骨的中线一致；⑥上下牙弓宽度和弓形协调，且与其对应基骨的宽度和形状协调；⑦纳入矫正的末端磨牙远中有利于清洁的足够空间。理想的牙弓强调了牙根在牙槽骨中的位置正常，满足理想咬合"六个关键"的牙弓不一定是与基骨形态协调的牙弓。

（2）个体牙弓的诊断与固定多托槽矫治技术的改良。

在理想𬤊的"六要素理论"中，L. F. Andrews和W. A. Andrews进一步提出了一种针对个体牙弓的诊断、分类和治疗的方法，该方法定义了理想个体牙弓的组成要素，包括基础解剖、单牙位置和组牙位置。将患者治疗前的牙弓特征与理想牙弓特征相比较，所得到的以毫米为单位的量化指标为牙弓核心不调指数（Interim Core Discrepancy，ICD）。

应用个体牙弓诊断法纠正错𬌗畸形，一般而言，在牙列已排齐且牙弓宽度、弓形和深度已被矫正后，才能开始通过近远中向移动后牙来代偿ICD不调。关注牙弓的特定形态，首先纠正上颌宽度不足（扩弓），然后按以下六个临床阶段有序治疗，可使治疗更高效：①排齐；②矫正牙弓宽度、弓形、深度（通过后牙颊舌向倾斜度的纠正达到）；③矫正牙弓长度（根据ICD值，选择矢状向移动后牙方法及矫治力系统）；④单牙和组牙位置的过矫治；⑤稳定；⑥保持。

虽然L. F. Andrews和W. A. Andrews提出的个体牙弓诊断法主要应用于恒牙列期的固定多托槽矫治技术的治疗设计与方法改良，但其强调牙弓形态与牙槽骨限度的生理性协调对正畸矫治提供了更个性化的矫治设计、更生理的矫治路线，为当代正畸固定矫治提出了更先进的技术方法。

（二）口颌面协调六要素理论与儿童早期矫治必要性的思考

L. F. Andrews和W. A. Andrews在个体牙弓形态诊断中提出，上颌牙弓宽度不足的矫治应在正畸固定多托槽综合矫治前完成，这提示了早期矫治有助于恒牙列期的正畸综合矫治，这是否说明儿童早期矫治是必要的呢？

从牙颌面的关系上看，当存在严重骨性不调时（矢状向或垂直向），除非颌骨位置也得以矫正（颌骨宽度在牙弓形态诊断和矫治阶段已经确定），否则理想的上下牙弓仍不能达到广泛咬合接触状态。只有颌骨位置和相互关系在三维方向都达到理想状态，才能使牙弓有最佳咬合、功能、健康状态，并使患者外貌美观。所以，儿童早期矫治纠正上下颌骨三向不调是正畸矫治达到临床口颌面协调及理想咬合的重要先决条件。

1. 上下颌骨三向不调影响牙弓形态及咬合关系，在一定限度内出现牙弓形态代偿

（1）上下颌骨矢状向不调时，前牙唇舌向代偿：上颌前突患者，上前牙内倾直立代偿；下颌前突患者，下前牙内倾直立代偿。

（2）上下颌骨横向不调时，后牙颊舌向代偿：上颌宽度不足患者，上颌后牙颊倾代偿；上下颌狭窄时，上下后牙直立内倾。

（3）上下颌骨垂直向不调时的牙代偿情况较复杂：如上下前牙伸长代偿垂直向生长；水平生长型儿童的前牙萌出高度可减小。

2. 错𬌗畸形的上下牙弓形态、大小不调

在正畸治疗前，不管磨牙矢状向关系如何，上下牙弓都应独立地被诊断、分类和治疗。错𬌗畸形不仅表现在咬合关系、上下颌骨相对关系上，更体现在上下牙弓形态大小上。在牙弓发育阶段，纠正牙弓发育不调是儿童早期矫治的重要内容。

儿童早期矫治主要针对乳牙列期、混合牙列期的错𬌗畸形，咬合的精确纠正不是治疗的首要任务。而在替牙列期的儿童错𬌗畸形早期矫治中，精细排列牙齿位置显然为时尚早，但借助Andrews个体牙弓定性定量诊断原则，分析牙弓形态大小的异常，有助于早期矫治的临床理论和技术的发展。

3. 牙弓形态、大小矫治的诊断

识别患儿牙弓/牙槽骨发育异常的特点，划定牙弓/牙槽骨弓早期治疗的限度，可深入儿童错𬌗畸形机制分析，有效进行早期牙弓形态、大小异常的矫治，进而更高效地阻断错𬌗畸形的发生发展，恢复与协调上下牙弓形态关系，同时避免临床因诊断不准确、不全面造成的矫治效率不高，或过矫治情况。

对替牙列期个体牙弓的诊断：我们可以从牙弓整体形态、大小入手，通过分析牙弓的水平向、矢状向、垂直向形态异常，进行早期矫治。

（1）个体理想化牙弓形态的基线。

个体理想化牙弓形态的基线为牙列核心线，指上颌通过多数牙邻面接触区、后牙中央窝、前牙接触点且与牙弓形态一致的上颌牙列假想线，以及通过后牙颊尖、前牙接触点的下颌牙列假想线。以牙列核心线为基准可以查见偏离牙弓正常位置的牙（见图9-1-9）。

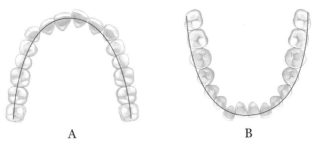

图9-1-9　个体理想化牙列基线
A. 下颌牙弓基线；B. 上颌牙弓基线。

（2）水平向牙弓形态异常的诊断。

WALA嵴：位于下颌健康龈缘下方、膜龈联合上方数毫米的软组织嵴，是指紧贴下颌膜龈联合稍上方的软组织带，基本位于牙齿旋转中心的水平面上，代表下颌骨基骨的形态特征（见图9-1-10）。WALA嵴被认为是稳定的下颌基骨上的组织结构，代表下颌基骨弓宽度，用来推算相应的上颌基骨弓的宽度，以及上下牙弓的正常宽度。WALA嵴是现有个体的个性化基骨形态，比数学模拟牙弓标准曲线更符合个体颅面结构。

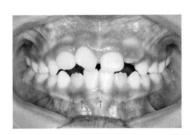

图9-1-10　WALA嵴代表个性化牙弓/基骨弓形态

WALA嵴可作为个体理想牙弓的基线，理想𬌗的下颌牙冠FA点与WALA嵴的距离是相对恒定的（见表9-1-1）。临床测量下牙列与WALA嵴间距离可判断个体下颌牙弓宽度及牙位是否正常（见图9-1-11）。

表9-1-1　理想𬌗下颌牙冠FA点与WALA嵴的平均距离

下颌牙位	FA-WALA嵴距离（mm）
中切牙	0.1
侧切牙	0.3

（续表）

下颌牙位	FA-WALA嵴距离（mm）
尖牙	0.6
第一前磨牙	0.8
第二前磨牙	1.3
第一恒磨牙	2.0
第二恒磨牙	2.2

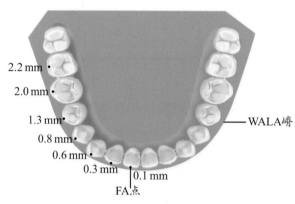

图9-1-11　下颌牙冠FA点与WALA嵴距离测量

利用下颌的WALA嵴宽度可推算理想的上颌基骨宽度。通过WALA嵴宽度将下颌第一恒磨牙再定位于理想位置，使其FA点距离WALA嵴为理想的距离（2 mm）且直立于基骨中央，有理想的牙冠颊舌向轴倾度时，下颌双侧第一恒磨牙中央窝的距离（X）即为校正颊舌向倾斜度后的双侧上颌第一恒磨牙近中腭尖的理想距离。通过比较治疗前上颌第一恒磨牙近中腭尖距离（X'）与X的大小关系，确定上颌水平向牙弓形态大小不调程度，当X'小于X时，需扩宽上颌基骨宽度（见图9-1-6）。

儿童牙槽骨随宽度的生长发育变化，相应地WALA嵴的大小会增加。早期矫治应按儿童牙槽骨生长发育规律调整牙弓形态大小，按照WALA嵴的形态大小，推算上颌牙弓的个性化形态大小，避免临床过度扩大上（下）牙弓。

（3）矢状向牙弓形态异常的诊断。

矢状向牙弓形态异常的诊断包括磨牙和切牙的咬合/覆盖关系不调。正常𬌗的磨牙为Ⅰ类关系（见前文）。

①安氏Ⅱ/Ⅲ类亚类：一侧磨牙关系为Ⅱ/Ⅲ类而另一侧为Ⅰ类的情况。这时应注意不对称的磨牙关系所反映的真实问题——或许存在单颌牙弓形态不对称或者双颌牙弓矢状向长度均不对称（见图9-1-12）。单/双颌牙弓矢状向不对称可能与乳磨牙龋坏、早失导致的恒磨牙前移有关，如第二乳磨牙早失或龋坏导致的牙弓近远中径改变，也可能存在上下颌骨水平向不调咬合偏斜问题，这还需要在牙弓水平向异常部分进行诊断和分析（见图9-1-13）。

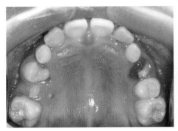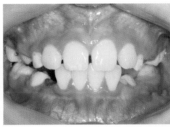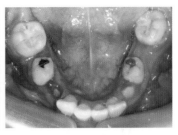

图9-1-12　混合牙列晚期，安氏Ⅲ类亚类，乳恒牙替换异常，下颌磨牙前移

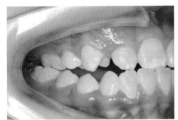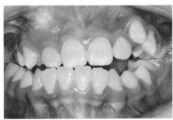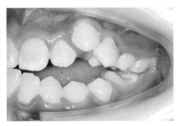

图9-1-13　恒牙列期，安氏Ⅲ类亚类，下中线右偏，牙弓长度及宽度不调

②按照L. F. Andrews和W. A. Andrews理想牙弓的定义，切牙牙根应该位于基骨中央，即上颌中切牙牙根位置为靠近牙槽突唇侧1/3处，下颌切牙牙根应位于牙槽突中央，这样可以使咀嚼力生理性传递，切牙的唇舌向倾斜度也影响了咬合的生理性，在牙弓长度的分析中也应被纳入矢状向牙弓形态的诊断。

儿童上下颌骨骨性不调影响上下前牙唇舌向倾斜度和牙弓长度（见图9-1-14）。此外，口腔功能异常（不良口腔习惯、呼吸道阻塞等）、牙萌出异常（如阻生、多生牙、先天前牙内倾等）也影响前牙唇倾度。对于儿童错𬌗畸形早期矫治而言，前牙倾斜度异常并不是矫治的首要目的，早期矫治目的是纠正上下颌骨矢状向不调并促进牙弓长度的生长，以及纠正前牙倾斜度异常导致的咬合功能问题。在牙弓生长发育的早期矫治后，需要在恒牙列期进行前牙唇倾度的最终精确矫治。

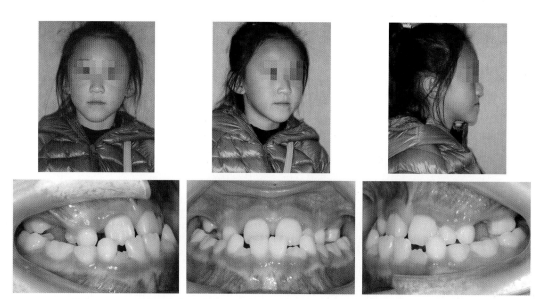

图9-1-14 混合牙列期，骨性Ⅲ类错殆畸形，上下前牙直立，牙弓长度不足

（4）垂直向牙弓形态异常的诊断。

L. F. Andrews和W. A. Andrews个体牙弓诊断中，牙弓垂直向形态异常主要是分析Spee曲线深度。在正畸综合矫治中，整平Spee曲线需要消耗牙弓内的间隙。Spee曲线深度与牙弓不调程度的关系见表9-1-2（用以辅助诊断）。

表9-1-2　Spee曲线与牙弓不调程度的对照关系

Spee曲线深度（mm）	牙弓不调程度（mm）
1	0
2	−1
3	−2
4	−3
5	−5
6	−7

儿童垂直向骨性不调严重影响牙弓垂直向形态。骨性垂直向发育不良包含前牙开殆畸形、前牙深覆殆畸形或后牙开殆畸形。对于骨性垂直向发育异常的垂直向牙弓不调，临床诊断需要了解垂直向不调的病理机制及其病因。骨性的开殆畸形或深覆殆畸形与面部生长型有关，此外，不良环境因素也可能导致牙弓垂直向的发育异常。骨性前牙开殆

畸形的病理机制是：后牙萌出量正常而前牙萌出不足或前牙萌出量正常而后牙萌出过度。骨性开𬌗畸形过度萌出的后牙将导致下颌骨向下旋转，呈现出面部"长面型"；骨性前牙深覆𬌗畸形为短面型；上颌骨顺时针旋转、下颌骨逆时针旋转，切牙萌出量正常而后牙萌出不足，为聚合生长面型。

儿童错𬌗畸形早期矫治应该尽量协调面部垂直向的生长，控制异常上下颌骨旋转，在上下颌骨垂直向尽量协调的前提下，纠正牙性的不调（如Spee曲线过深或𬌗平面倾斜）。对于水平生长型的前牙深覆𬌗畸形，临床提倡早期伸长后牙的矫治（如前牙平面导板）（见图9-1-15）；对于垂直生长型前牙开𬌗畸形，早期矫治应去除口腔不良舌习惯，压低后牙，促进下颌的逆时针旋转。严重的骨性前牙开𬌗畸形的早期矫治疗效不佳。

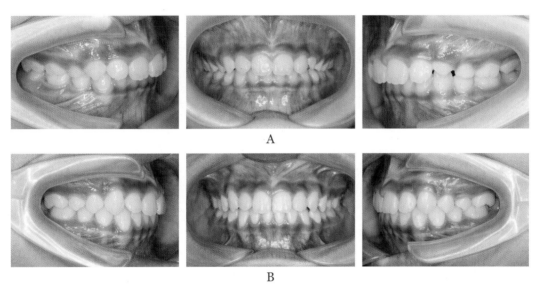

图9-1-15 混合牙列期，轻中度前牙内倾深覆𬌗，早期矫治利用斜面导板＋扩弓矫治器，打开后牙咬合，在协调上下牙弓大小不调的同时，纠正牙弓垂直向异常
A. 治疗前；B. 治疗后。

（李小兵 张凡柯 李江）

二、基于牙弓生长发育的混合牙列期咬合诱导理论

（一）牙弓生长发育研究及咬合诱导理论

1. 町田幸雄对牙弓生长发育的研究

町田幸雄通过3—20岁的儿童、青少年牙𬌗模型，纵向研究分析了牙弓、牙槽嵴、

牙槽嵴颊舌侧间宽度、腭骨形态、前牙覆𬌗覆盖形态大小变化，从而得出儿童咬合发育变化的基本规律。

2. 町田幸雄基于牙弓生长发育的咬合诱导理论

町田幸雄提出了在恰当的发育期使形态功能正常化的咬合诱导临床理论与技术，他认为在牙列、牙槽骨、腭骨生长发育的恰当时机进行咬合诱导，能达到纠正儿童错𬌗畸形的稳定疗效。

（二）基于牙弓生长发育的混合牙列期咬合诱导

1. 牙槽嵴生长发育与早期矫治策略

（1）解决前牙间隙不足的唯一办法是利用切牙区的生长发育期，促进牙列、牙槽嵴的生长发育，以获得间隙（见图9-2-1）。

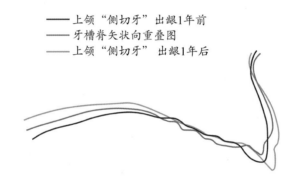

―――上颌"侧切牙"出龈1年前
―――牙槽脊矢状向重叠图
―――上颌"侧切牙"出龈1年后

图9-2-1　上颌侧切牙出龈前后1年牙和牙槽嵴矢状向重叠图

（2）尖牙牙槽嵴的发育至尖牙萌出时停止，尖牙牙槽嵴的发育有助于前牙正常排列。因此，对于前牙区拥挤的患儿，在乳尖牙牙槽嵴的生长发育显著的时期，即7—9岁尖牙尚未出龈时，通过促进牙槽嵴充分发育弥补牙列间隙的不足来消除拥挤是更好的临床矫治办法。

①尖牙间牙弓宽度在尖牙萌出后长期减小：在尖牙出龈后，上颌尖牙间宽度开始减小并持续到20岁；在尖牙出龈后，下颌尖牙间宽度开始减小并持续到20.5岁。这种减小多为生理性减小。因此，在尖牙萌出后进行前牙区拥挤的排齐治疗，应考虑复发的情况，正畸矫治后维持咬合的稳定至少要到20岁。

②从第二乳磨牙脱落时牙弓长度开始显著减小，此时用舌弓、腭弓的间隙维持来控

制第一恒磨牙近中移动，预防牙列拥挤，比恒牙列期推磨牙向后更节约矫治时间，提高临床矫治的有效性。

③前牙拥挤最好的治疗时机是在恒尖牙萌出前、颊侧牙槽骨间宽度正在发育增加时开始，获得间隙以排齐拥挤侧切牙。

④健全的侧方乳牙群（乳尖牙，第一、第二乳磨牙）可预防侧方恒牙群拥挤：侧方牙群乳牙早失，即使有间隙维持，也会因恒牙萌出前一点点时间出现间隙缩小，从而造成拥挤。

2. 混合牙列期前牙替换时牙弓、牙槽骨的结构变化对早期矫治的影响

（1）切牙替换时，乳尖牙处牙槽嵴向侧方发育，乳尖牙间牙弓宽度的增大：5—6岁时上下乳尖牙间牙弓宽度几乎不变，但从6—8岁恒切牙萌出替换时开始增大，从恒中切牙出龈到侧切牙萌出，尖牙间宽度急速增大，其后到乳尖牙脱落，缓慢增大，总共增加3～4mm。这个间隙的增加，可以认为是为萌出恒切牙排齐而发生的生理性牙弓发育改变。

（2）恒前牙萌出时，若出现轻度拥挤，可以调磨乳尖牙近中面，利用部分替牙间隙，解除拥挤。

（3）建议前牙拥挤的早期治疗。

①前牙区拥挤，在恒切牙萌出过程中（恒尖牙萌出前）治疗，对减少复发有利。

②在恒尖牙未替换前，片磨乳尖牙排齐恒切牙排齐，临床早期矫治结果示排齐后拥挤未复发，但由于町田幸雄应用此法展示的病例为轻微拥挤（拥挤度小于2mm），所以该方法的临床适应证还有商榷之处。

③早期扩弓可利用乳尖牙间牙弓宽度增大的生长发育特点以解除拥挤：在切牙萌出时，乳尖牙间牙弓宽度增大，在该生长发育期，如对牙列、牙槽嵴侧方扩弓，有助于牙列、牙槽嵴的发育，对前牙区拥挤的解除大有益处。

a. 上颌扩弓：在尖牙萌出前扩弓，可解除2～4mm的前牙拥挤；

b. 下颌扩弓：在下颌中切牙萌出时扩弓，可解除2～3mm的前牙拥挤；

c. 在乳尖牙颊侧牙槽嵴间宽度和乳尖牙间牙弓宽度显著发育期进行扩弓，促进颊侧牙槽嵴的更大发育，从而解除拥挤，同时能避免拥挤复发。

④早期牙弓扩大后的保持：根据正常牙列上下牙弓乳尖牙宽度的关系，早期稳定的扩弓疗效是上颌乳尖牙间牙弓宽度明显大于下乳尖牙间牙弓宽度（见图9-2-2）。

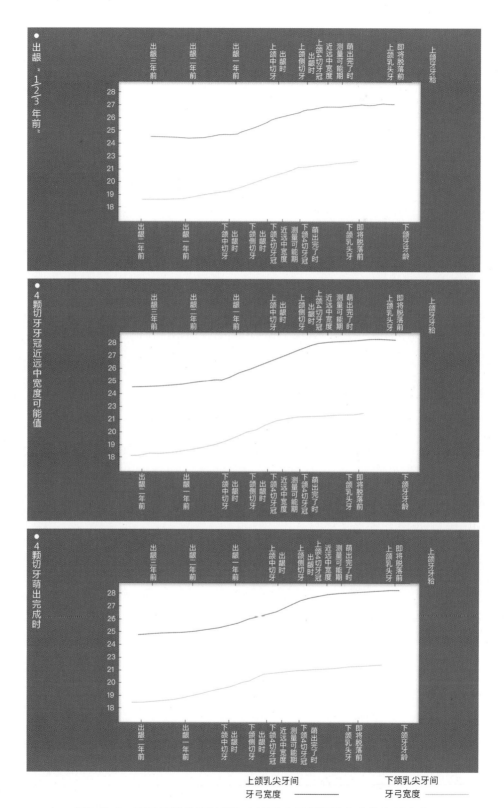

图9-2-2　不同牙列发育时期和上下乳尖牙间牙弓宽度的生长变化

町田幸雄在研究了牙弓、牙槽嵴、牙槽嵴颊舌侧间宽度等的生长发育变化后，得出了前牙拥挤的早期咬合诱导策略，其目的是临床充分利用牙弓、牙槽骨间宽度发育规律，在混合牙列早期（乳尖牙萌出前）引导促进尖牙间牙弓宽度生长，改善前牙拥挤，并得到稳定的矫治疗效。恒牙列期正畸矫治前牙轻度拥挤，由于此时尖牙间宽度是生理性的逐渐变小的趋势，这将会导致矫治疗效不稳定，增大复发可能性。

由于町田幸雄临床治疗的病例多为前牙轻度（2~3 mm）的拥挤（甚至有些可以看作是暂时性错𬌗畸形），其理论是否完全适用于正畸早期矫治临床还需要进一步研究证实。但他对于前牙轻度拥挤的早期矫治，提出了一个有生理性基础的学说，前牙轻度拥挤的病例，早期矫治的疗效稳定性要好于恒牙列期的正畸综合矫治。

3. 乳切牙早失的治疗

乳切牙早失，牙弓的生长发育掩盖了牙齿间隙的缩小。乳牙萌出期的早失，间隙会缩小，应间隙维持。恒切牙缺失，间隙会急剧缩小或关闭，中线偏斜，应进行修复或功能间隙维持。

4. 前牙覆𬌗的生长发育变化及早期矫治策略

随着生长发育，前牙覆𬌗变化幅度大：乳牙列期覆𬌗覆盖逐年减小，混合牙列期前牙萌出覆𬌗增大；侧方牙群替换时，由于暂时性咬合缺失，短期也增大；随第二磨牙咬合建立，覆𬌗逐渐减小。

对于适应性高且容易向好的方向发展的、正处于生长发育的混合牙列来说，在混合牙列期治疗深覆𬌗继续是最适合的时机，Moyer也推荐在混合牙列期治疗。

5. 遗传性骨性前牙反𬌗畸形的矫治策略

町田幸雄的研究与McNamara的观点相似，认为应在乳牙列期和混合牙列期开始矫治（乳牙列期和混合牙列早期疗效最好），恒牙列期的遗传性骨性反𬌗畸形的矫治对骨性的不调几乎无效。

三、牙弓生长发育与儿童早期塑形矫治的策略

（一）基于儿童牙弓发育的儿童早期矫治策略与时机

1. 临床早期矫治的目标之一就是要纠正儿童牙弓形态大小的异常

按照儿童牙弓形态大小异常的表现，牙弓形态大小发育异常可分为牙弓宽度异常、

牙弓长度异常、牙弓高度异常及牙弓发育不良、牙弓形态发育异常（牙弓形态异常、牙弓左右不对称、牙弓上下不协调）。

（1）牙弓宽度异常：牙弓狭窄或牙弓过宽（见图9-3-1）。

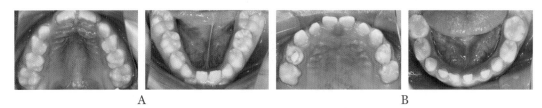

A   B

图9-3-1　牙弓宽度异常
A. 牙弓狭窄；B. 牙弓过宽

（2）牙弓长度异常：牙弓长度过短或过长（见图9-3-2）。

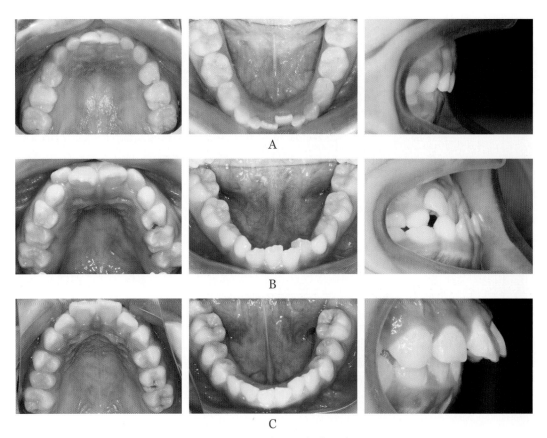

A

B

C

图9-3-2　儿童牙弓长度异常
A. 牙弓长度过短（前牙内倾深覆𬌗畸形）；B. 牙弓长度过短（前牙反𬌗畸形）；
C. 牙弓长度过长（双颌前突畸形）。

（3）牙弓高度异常。

①前牙牙槽骨发育过度和/或后牙牙槽骨发育不足，前牙深覆𬌗及露龈笑；

②前牙牙槽骨发育不足和/或后牙牙槽骨发育过度，前牙开𬌗畸形（见图9-3-3）。

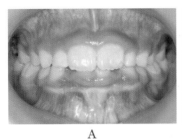 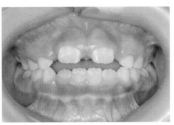

A B

图9-3-3 儿童牙弓高度异常

A. 前牙深覆𬌗畸形；B. 前牙开𬌗畸形。

（4）上下牙弓发育不良：合并牙弓宽度、长度、高度的发育不良（见图9-3-4）。

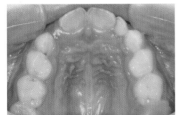 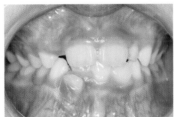 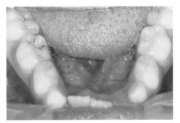

图9-3-4 儿童上下牙弓发育不良

（5）牙弓形态发育异常。

①牙弓形态异常（见图9-3-5）；

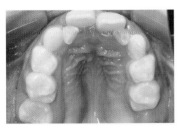 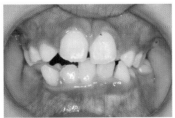 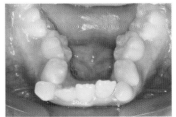

图9-3-5 儿童牙弓形态异常

②牙弓左右不对称：单侧后牙反𬌗/正锁𬌗畸形（见图9-3-6）；

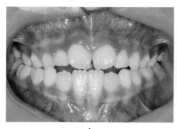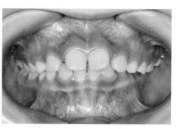

A   B

图9-3-6　儿童牙弓左右不对称
A. 单侧后牙反𬌗畸形；B. 单侧后牙正锁𬌗畸形。

③牙弓上下不协调：上下牙弓大小、形态不协调（见图9-3-7）。

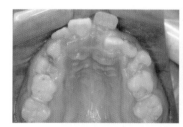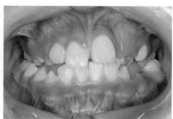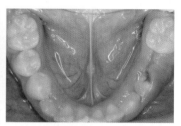

图9-3-7　儿童牙弓上下不协调，上下前牙中线不齐，后牙反𬌗畸形

2. 儿童牙弓生长发育异常是错𬌗畸形发生的机制之一

错𬌗畸形的矫治需要准确、全面的诊断，重要的临床诊断内容包括了上下颌骨大小及关系、咬合关系、口腔功能异常，但牙弓形态大小的诊断同样是深入探究错𬌗机制的重要内容。

Andrews LF等在2000年提出口颌面协调的六要素包括了理想的牙弓、理想的颌骨前后向位置、理想的颌骨宽度、理想的颌骨高度、理想的颏突度、理想的咬合关系，其中，Andrews LF特别强调理想的牙弓是口颌面协调六要素的首位要素。

李小兵提出了基于牙弓形态大小发育的牙弓"塑形矫治"学说（见图9-3-8），旨在在儿童牙弓生长发育时期，利用生长发育潜力，创造良好咬合发育环境，引导/阻断异常牙弓生长，恢复儿童牙弓的正常生长，从而达到儿童错𬌗畸形早期矫治的目的，减轻儿童错𬌗畸形的严重程度和复杂程度，进而降低儿童错𬌗畸形的临床发病率。

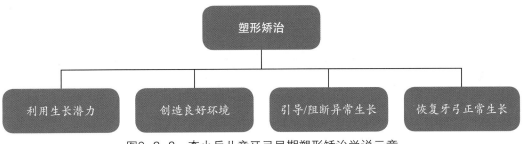

图9-3-8　李小兵儿童牙弓早期塑形矫治学说示意

3. 儿童牙弓发育不良早期塑形矫治病例展示

一名7岁半左右的女孩，主述要求矫治下前牙拥挤及右下前牙颊侧错位萌出。

临床检查结果为混合牙列初期，平均生长型，42颊侧萌出，12、22未萌，下中线右偏。临床诊断为牙弓发育不良，上下牙列中度拥挤（见图9-3-9）。

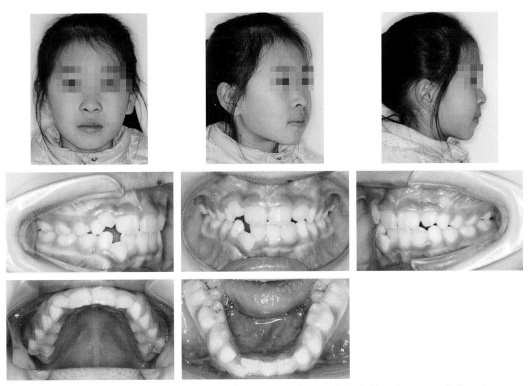

图9-3-9　7岁半儿童要求纠正42颊侧错位及不齐，下中线右偏，上下牙弓发育不良

按照塑形矫治学说，应用活动矫治器促进牙弓宽度及长度生长，早期矫治2年半后，上下牙弓及基骨宽度平均增加了4 mm，下牙列拥挤度0.5 mm，上颌由于53早失、16近中移动，牙列拥挤4 mm（见图9-3-10）。

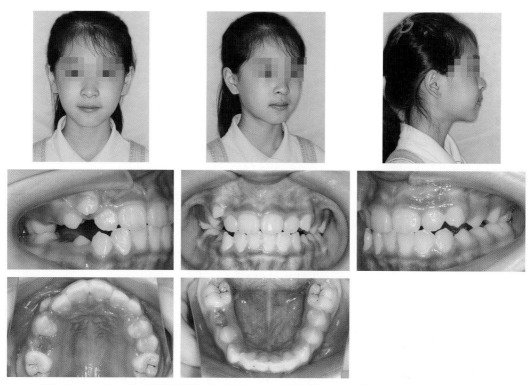

图9-3-10　上下牙弓塑形矫治2年半后，恒牙列初期，上下中线排齐，下颌拥挤解除

　　Ⅱ期采用固定正畸非拔牙综合矫治，推16向远中，排齐上下牙列，结束矫治。早期矫治维护了儿童面部形态美观，在引导、恢复牙弓生长的情况下，达到了正畸治疗的理想𬌗目标，维护了颅面𬌗的协调美观（见图9-3-11、图9-3-12）。

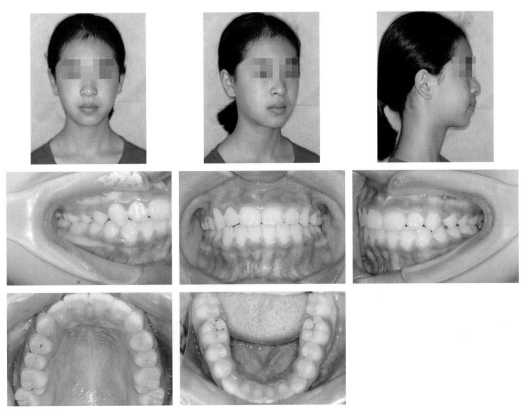

图9-3-11　Ⅱ期固定正畸非拔牙综合矫治，推16向远中，精细调整上下咬合，维护颅面𬌗协调
美观，结束矫治

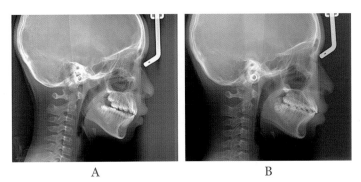

A　　　　　　　　　　　B

图9-3-12　治疗前后头颅侧位X线摄片
A. 治疗前；B. 治疗后。

（李小兵　王艺）

（二）儿童牙弓宽度生长发育和扩弓矫治策略与时机

儿童牙弓大小从乳牙列期到恒牙列期，其宽度、长度及高度生长应适应乳恒牙列的

替换及排列建合（见图9-3-13）。

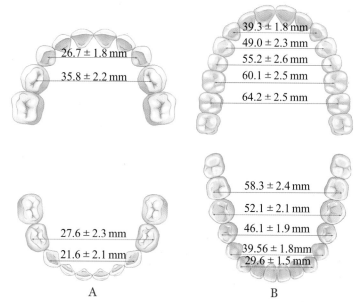

图9-3-13　儿童上下牙弓大小生长发育（黄种人）
A. 儿童乳牙列期上下牙弓大小；B. 儿童恒牙列期上下牙弓大小。

（1）扩弓矫治是指当儿童牙弓宽度发育生长不足时，应用早期矫治器，在适当的时机扩大牙弓宽度，纠正或缓解由于牙弓宽度不足造成的咬合问题，是儿童早期矫治的常用方法（见图9-3-14）。

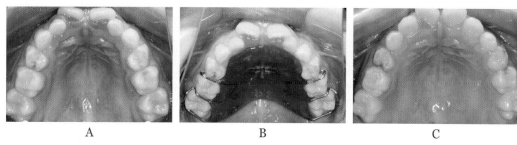

图9-3-14　儿童扩弓矫治案例
A. 治疗前；B. 佩戴上颌活动扩弓矫治器；C. 上颌扩弓矫治后。

牙弓宽度发育不足的病因包括遗传因素及环境因素，由遗传因素造成的牙弓宽度发育不足涉及颅面发育及面部形态特征，单纯的临床早期矫治纠正困难，临床早期扩弓矫治主要纠正由环境因素造成的牙弓宽度发育不足。

牙弓宽度不足的机制分为牙性牙弓宽度不足和骨性牙弓宽度不足。牙性牙弓狭窄是指后牙在牙槽骨内内倾造成的后牙间宽度不足；骨性牙弓狭窄指的是基骨弓宽度不足造成的后牙间宽度不足。临床早期矫治主要纠正环境因素造成的骨性/牙性牙弓宽度不足（见图9-3-15）。

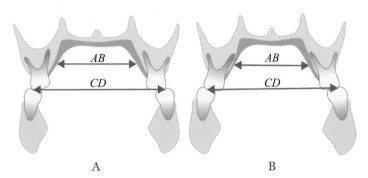

图9-3-15　儿童牙性牙弓宽度不足和骨性牙弓宽度不足图示
A. 上颌牙性牙弓狭窄：后牙内倾；B. 上颌骨性牙弓狭窄：AB明显小于CD。

（2）上下牙弓宽度生长发育与患者人种、遗传、上颌腭中缝的生长改建、上颌骨相邻窦腔发育、牙槽骨表面增生改建、上下牙槽嵴倾斜度相关。上颌骨性扩弓的效果是通过腭中缝扩大及牙槽骨颊侧移动/倾斜达到的；下颌骨体中缝的颏联合1岁半左右即闭合，临床早期扩弓矫治无法通过打开闭合的骨缝达到扩弓效果，下颌骨性扩弓是通过竖直舌倾的下牙槽嵴来达到的（见图9-3-16）。

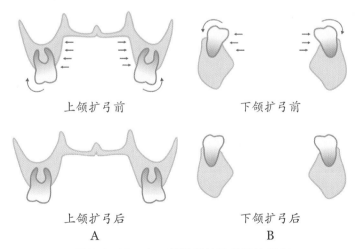

上颌扩弓前　　　　　　　　下颌扩弓前

上颌扩弓后　　　　　　　　下颌扩弓后
　　　A　　　　　　　　　　　B

图9-3-16　上下颌骨性扩弓的矫治机制
A. 上颌骨性扩弓机制：腭中缝打开及牙槽骨颊向移动/倾斜；B. 下颌骨性扩弓的机制：竖直舌倾的下颌牙槽嵴。

（3）儿童骨性宽度不足的早期矫治策略：利用颌骨、牙槽骨基骨的生长发育潜力，去除不良环境因素，应用儿童早期矫治器，矫形扩大牙弓宽度，促进牙弓宽度生长。

儿童牙性宽度不足的早期矫治策略：早期去除由于后牙内倾造成的咬合干扰、开闭口障碍和下颌偏斜；去除不良环境因素；早期去除后牙段狭窄造成的单/双侧后牙反𬌗畸形，建立正常的后牙覆𬌗覆盖关系（见图9-3-17）。

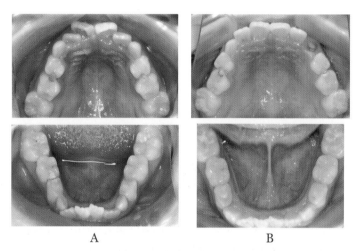

A   B

图9-3-17　儿童牙性后牙宽度不足的早期上下牙弓扩弓矫治
A. 上下牙弓扩弓治疗前；B. 上下牙弓扩弓治疗后。

从生长发育的角度上看，上颌牙弓宽度发育不足对下颌牙弓的宽度发育有限制作用，临床常常发现早期矫治先扩大上牙弓后，下颌牙弓有宽度发育的恢复（见图9-3-18）。因此，儿童早期上下牙弓扩弓矫治的策略为：①轻中度上下牙弓宽度不足（拥挤度小于6mm），先扩上牙弓，观察下牙弓宽度变化半年，再决定是否进行下颌扩弓；②重度上下牙弓宽度不足（拥挤度大于6mm），应考虑同时进行上下牙弓扩弓矫治。

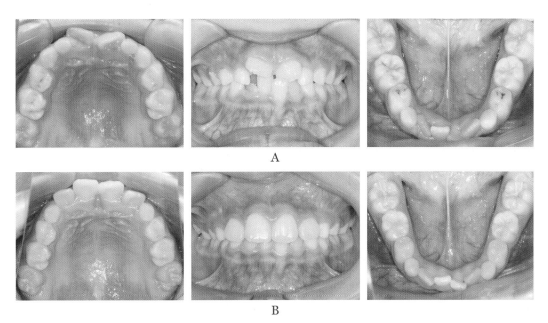

图9-3-18　儿童上颌早期牙弓扩弓治疗后下颌牙弓宽度出现增长

A. 儿童上下牙弓宽度发育不足，牙列拥挤4～5mm；B. 早期上颌扩弓治疗后，下牙弓尖牙间
宽度增加2mm，下牙列拥挤减轻2mm左右。

混合牙列期扩弓矫治器选择：10岁前多用活动螺旋扩弓矫治器慢速扩弓；10岁后为抓紧腭中缝未闭合的时机，采用支架式螺旋扩弓器快速扩弓。

青春期后（14—16岁后），严重的上颌骨性牙弓宽度不足的矫治，可采用上颌种植钉辅助支抗扩弓（Maxillary Skeletal Expander，MSE）、上颌骨皮质松解术辅助扩弓等方法纠正上颌骨性牙弓宽度的不足（见图9-3-19）。成人的严重骨性上颌骨宽度不足可采用MSE甚至需要正颌外科手术分裂已闭合的腭中缝。

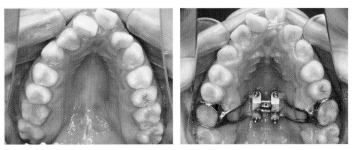

图9-3-19　上颌MSE纠正骨性牙弓狭窄

（4）儿童早期扩弓矫治的疗效：儿童早期扩弓矫治是基于临床对牙弓大小状况及对牙弓发育的预判而实施的。为获得稳定的扩弓效果，在牙弓宽度增大的同时，需保证

扩弓治疗后患者的后牙仍直立于牙槽嵴内（或后牙与牙槽骨的关系在扩弓矫治后保持正常），保证扩弓矫治疗效稳定。儿童扩弓分为牙性扩弓和骨性扩弓。骨性扩弓的疗效更稳定，牙性扩弓除纠正后牙舌倾外，还会造成轻度的颊倾代偿。临床准确扩弓造成的过度的后牙颊侧倾斜代偿的疗效易复发，临床需尽量避免。

（5）儿童早期扩弓矫治的保持：儿童牙弓宽度的生长发育规律是儿童上颌尖牙间牙弓宽度生长发育到12岁、下颌发育到8岁。因此，上颌早期扩弓建议保持至12岁，其间定期复诊检查，适时替换新的矫治器，避免矫治器限制牙弓的宽度发育。

由于儿童下颌牙弓尖牙间宽度生长发育至8岁时停止（4个下前牙萌出后），儿童8岁后的下颌早期扩弓只能是对舌倾的下牙槽嵴进行竖直或促进下牙槽嵴颊侧的表面增生，若要促进下牙弓宽度的骨性宽度生长，理论上应该在8岁前进行矫治，但目前相关临床研究较少。8岁后的下颌早期扩弓是否能促进下颌基骨宽度的生长，还缺乏临床及基础研究证据。临床上在牙弓宽度的早期矫治中观察到，部分患儿下颌尖牙间牙弓宽度在8岁后仍可能在继续增加（见图9-3-20），因此推断8岁后进行的下颌扩弓治疗也可能对下颌牙槽嵴宽度的生长有促进作用，下颌扩弓建议保持至10岁后。

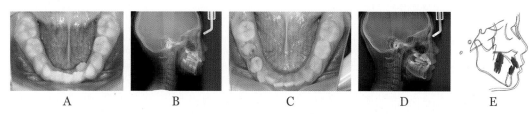

图9-3-20　儿童8岁后下颌扩弓后尖牙间宽度增大，未见下前牙明显唇倾
A. 下颌扩弓治疗前；B. 治疗前侧位X线摄片；C. 下颌扩弓治疗结束后，牙槽嵴竖直，下颌尖牙间宽度增加；D. 治疗后侧位X线摄片；E. 头影测量重叠图（黑色：治疗前；绿色：治疗中；红色：治疗后）。

为避免扩弓保持时佩戴矫治器限制上下牙弓宽度的生长，建议扩弓治疗时有一定程度的"矫枉过正"。

（李小兵　张赟　李江）

（三）儿童扩弓矫治对乳恒牙替换的影响

扩弓主要是治疗生长发育中的儿童上下牙弓宽度发育不足，上颌扩弓的目的是打开腭中缝、扩宽牙槽嵴，下颌扩弓的目的是促进牙槽嵴宽度生长、竖直舌侧倾斜的牙槽嵴。

儿童牙弓的生长发育在混合牙列期，扩弓矫治是否影响乳恒牙的替换，这是临床需要厘清的问题（见图9-3-21）。

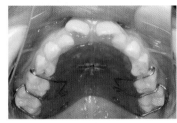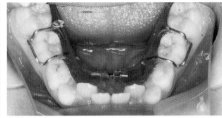

图9-3-21　混合牙列期上下扩弓矫治

1. 扩弓矫治对继承双尖牙替换的影响

李小兵等对混合牙列早期扩弓矫治的病例进行研究，对扩弓前后牙槽嵴及乳恒牙位置变化进行CBCT检查，研究发现儿童早期上颌慢速扩弓后，牙槽嵴宽度增加（颊侧位移和倾斜），但上颌继承前磨牙于牙槽骨内的相对位置及倾斜度未发生变化，继承双尖牙与乳磨牙间相对位置未见明显改变。临床治疗也未曾发现由于早期扩弓造成的儿童乳恒牙替换异常（见图9-3-22）。

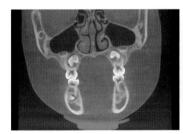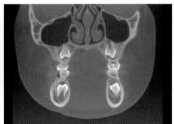

图9-3-22　儿童混合牙列早期上颌扩弓不影响55、15的颊舌侧的相对位置

国外相关研究发现，上颌快速扩弓（RME）后牙槽嵴颊侧倾斜大于上颌尖牙及磨牙的根尖基部。Lanteri等在扇形扩弓的研究中发现，上颌慢速扩弓（SME）后，上颌第二乳磨牙和第一恒磨牙的牙间宽度增加，且未见乳磨牙的明显颊倾。

按照流体力学的平衡原理，儿童早期扩弓矫治所产生的轻力不足改变继承恒双尖牙牙胚周的流体动力平衡，扩弓轻力不造成继承恒牙胚牙周组织的生长改建，所以基本上，轻的、生理性的早期慢速扩弓不影响继承恒牙牙胚位置及乳恒牙替换（见图9-3-23）。

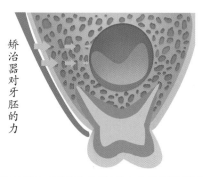

矫治器对牙胚的力

图9-3-23　儿童混合牙列早期上颌慢速扩弓不改变继承恒牙胚牙周组织流体动力平衡

2. 扩弓矫治对恒尖牙萌出的影响

Caprioglio等研究发现，RME组会减小尖牙牙胚与中切牙间的夹角，其萌出阻生风险降低；SME组未改变上颌未萌的恒尖牙在牙槽骨内的倾斜角，但对照组的倾斜角会增加（萌出阻生的风险增大）。Monsha研究认为，临床单独使用RME并不能改善或增加上颌恒尖牙萌出障碍风险，但该研究为Mata分析，总体证据水平较低（见图9-3-24）。

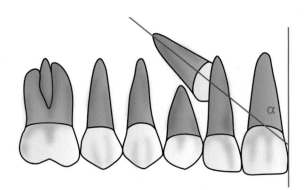

图9-3-24　上颌RME改善尖牙萌出障碍风险

目前对扩弓影响乳恒牙替换的研究主要以上颌扩弓为主，临床对下颌扩弓的研究还不足，下颌扩弓对乳恒牙替换的影响需进一步讨论。

（李小兵　黄仲敏）

（四）儿童推磨牙向后与磨牙萌出

1. 推磨牙向后

推磨牙向后治疗是正畸临床中常用的利用牙弓后段间隙进行排牙的矫治方法。临床推磨牙向后可以分为：①将非近中移动的上颌或下颌磨牙向远中移动；②将由于乳磨牙早失而近中移动的磨牙推向远中，这又叫间隙扩展（间隙恢复），不是严格意义上的推磨牙向后。

2. 儿童早期推磨牙向后的适应证

推磨牙向后治疗适用于平均生长或水平生长型的牙列轻中度拥挤患者，其早期矫治的原理是恢复牙弓正常长度，并利用牙弓后段生长改建的间隙纠正牙弓前段的牙列拥挤。儿童及青少年推磨牙向后的矫治，其生理基础是上颌结节及下牙弓后段的生长，以及远中移动磨牙产生的上颌结节及下颌牙弓后段牙槽骨的生长改建，为磨牙远中移动提供骨支持。在女性14岁前、男性16岁前，上颌结节每年每侧约有0.6 mm的生长，而下颌第一恒磨牙远中面至下颌升支前缘每年每侧生长约1.5 mm，上、下颌的生长量相互匹配（见图9-3-25）。

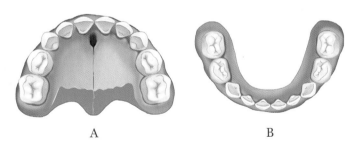

A   B

图9-3-25　上颌结节（A）、下颌磨牙后段（B）的生长发育是推磨牙向后获得间隙的生理基础

3. 儿童推磨牙向后的方案设计

儿童及青少年牙弓长度有生长发育潜力，其推磨牙向后治疗方案设计中，在做间隙分析时除考虑第一恒磨牙前牙弓长度外，还需要考虑第一恒磨牙后牙弓后段长度的生长，预估磨牙后段的生长发育量。牙弓后段间隙分析指上/下颌第二、第三磨牙段可用间隙与必需间隙之差（见图9-3-26）。

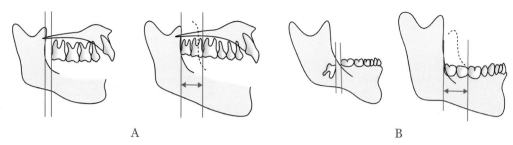

图9-3-26　儿童及青少年牙弓后段生长预估及间隙分析

A. 上颌牙弓后段生长预估及间隙分析；B. 下颌牙弓后段生长预估及间隙分析。

4. 儿童推磨牙向后与磨牙后段牙弓长度生长

牙弓生长的推磨牙向后治疗，占用后段间隙只会将前段拥挤转移到后段，所以推磨牙向后的治疗必须要有上下颌磨牙后段的正常生长，否则会出现第二磨牙颊倾、第三磨牙阻生（可以预防性提前拔除），以及矫治复发等问题。有研究表明，在正常发育的青少年中，轻中度的牙列拥挤（拥挤度小于6 mm）推上、下颌磨牙向后不会造成第二磨牙的萌出障碍。若存在第三磨牙牙胚的阻挡，第一、第二磨牙的向后移动则很难实现，并且推磨牙向后很可能造成第三磨牙阻生，临床应该提前拔除第三磨牙牙胚（见图9-3-27）。

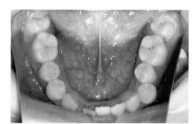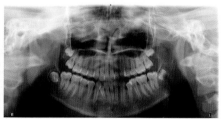

图9-3-27　下颌第三磨牙阻挡，推下颌第一恒磨牙向后前应拔除第三磨牙牙胚

临床推荐保守的推磨牙向后治疗的限度一般为每侧3 mm，治疗后的效果稳定。

（李小兵　张赟）

（五）儿童牙槽骨高度发育异常的早期矫治策略

1. 儿童牙槽骨高度发育异常的矫治策略

（1）儿童牙槽骨高度的生长与颅面形态相关。

高角面型的儿童，其下颌升支比例小、下颌升支相对于前面高而短、后牙槽高度过大、（上）下颌顺时针旋转；水平生长型儿童，其下颌升支比例大、下颌升支相对于前面高而大、后牙槽高度正常或小、下颌逆时针生长（或上下颌聚合性生长）（见图9-3-28）。

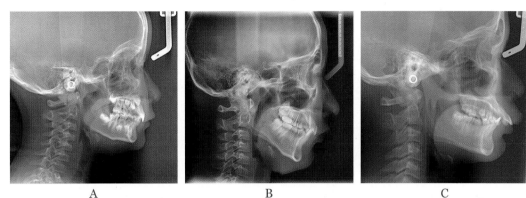

A   B   C

图9-3-28 儿童前牙不同类型深覆𬌗的牙槽骨发育异常表现
A. 前牙深覆𬌗，前段牙槽骨高度发育过度；B. 前牙深覆𬌗，后段牙槽骨高度发育不足；
C. 前牙深覆𬌗，前段牙槽骨高度发育过度＋后段牙槽骨高度发育不足。

（2）儿童牙槽骨高度生长异常影响面部生长型。

对于前牙覆𬌗异常的儿童，由于牙槽骨高度生长的异常，常导致后牙槽高度过大和/或前牙槽高度不足的前牙开𬌗畸形，或后牙槽高度不足和/或前牙槽高度过大的前牙深覆𬌗畸形。儿童牙槽高度的异常生长可导致面型改变，形成顺时针生长的高角面型或逆时针生长的低角面型。早期矫治牙槽骨高度的异常有利于儿童面部形态的正常生长发育。

（3）儿童牙槽骨高度生长异常的矫治策略。

儿童牙槽骨高度的发育持续到成人期（18岁后），与面部高度的生长发育一致。

①牙槽骨高度异常的早期矫治，主要是针对严重的前牙深覆𬌗畸形、前牙开𬌗畸形导致的口腔功能与口腔健康问题的治疗。如前牙深覆𬌗畸形导致的下前牙咬合腭黏膜损伤、前牙开𬌗畸形导致的吐舌及语音问题等。

②对于合并有遗传性面型问题的牙槽骨高度发育异常，早期矫治对面型的改善有帮助，但不能改变面部生长特征。

③对于前牙槽骨发育过度导致的露龈微笑，早期矫治可尝试抑制上前牙槽骨的生长，纠正露龈微笑，但临床矫治疗效还有待进一步的研究证实。

④牙槽骨高度发育完成比牙槽骨宽度和长度更晚，没有严重面型发育异常的儿

童，可以在恒牙列期进行矫治，种植钉支抗在控制前后牙槽骨高度及改善下颌旋转方面效果良好。

⑤遗传性深覆𬌗畸形的儿童，临床主张早期矫治（一般在混合牙列期），尽量促进后牙生长、升高后牙槽骨高度，有利于面部形态的改善。

2. 儿童后牙槽高度发育过度/前牙开𬌗的早期矫治策略

（1）儿童后牙槽高度发育过度，导致前牙浅覆𬌗甚至开𬌗畸形，应早期矫治。

后牙槽高度发育过度易导致下颌后下旋转生长，造成面型生长改变，形成前牙覆𬌗浅或前牙开𬌗，尤其是前牙区牙槽高度发育不足时，会加重开𬌗的表现。如儿童前牙开𬌗，将影响其口腔功能，在吞咽时前牙的开𬌗将导致口腔无法形成正常的闭合，故不得不伸舌形成代偿性吐舌吞咽，进一步加重了开𬌗畸形程度。因此儿童后牙槽骨发育过度的前牙开𬌗畸形应尽早矫治，及时阻断开𬌗畸形与不良习惯之间的恶性循环，避免面型向高角生长的恶化（见图9-3-29）。

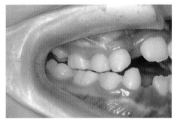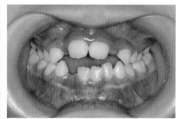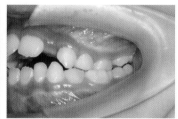

图9-3-29　儿童后牙槽骨高度发育过度导致前牙开𬌗伴后牙反𬌗畸形

（2）儿童后牙槽高度过度的治疗策略。

当儿童后牙槽高度发育过度导致前牙开𬌗畸形时，应针对错𬌗畸形的形成机制，控制/压低后牙槽高度的生长，同时消除造成前牙开𬌗畸形的病因，纠正前牙开𬌗畸形，避免错𬌗畸形加重。

当前牙开𬌗畸形的主要机制为后牙槽高度发育过度时，应对患儿后段牙、牙槽进行垂直向控制，活动矫治器𬌗垫、支架式矫治器腭弓/托等，可利用舌肌及咀嚼的力量控制/压低后牙，纠正后牙槽骨高度的异常（见图9-3-30）。

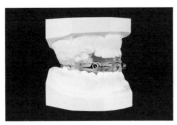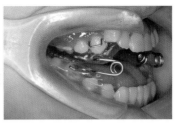

图9-3-30　弹簧型后牙𬌗垫式矫治器（可早期压低后牙/后牙槽骨高度）

使用支抗钉压入后牙是恒牙列期矫治后牙槽骨高度过度是临床主要的治疗方法。

（3）儿童合并骨性高角的后牙槽骨高度过度的治疗策略。

对于儿童垂直向高角的常伴后牙槽骨高度的过度生长发育，早期矫治在面部垂直向生长控制及牙槽骨高度控制上较为困难。正畸综合矫治时掩饰性治疗常常需要进行牙槽骨高度发育的控制及面型逆时针旋转的矫治。

①儿童高角的早期矫治关键为抑制上颌骨及上后牙的垂直生长，控制下颌顺时针旋转。儿童高角面型的错𬌗畸形的早期矫治，可以选择高位牵引的口外弓进行垂直向生长控制（见图9-3-31）。

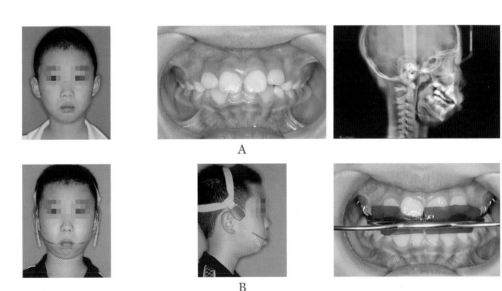

A

B

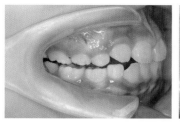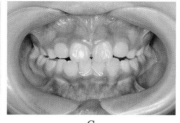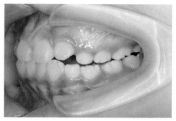

C

图9-3-31　儿童高角面型的早期矫治
A. 治疗前；B. 治疗中；C. 治疗后。

②正畸综合矫治恒牙列期的高角面型错𬌗畸形，为控制垂直向高度，常增加口内TPA、高位口外牵引及种植钉支抗等方法进行垂直向高度的控制（见图9-3-32）。

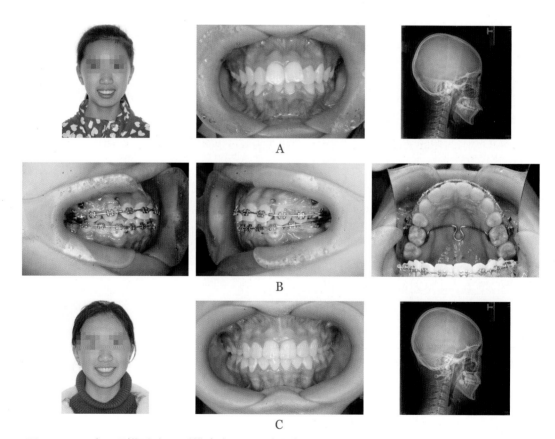

图9-3-32　恒牙列期高角面型错𬌗畸形的正畸综合矫治（用种植钉、TPA控制后牙高度生长）
A. 治疗前；B. 治疗中；C. 治疗后。

③对于高角的儿童后牙槽高度异常的早期矫治，除了矫治器治疗外，口周肌功能训

练（咀嚼肌及舌肌训练）对矫治疗效及稳定也很重要。

3. 儿童后牙槽高度发育不足的早期矫治策略（前牙深覆𬌗）

（1）儿童牙-牙槽骨性后牙槽高度发育不足，应该早期矫治。

后牙槽高度发育不足时，形成前牙深覆𬌗。牙-牙槽骨性后牙槽骨高度发育不足的儿童应早期矫治（见图9-3-33）。

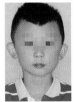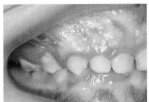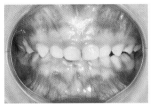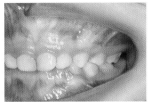

图9-3-33　儿童混合牙列初期前牙深覆𬌗，后牙槽高度发育不足

①牙-牙槽骨性后牙萌出高度及牙槽高度发育不足形成的前牙深覆𬌗的早期矫治原则是打开后牙咬合，促进后牙萌出及后段牙槽骨垂直向的生长。可选用前牙平面导板、斜面导板、能前伸的功能矫治器，打开咬合促进后牙及牙槽骨的垂直向萌出，纠正前牙深覆𬌗（见图9-3-34）。

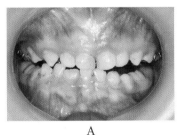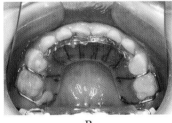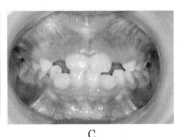

A　　　　　　　　　　B　　　　　　　　　　C

图9-3-34　混合牙列初期儿童后牙槽高度发育不足的矫治
A. 上颌平导双曲舌簧矫治器戴入后，前牙咬合打开；B. 上颌平导双曲舌簧矫治器；
C. 矫治后，前牙深覆𬌗得到改善。

②牙-牙槽骨性后牙槽骨高度发育不足的恒牙列期正畸综合矫治，可使用固定多托槽矫治器或无托槽隐形矫治器，通过弓丝或隐形矫治器压低前牙、升高后牙以整平合曲线。固定多托槽矫治器可同时配合上颌辅助平面导板、后牙段弹性垂直牵引等辅助手段打开咬合。

（2）水平生长型（遗传性水平生长型）后牙槽骨高度发育不足，早期矫治后应长期保持。

后牙槽骨高度发育不足的患儿往往伴有遗传性发育特征，面部形态表现为短面的水平生长型特征：下面高不足，下颌后缩，下颌角小，下颌平面角小，上颌腭平面-殆平面-下颌平面离散度减小，常伴咀嚼肌或/和颏肌功能亢进、肌肉紧张，前牙内倾直立性深覆殆畸形（见图9-3-35）。

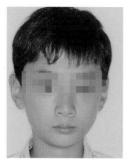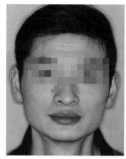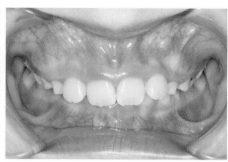

图9-3-35　牙-牙槽性后牙槽骨高度发育不足患者面部特征
（往往伴有遗传性发育特征，面部形态表现为短面型。）

水平生长型的后牙槽骨高度发育不足，临床上应根据患儿骨面型及错殆畸形的形成机制进行早期矫治，针对性地促进下颌顺时针旋转，改变水平生长型，促进上颌后牙牙槽或下颌后牙牙槽生长（见图9-3-36）。对于水平生长型患者，其咀嚼肌/颏肌功能较正常儿童更亢进，临床上还应辅助口颌肌肉训练（松弛殆板），缓解咀嚼肌张力带给后牙槽的垂直向压力，有利于矫治疗效的保持。

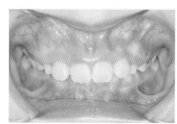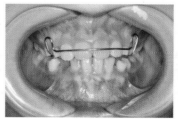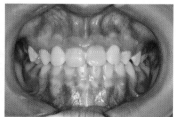

图9-3-36　混合牙列早期前牙平面导板矫治遗传性水平生长型前牙深覆殆畸形

4. 儿童前牙槽骨高度发育过度的早期矫治策略

（1）前牙槽骨高度发育过度的机制及临床表现。

①前牙槽骨高度发育过度的病例机制包括：牙性上/下前牙槽骨高度发育过度，前

牙深覆𬌗畸形；骨性前牙槽骨高度发育过度，上颌骨顺时针旋转，面型前突。

②前牙槽骨高度发育过度的临床表现为前牙深覆𬌗畸形或/和微笑露龈，或/和伴有前突的骨性Ⅱ类面型（见图9-3-37）。

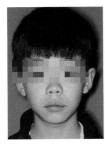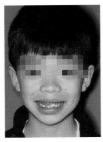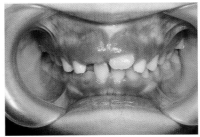

图9-3-37　儿童混合牙列期上前牙槽骨高度发育过度，前牙深覆𬌗畸形，露龈微笑

③前牙槽骨高度发育过度的鉴别诊断。

a. 前牙槽骨高度发育过度的前牙深覆𬌗畸形应与后牙萌出高度及后牙槽骨高度发育的不足的深覆𬌗畸形相区别。上前牙区牙槽骨发育过度的患者主要表现为露龈微笑或骨性Ⅱ类的前突面型；而后牙段牙槽骨高度发育不足的前牙深覆𬌗畸形患者主要表现为前牙内倾深覆𬌗畸形的水平生长面型。

b. 前牙深覆𬌗畸形牙及牙槽骨发育异常可以是单纯上前牙或上前牙段牙槽骨发育异常，也可为单纯下前牙或下前牙段牙槽骨高度发育异常，亦可同时发生，应在临床诊断中仔细辨别（见图9-3-38）。

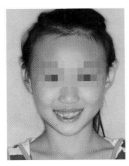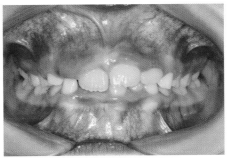

图9-3-38　上前牙槽骨发育过度，前牙深覆𬌗畸形

（2）前牙槽骨高度发育过度的早期矫治策略。

①牙性前牙槽骨高度发育过度的早期矫治策略。

牙性的前牙槽骨高度发育过度、前牙深覆𬌗畸形的早期矫治，从矫治机制上看应压低上下前牙，但其早期矫治的临床疗效尚不确定。

a. 上前牙槽骨高度发育过度的露龈微笑的早期矫治。

牙性上前牙槽骨高度发育过度，临床表现为前牙深覆𬌗深覆盖，多伴露龈微笑。早期矫治控制上前牙萌出及抑制上前牙槽骨高度生长，从理论上讲能纠正前牙深覆𬌗畸形及露龈微笑。早期矫治应在生长发育高峰前期开始，可通过传统带口外弓高位牵引的功能矫治器进行矫治（见图9-3-39）。

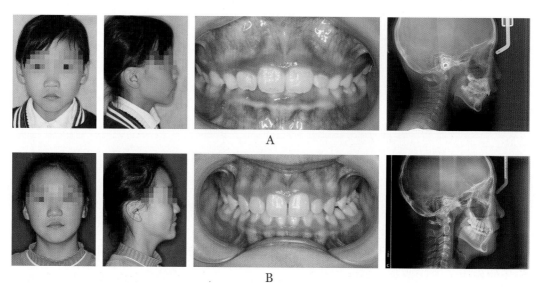

图9-3-39　混合牙列早期牙性上前牙槽骨高度发育过度、前牙深覆𬌗深覆盖的早期矫治
　　　　　A. 治疗前；B. 肌激动器利用头颅支抗打开咬合矫治1年后。

随着当代儿童早期矫治器的发展，弹性功能矫治器也应用于前牙深覆𬌗畸形的治疗中，部分临床治疗结果显示，对于混合牙列早期儿童露龈微笑有一定的矫治疗效。矫治从混合牙列早期开始，其矫治机制可能是弹性功能矫治器对上前牙槽骨高度的生长产生了抑制作用，从而帮助前牙深覆𬌗畸形及露龈微笑的纠正（见图9-3-40）。但这类矫治的临床病例目前较少，其矫治疗效和矫治机制还有待进一步研究。

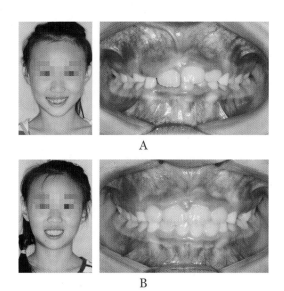

图9-3-40 混合牙列初期，儿童弹性功能矫治器早期矫治上前牙槽骨高度发育过度的前牙深覆
殆畸形及露龈微笑
A. 治疗前；B. 治疗后。

b. 牙性前牙槽骨高度发育过度的正畸综合矫治策略。

恒牙列期牙性牙槽骨高度发育过度的正畸综合矫治是根据机制压低上或下前牙高度，打开咬合。固定多托槽矫治技术和无托槽隐形矫治技术均能达到部分压低上下前牙的作用（下颌前牙压低阈值为2 mm，上颌前牙压低阈值为4 mm左右）。目前正畸矫治技术为最大限度地纠正前牙槽骨高度发育过度，种植钉辅助支抗打开咬合是常用方法。

②骨性前牙槽骨高度发育过度的早期矫治策略。

骨性前牙槽骨高度发育过度，其机制多为骨性矢状向、垂直向的异常，临床呈现面型前突、前牙深覆殆深覆盖和上颌顺时针旋转的错殆畸形特征。针对错殆畸形发生机制，控制上颌骨前突及高度的生长能有效地纠正骨性前牙槽骨高度发育过度，应在混合牙列早期（7—8岁）进行早期矫治。对于这类错殆畸形的早期矫治疗效，目前临床疗效有限（见图9-3-41）。

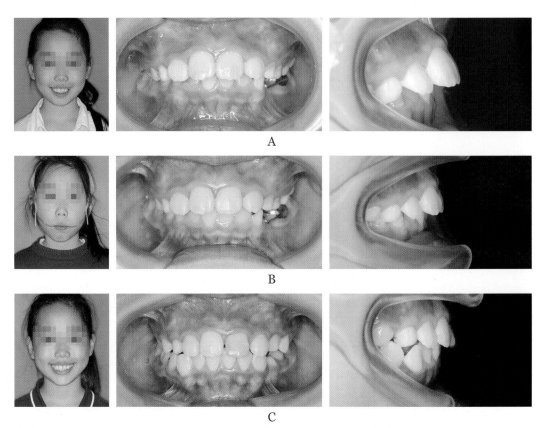

图9-3-41　儿童混合牙列期骨性上前牙槽骨高度发育过度的矫治
（肌激动器＋口外弓高位牵引纠正前牙深覆𬌗深覆盖）
A. 治疗前；B. 治疗中（3个月）；C. 治疗后（30个月）。

对于中重度的骨性前牙槽骨高度发育过度，临床治疗一般以恒牙列期的牙代偿（种植钉辅助支抗、J钩）和成人后期正颌-正畸联合治疗为主（见图9-3-42）。

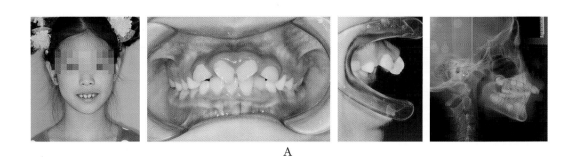

A

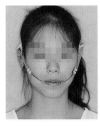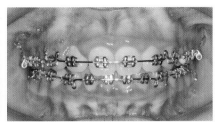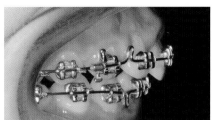

B

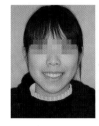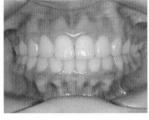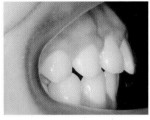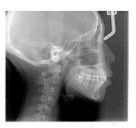

C

图9-3-42　恒牙列期正畸综合治疗儿童上前牙槽骨高度发育过度的矫治
（前牙前突，J钩压低上前牙）
A. 治疗前；B. 治疗中（3个月）；C. 治疗后（30个月）。

5. 儿童前牙槽高度发育不足的早期矫治策略

儿童前牙槽高度发育不足伴或不伴后牙槽过度萌出，常表现为前牙开𬌗，通常由口腔不良习惯（如不良舌习惯）、牙萌出不足等发育异常导致，为牙-牙槽骨性前牙槽高度发育不足。

儿童牙性-牙槽性前牙槽高度发育不足的前牙开𬌗畸形，应早期阻断口腔不良习惯（如阻断不良舌习惯），促进前牙萌出，以改善前牙开𬌗。同时，可采用舌刺、Frankel Ⅳ型矫治器、局部固定多托槽矫治器垂直牵引伸长前牙等矫治方法进行矫治（见图9-3-43）。

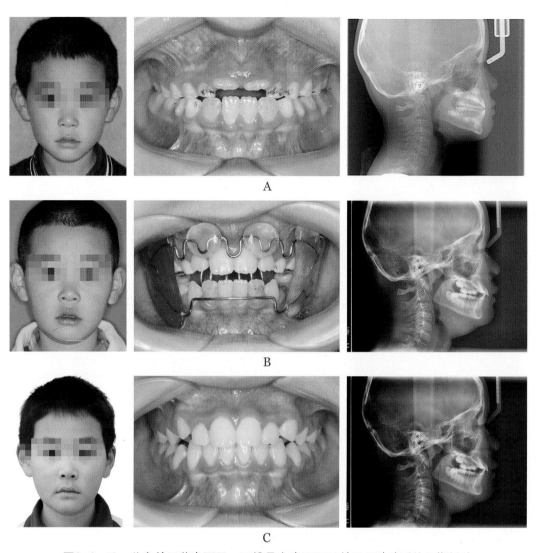

图9-3-43　儿童前牙萌出不足、牙槽骨高度不足及前牙开𬌗畸形的早期矫治
A. 治疗前；B. 佩戴FR Ⅳ矫治器；C. 矫治41个月后。

　　牙-牙槽骨性前牙槽高度不足的前牙开𬌗畸形的恒牙列期正畸综合矫治，多以伸长前牙达到矫治前牙开𬌗畸形的目的。正畸综合矫治伸长前牙的矫治比较容易。

（彭怡然　李小兵　吴艳）

第十章

基于颌面生长发育的儿童口腔早期矫治策略与时机

一、上颌骨生长发育与儿童口腔早期矫治策略与时机

（一）腭中缝的生长发育与扩弓矫治策略与时机

（1）儿童上颌骨宽度的生长发育在颅面骀三向发育中最早完成，包括颌骨、上颌牙弓基骨和牙槽骨的横向生长。上颌牙弓基骨宽度的生长发育主要由腭中缝处的骨缝内成骨完成。腭中缝在婴儿期、青春期和成年期形态逐渐由Y形、波浪形转变为交错锁结型，其骨缝内成骨逐渐完成（见图10-1-1）。

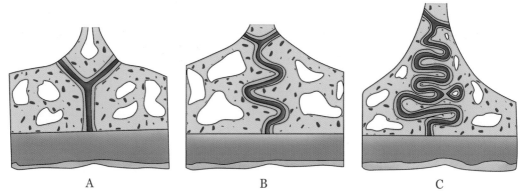

A   B   C

图10-1-1　儿童不同生长发育阶段的腭中缝形态
A. 婴儿期；B. 青春期；C. 成年期。

（2）McNamara. JA将腭中缝发育分为5个阶段（见图10-1-2）。

阶段A：多见于5—11岁儿童；

阶段B：多见于13岁儿童，少数14—18岁青少年也可见；

阶段C：多见于11—18岁儿童及青少年；

阶段D：多见于14—24岁青少年和青年；

阶段E：多见于成年人。

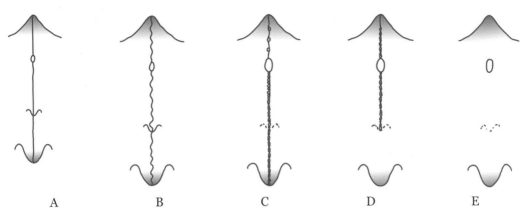

图10-1-2 McNamara.JA腭中缝发育分期

A. 多见于5—11岁儿童；B. 多见于13岁儿童，少数14—18岁青少年也可见；C. 多见于11—18
岁儿童及青少年；D. 多见于14—24岁青少年和青年；E. 多见于成年人。

McNamara.JA根据腭中缝的分期，认为腭中缝的发育变异度大，与年龄的相关性不高。从生理的角度上看，目前临床认为上颌快速扩弓（RME）时的最佳时期是阶段A和阶段B。阶段C时腭中缝开始融合，RME治疗有破坏腭中缝骨结构产生骨裂的风险，并且其扩弓的骨性疗效也不如阶段A和阶段B。临床把阶段C当作上颌RME矫治时机的临界点。

需要注意的是，有些10岁的儿童腭中缝发育可以是阶段C，表明临床有效RME的保守矫治时间应该是10岁前。阶段D、E的腭中缝发育是部分或完全融合，已不适合上颌腭中缝扩大，必要时需正颌手术配合临床扩弓矫治（见图10-1-3）。

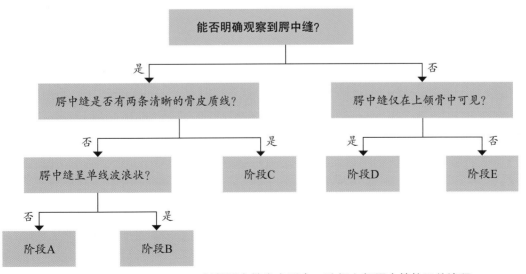

图10-1-3 McNamara.JA判断腭中缝发育形态、选择上颌腭中缝扩弓的流程

（3）临床扩弓矫治上颌宽度发育不足时，对腭中缝骨性融合阶段和程度的判断对临床上上颌扩弓有重要意义。由于儿童7岁前上颌扩弓会影响鼻底宽度及鼻中隔形态，因此早期儿童骨性扩弓一般在7岁后进行。7岁以下的儿童，只有后牙出现反𬌗时才进行扩弓矫治，而且必须使用慢速扩弓，以免造成鼻部的塌陷。

结合腭中缝发育分期，7—10岁是儿童早期扩弓矫治的最佳时期，可最大限度地产生骨性扩弓效应。矫治方法一般先选用组织反应小、疼痛轻、儿童适应性良好的活动轻力慢速扩弓，利用上颌骨体的横向生长及腭中缝的骨缝内成骨扩大上颌基骨宽度，以及颊向倾斜直立或内倾的后牙以扩大上下颌牙槽骨弓的宽度，其中骨性扩弓效应占大部分（见图10-1-4A）。而对于10—12岁的儿童，由于腭中缝产生更多的骨缝融合，扩弓多选用固定重力快速扩弓，以期尽快打开将要闭合的腭中缝，获得骨性扩弓的效应（见图10-1-4B）。

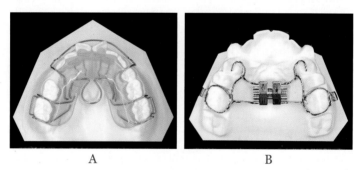

图10-1-4　儿童扩弓矫治器
A. 儿童上颌活动慢速扩弓矫治器；B. 儿童上颌快速固定支架式扩弓矫治器。

根据扩弓矫治器螺旋簧的打开速率，可将扩弓分为慢速扩弓和快速扩弓，螺旋簧打开速率分别为90°~180°/天及90°~180°/周。研究发现，儿童快速扩弓能快速达到骨性扩弓的效应（骨性扩弓/牙性扩弓为8∶2），而慢速扩弓骨性扩弓/牙性扩弓的比例为1∶1。虽然能快速实现骨性扩弓，但快速扩弓的骨性扩弓效应会复发，牙性效应增加，最后达到的骨性/牙性扩弓比例与慢速扩弓一致（见图10-1-5）。

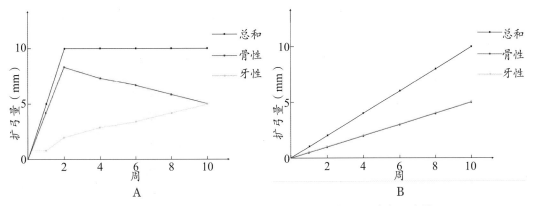

图10-1-5　儿童快速扩弓与慢速扩弓的/牙性扩弓速率及疗效
A. 快速扩弓；B. 慢速扩弓。

儿童扩弓矫治，需要对牙弓宽度不调进行明确的诊断，并针对儿童的生长发育状况选用合适的扩弓矫治器及扩弓方式。

（李小兵　张赟）

（二）鼻上颌复合体生长发育不足与儿童早期矫治策略与时机

1. 鼻上颌复合体发育不足的病因机制及临床表现

鼻上颌复合体发育不足是骨性Ⅲ类错𬌗畸形的机制之一，鼻上颌复合体发育不足的病因有遗传与环境因素，伴或不伴功能因素。

与下颌发育过大的骨性Ⅲ类不同，其主要临床表现为凹面型，面中份凹陷，鼻唇较小，伴或不伴下颌发育过度（伴下颌发育不足的鼻上颌复合体发育不足也称为骨性Ⅳ类错𬌗畸形）。骨性上颌发育不足的前牙咬合关系表现为反覆合覆盖，磨牙关系为近中关系，混合牙列期上下第二乳磨牙终末平面为近中阶梯（见图10-1-6）。

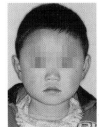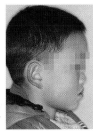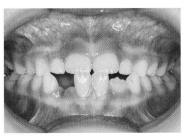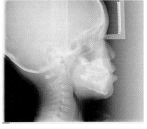

图10-1-6　儿童鼻上颌复合体发育不足（面中份凹陷，前牙反𬌗畸形）

2. 鼻上颌复合体的生长发育方式及早期矫治策略

（1）鼻上颌复合体的生长方式。

①鼻上颌复合体成骨的生长方式为膜内成骨和骨缝生长，除鼻上颌复合体成骨外，颅底生长对上颌骨的推动、鼻骨/鼻软骨向前生长、鼻上颌骨周围窦腔的生长与鼻上颌复合体的生长位移也相关（见图10-1-7）。

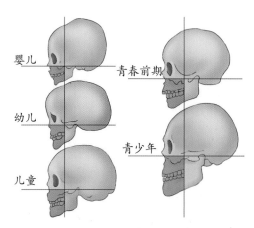

图10-1-7　婴儿到青少年鼻上颌复合体的生长发育

②鼻上颌复合体的生长有两个机制：a. 颅底软骨生长推动上颌向前的被动移位，主要发生于婴幼儿时期，7岁以前可接近完成，其后至青春期的生长仅有1/3为被动移位；b. 通过骨膜内成骨及骨缝间成骨扩大三维方向体积的主动生长。主动生长包括额颌缝、颧颌缝、颧颞缝、翼腭缝生长，上颌窦腔扩大，眼眶和鼻腔随着骨/软骨生长改建的扩大，上颌结节后段沉积新骨，牙槽嵴生长等。鼻上颌复合体的生长方向为向前向下（见图10-1-8）。

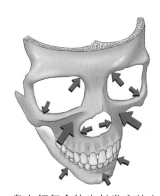

图10-1-8　鼻上颌复合体生长发育的主动生长方式

（2）鼻上颌复合体发育不足早期矫治的策略。

鼻上颌复合体的被动生长无法进行临床干预，发育不足的鼻上颌复合体早期矫治的策略可通过促进其主动生长来弥补上下颌骨发育的不调。

①鼻上颌复合体发育不足，打开骨缝促进主动生长的早期前牵引矫治。

a. 骨缝是张力型纤维组织，受张力牵引可促进新骨形成。鼻上颌复合体发育不足的骨性Ⅲ类错殆畸形占比为42%～63%，因此鼻上颌复合体发育不足的早期矫治策略之一是在儿童生长发育时期，给予一定的口外牵引力，通过骨缝间成骨增加而达到促进上颌骨矢状向生长发育的目的（见图10-1-9）。

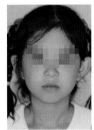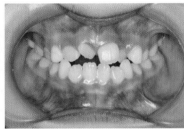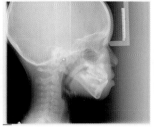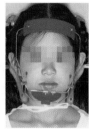

图10-1-9　儿童混合牙列早期（CVMSI期），上颌发育不足，前牵引促进上颌骨矢状向生长

b. 鼻上颌复合体发育不足前牵引矫治的时机和适应证。从鼻上颌复合体生长发育的机制上看，前牵引打开上颌骨与颅面间连接骨缝必须要在骨缝未完全闭合前进行。鼻上颌复合体与颅底面连接的骨缝一般在7岁时闭合，上颌前牵引早期矫治的时机应在CVMSⅡ期前进行，以获得更多的骨效应。

鼻上颌复合体发育不足的前方牵引，适用于轻中度上颌发育不良的骨性Ⅲ类，以及混合性（骨性＋功能性）Ⅲ类错殆畸形，且有生长潜力的患者。

c. 前方牵引矫治的效应。前牵引的临床效应为上颌骨前移、上颌磨牙区升高、上前牙受力前移、下颌骨向后下旋转，从而达到解除前牙反殆的目的。因此高角患者使用上颌前牵引矫治预后较差，可能加重下颌的进一步顺时针旋转，故应慎用。

对鼻上颌复合体发育不足伴下颌骨发育过度的患者，因下颌骨在生长高峰期会快速生长（下颌晚于上颌生长），临床常常观察到上颌前牵引矫治后和青春高峰期后反殆畸形又复发的现象，需与患儿及家长充分沟通，了解上下颌骨生长发育时机不同对矫治效果的影响。

②鼻上颌复合体发育不足，促进骨膜内成骨主动生长的早期Ⅲ型功能调节器（FRⅢ）的功能矫治。

a. FRⅢ型功能矫治器的矫治机制。

FRⅢ性矫治器设计包括颊屏、唇挡、𬌗支托、腭弓等装置，咬合重建上下颌骨颌位关系，并通过颊屏、唇挡重建口腔功能间隙，产生口腔肌肉功能调节，改变牙槽骨颊侧舌肌肉张力平衡，促进上颌牙槽骨前端及颊侧的骨沉积，调整牙槽骨倾斜度，纠正骨性Ⅲ类矢状向及横向的大小不调。

b. FRⅢ型功能矫治器的矫治时机及临床适应证。

临床上FRⅢ型矫治器功能矫治主要用于下颌可退至切对切的功能性Ⅲ类、混合性Ⅲ类、轻中度骨性Ⅲ类错𬌗畸形，高角患儿慎用。FRⅢ型功能矫治器对上颌向前生长的促进作用主要通过口腔功能空间重置、肌肉功能调整，促进上颌骨膜内成骨，以改善上颌骨发育不足。

对比前牵引矫治，FRⅢ类型功能矫治不作用在骨缝，所以矫治在骨缝闭合后仍可促进上颌骨生长，其矫治时机的选择较前牵引宽（3.5—12岁）。但相对而言，对比直接加力作用于骨缝的前牵引矫治，其矫治作用间接。因此，临床在选择前牵引或FRⅢ型矫治器的时候，对于上颌明显发育不足、骨缝尚未闭合的患者，可早期使用前牵引矫治器（7岁前）；对于轻中度的上颌发育不足、骨缝闭合（7岁后）的患者，FRⅢ型功能矫治器可进一步促进上颌骨骨膜下成骨，改善上颌发育的不足（见图10-1-10）。FRⅢ型功能矫治器可联合前牵引矫治器，在7岁前牵引矫治后，继续使用FRⅢ促进上颌矢状向及横向发育，改善上颌骨发育的不足。FRⅢ型功能矫治器也常常作为保持器，在前牵引纠正前牙反𬌗畸形后，保持骨性上颌发育不足的早期矫治疗效。

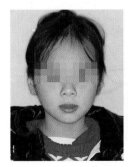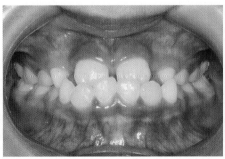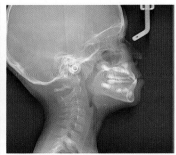

A

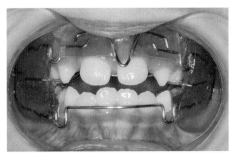

B

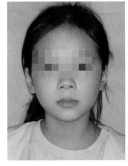 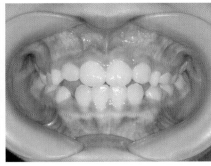 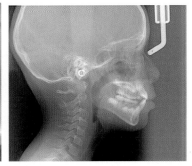

C

图10-1-10　儿童混合牙列早期（CVMS1期），鼻上颌复合体发育不足的FRⅢ类功能矫治
A. 治疗前；B. 佩戴FRⅢ型功能矫治器；C. 治疗后。

（彭怡然　李小兵）

（三）鼻上颌复合体生长发育过度的儿童早期矫治策略与时机

1. 儿童鼻上颌复合体发育过度多有遗传因素

儿童鼻上颌复合体发育过度是骨性Ⅱ类上颌过大的错𬌗畸形，影响儿童面部形态。其病因多有遗传因素，表现为家族性面部前突，部分可由环境因素（如用口呼吸）造成（见图10-1-11）。

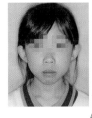 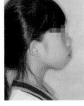 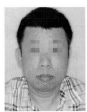 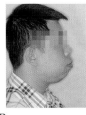 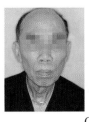 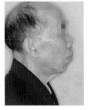

A　　　　　　　　　　B　　　　　　　　　C

图10-1-11　儿童鼻上颌复合体发育过度多有家族性特征
A. 患儿；B. 患儿父亲；C. 患儿爷爷。

鼻上颌复合体发育过度临床治疗难度大的错𬌗畸形类型，多需要在恒牙列期采用拔牙掩饰治疗，严重高角的鼻上颌复合体发育过度需要在成人后行正颌-正畸联合治疗。

2. 儿童早期矫形治疗鼻上颌复合体发育过度的目的

儿童早期矫治鼻上颌复合体发育过度不能改变其遗传性面型特征，临床治疗目标是尽量减轻、控制、代偿上颌的过度发育，促进上下颌骨更协调的发育关系，为正畸综合矫治提供更好的面部形态条件，减少成年后正颌-正畸手术比例，提高正畸治疗的美观度（见图10-1-12）。

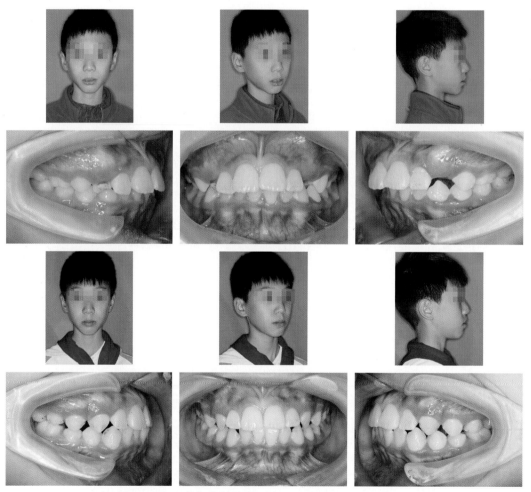

图10-1-12　儿童早期矫治鼻上颌复合体发育过度（改良肌激动器＋扩弓）可改善上下颌骨生长发育不调的严重程度，提高恒牙列期正畸综合治疗的美观改善度

3. 鼻上颌复合体生长发育与早期矫治策略

（1）鼻上颌复合体的生长分为原发性和被动性生长，其动力来源包括：大脑发育的推动、颅底软骨生长推动、上颌骨表面增生改建、上牙槽骨生长改建、腭中缝的生长改建、颅面连接骨缝间生长改建、上颌骨相邻窦腔扩大、鼻咽气道功能发育诸多因素（见图10-1-13）。

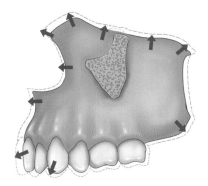

图10-1-13　鼻上颌复合体的生长改建方式

（2）鼻上颌复合体发育过度的早期矫治时机：由于上下颌骨有头尾梯度发育特征，上颌发育较下颌早，因此对于上颌发育过度的骨性Ⅱ类错𬌗畸形的矫形治疗应比下颌发育不足的骨性Ⅱ类错𬌗畸形早，在青春生长高峰期之前进行，即女性9岁前，男性10岁前。

（3）鼻上颌复合体发育过度的早期矫治：减少上牙槽骨基点（A点）的增生，抑制颅面连接骨缝间生长，从而抑制上颌复合体矢状向生长，改善上颌发育过大而前突不良面型（见图10-1-14）。

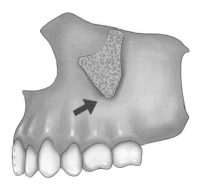

图10-1-14　骨性Ⅱ类上颌发育过度的早期矫治：抑制上颌复合体的矢状向发育

（4）鼻上颌复合体发育过度的早期矫治的生物力学设计：采用绝对支抗口外力重力（矫形力，250～500 g/侧）抑制上颌过度发育。临床矫形治疗中常用的矫治器有改良肌激动器、Van Beek头帽肌激动器、双板矫治器＋口外弓等。

临床发现，对于轻中度的骨性上颌发育过大的患者，在生长高峰期前进行早期矫形治疗可获得抑制骨性发育的效果，矫治后患者面部前突改善，侧貌变得更加和谐（见图10-1-15）。但鼻上颌复合体发育过度的早期矫治仍需进一步研究，以提供更强的临床治疗证据。

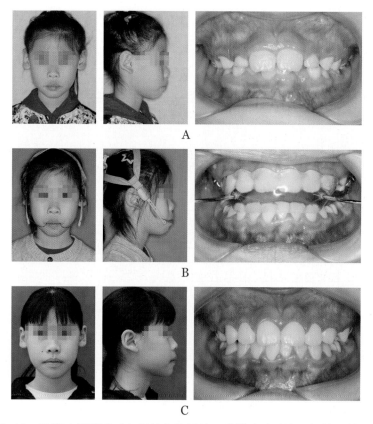

图10-1-15　早期功能矫形对上颌前突的骨性Ⅱ类错𬌗畸形的面部前突有抑制作用
A. 治疗前；B. 口外弓早期矫治；C. 正畸非拔牙综合治疗后。

（李小兵　陈恩皓）

二、下颌骨生长发育与儿童口腔早期矫治策略与时机

（一）下颌骨发育不足的儿童早期矫治策略与时机

1. 下颌发育不足（位置后缩）的临床表现和病因机制

（1）下颌发育不足的临床表现。

①下颌发育不足（位置后缩）的临床表现为软组织颏前点靠后、颏唇沟深、前牙覆盖增加、磨牙Ⅱ类关系、下颌小的突面型，侧位X线摄片上∠SNB角、Co-Pog、Go-Pog减小。生长型可以是水平生长型、平均生长型或垂直生长型（见图10-2-1）。

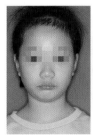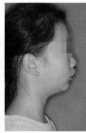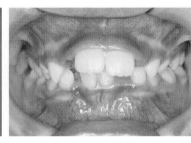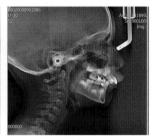

图10-2-1 混合牙列初期，儿童下颌发育不足（位置后缩），前牙深覆盖，平均生长型

②下颌发育不足（位置后缩）可以分为骨性的下颌体/升支发育不足及功能性的下颌位置后缩：功能性的下颌位置后缩下颌前伸功能受限，多与上颌牙弓宽度发育不足有关。

（2）下颌发育不足（位置后缩）的病因机制。

①下颌发育不足（位置后缩）的病因。

a. 骨性下颌发育不足的病因包括遗传（先天）性和后天性下颌发育不足。遗传性骨性下颌发育不足多有家族特征，临床表现严重（如颏发育不足），早期矫治疗效不好。先天性下前牙缺失，影响下前牙槽骨发育，也会导致下颌发育不足（见图10-2-2）。

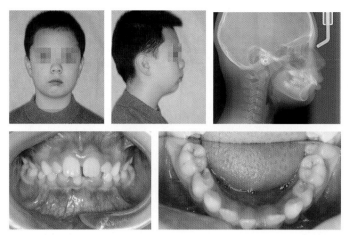

图10-2-2　儿童混合牙列期下颌发育不足（下前牙先天缺失一个）

儿童胚胎期下颌发育受限（Pierre综合征），影响下颌生长，出现小下颌表现（见图10-2-3）。

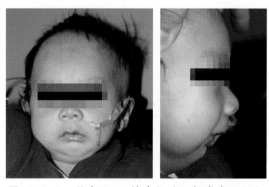

图10-2-3　儿童Pierre综合征（下颌发育不足）

儿童髁突外伤、髁突摘除、颞下颌关节粘连等后天因素导致严重下颌发育不足，小下颌（鸟嘴）畸形，临床常需成年后进行正颌-正畸联合治疗（见图10-2-4）。

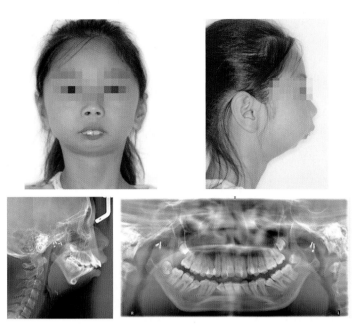

图10-2-4　儿童髁突骨折导致下颌骨性发育不足（鸟嘴畸形）

　　b. 下颌位置后缩（功能性下颌发育不足）的病因与造成下颌前伸障碍的上颌骨宽度、咬合干扰、原发性/继发性口腔不良习惯（用口呼吸、抿咬下唇等）有关（见图10-2-5）。常见的上颌骨宽度发育异常的病因为上气道阻塞，遗传性的上颌骨宽度发育不足临床并不常见。儿童因上前牙内倾、上前牙扭转导致下颌位置后缩的病因多为遗传造成。

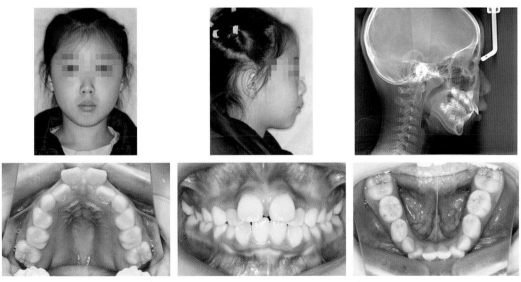

图10-2-5　混合牙列期上牙弓宽度发育不足、牙列不齐、咬合干扰，下颌发育位置后缩

②下颌骨发育不足（位置后缩）的病理机制。

a. 儿童下颌骨的生长发育包括了下颌升支与下颌骨体两部分，整个下颌骨的各部分与骨表面都参与了改建过程，下颌升支、下颌骨体、髁突、下颌舌结节、颏部的发育不足都会导致下颌骨发育不足。

b. 下颌位置后缩（功能性下颌骨发育不足）的病理机制是下颌前伸受限，与上颌牙弓宽度发育不足、上前牙内倾直立、上前牙扭转、个别前牙咬合干扰（上前牙个别牙舌侧错位）、口腔不良习惯（原发/继发性抿咬下唇习惯）等有关。

2. 儿童下颌发育不足（位置后缩）的早期矫治策略

（1）临床儿童下颌发育不足应与儿童"丑小鸭"期前牙深覆盖鉴别诊断。

儿童在混合牙列早期，下颌发育滞后于上颌，前牙表现为轻中度的深覆𬌗深覆盖、面型稍突，为混合牙列期"丑小鸭"表现之一。儿童"丑小鸭"期下颌发育滞后的儿童，虽有面型稍突表现，但整体面型协调美观、上下牙弓形态大小协调，不用早期矫治（见图10-2-6）。

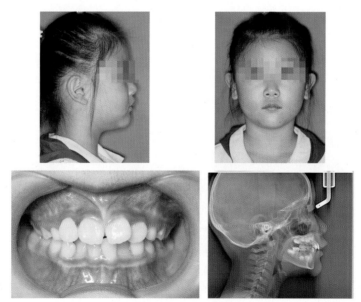

图10-2-6　儿童混合牙列早期，前牙轻中度深覆盖、面型稍突（但面部协调美观），与青春高峰期前下颌发育滞后有关，不用早期矫治

（2）下颌发育不足（位置后缩）的早期矫治策略。

下颌发育不足（位置后缩）的早期矫治策略与其病因、机制、临床表现有关。

①骨性下颌发育不足的早期矫治，临床一般在青春生长发育高峰（前）期（女性9岁，男性10岁）采取促进下颌生长的方法改善骨性下颌发育的不足。高角的患儿需增加口外弓高位牵引。临床在青春生长发育高峰（前）期的功能矫治能否促进下颌骨的绝对生长，尚存争议。对于遗传性明显的下颌发育不足，青春生长发育高峰（前）期的矫治疗效不佳。恒牙列期正畸掩饰治疗可纠正轻中度下颌发育不足的前牙深覆盖问题，但严重骨性的下颌发育不足，应该在成人后行正颌-正畸联合治疗进行完全纠正。

②功能性下颌发育不足（位置后缩），早期矫治应分两个阶段进行。第一阶段，解除下颌向前生长的功能障碍，如上牙弓狭窄、上前牙扭转、个别上前牙舌侧错位、上前牙内倾、口腔功能异常（如用口呼吸）、口腔原发性/继发性抿咬下唇习惯等。第二阶段，在儿童青春生长发育高峰（前）期，导下颌向前，恢复下颌矢状向生长（见图10-2-7）。待

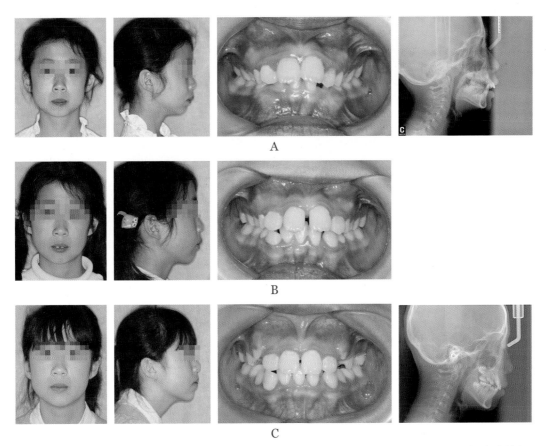

图10-2-7　儿童功能性下颌发育不足（位置后缩）的早期扩弓矫治及功能矫形（下颌发育恢复正常，前牙深覆盖纠正）

A. 儿童前突面型，上牙弓狭窄、下颌发育不足（位置后缩）、前牙深覆盖；B. 7岁后，上颌早期扩弓矫治，解除功能性下颌向前发育障碍；C. 功能矫形前导下颌后，前牙深覆盖得到纠正，前突面型得到纠正，下颌矢状向生长发育恢复正常。

儿童下颌生长发育恢复正常后，视儿童口腔咬合情况决定是否进行正畸综合矫治。

③下颌发育不足（位置后缩）的患儿，若合并表现颏发育不足，颏肌紧张，早期矫治或功能矫形可促进下颌的生长，但颏的发育不足问题仍然存在，侧貌改善不佳，临床可在成人后行颏成形手术，改善患者侧貌不调（见图10-2-8）。

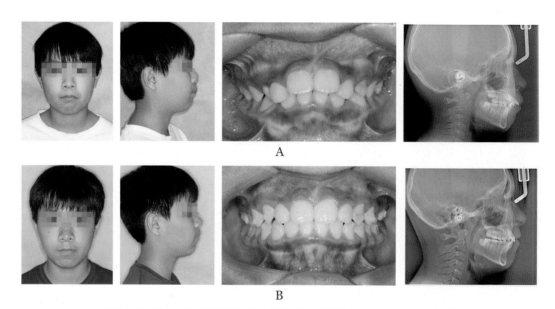

图10-2-8 儿童下颌及颏发育不良的早期矫治及功能导下颌向前
A. 儿童下颌发育不足矫治前；B. 儿童下颌发育不足功能前导及正畸综合矫治后（颏发育不足，需成年后做颏成形手术）。

（李小兵 彭怡然）

（二）下颌骨发育过度的骨性前牙反𬌗畸形早期矫治策略与时机

1. 下颌骨发育过度的骨性前牙反𬌗畸形的临床表现、病理机制和病因

（1）下颌骨发育过度的骨性前牙反𬌗畸形的临床表现。

下颌发育过度的骨性前牙反𬌗畸形的临床表现为前牙反覆𬌗覆盖，并可伴有下颌下后旋的生长型，是临床早期矫治困难的骨性Ⅲ类错𬌗畸形类型。

（2）下颌骨发育过度的骨性前牙反𬌗畸形的病理机制。

骨性Ⅲ类错𬌗畸形的病理机制分为六类：①上颌正常、下颌前突；②上颌后缩，下颌正常；③上下颌均在正常范围内，下颌相对更前突；④上颌后缩、下颌前突；⑤上下

颌骨均处于前位，下颌更大，前牙反𬌗；⑥上下颌均后缩，上颌相对更后缩（见图10-2-9）。其中图10-2-9中的A/D/E是下颌发育过度的骨性Ⅲ类错𬌗畸形。下颌发育过度的骨性前牙反𬌗畸形常伴有下颌后下旋转的高角生长倾向（见图10-2-10）。

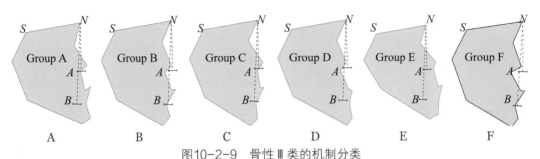

图10-2-9　骨性Ⅲ类的机制分类

A. 上颌正常、下颌前突；B. 上颌后缩，下颌正常；C. 上下颌均在正常范围内，下颌相对更前突；D. 上颌后缩、下颌前突；E. 上下颌骨均处于前位，下颌更大，前牙反𬌗；F. 上下颌均后缩，上颌相对更后缩。

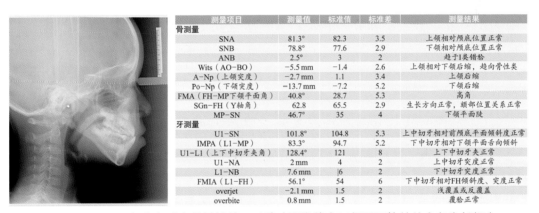

测量项目	测量值	标准值	标准差	测量结果
骨测量				
SNA	81.3°	82.3	3.5	上颌相对颅底位置正常
SNB	78.8°	77.6	2.9	下颌相对颅底位置正常
ANB	2.5°	3	2	趋于Ⅰ类错𬌗
Wits（AO-BO）	-5.5mm	-1.4	2.6	上颌相对于下颌后缩，趋向骨性Ⅲ类
A-Np（上颌突度）	-2.7mm	1.1	3.4	上颌后缩
Po-Np（下颌突度）	-13.7mm	-7.2	5.2	下颌后缩
FMA（FH-MP下颌平面角）	40.8°	28.7	5.3	高角
SGn-FH（Y轴角）	62.8	65.5	2.9	生长方向正常，颏部位置关系正常
MP-SN	46.7°	35	4	下颌平面陡
牙测量				
U1-SN	101.8°	104.8	5.3	上中切牙相对前颅底平面倾斜度正常
IMPA（L1-MP）	83.3°	94.7	5.2	下中切牙相对下颌平面舌向倾斜
U1-L1（上下中切牙夹角）	128.4°	121	8	上下中切牙夹角正常
U1-NA	2mm	4	2	上中切牙突度正常
L1-NB	7.6mm	6	2	下中切牙突度正常
FMIA（L1-FH）	56.1°	54	6	下中切牙相对FH倾斜度、突度正常
overjet	-2.1mm	1.5	2	浅覆盖或反覆盖
overbite	0.8mm	1.5	2	覆𬌗正常

图10-2-10　下颌发育过度的骨性前牙反𬌗畸形常伴有下颌后下旋转的高角生长倾向

（3）下颌发育过度的骨性前牙反𬌗畸形的病因包括遗传及环境因素，以遗传因素为主。儿童长期伸下颌习惯或咬合干扰前伸下颌，在青春生长发育高峰期后也会导致下颌骨的过度生长（见图10-2-11）。

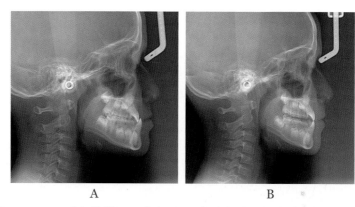

图10-2-11　功能性前牙反𬌗畸形：下颌在最大牙尖交错位时下颌前伸
A. 牙尖交错位；B. 下颌后退位。

2. 儿童下颌发育过度的骨性前牙反𬌗畸形早期矫治策略与时机

由于上下颌骨差异性生长特征，下颌生长发育的高峰期在青春生长发育高峰期，儿童早期出现的下颌发育过度，是比较严重的骨性Ⅲ类错𬌗畸形。儿童下颌发育过度的骨性前牙反𬌗畸形应及时进行管理，在准确诊断的基础上，早期进行颅面生长发育的改善；由于下颌发育过度的骨性Ⅲ类错𬌗畸形的发生发展多与遗传性因素相关，早期矫治或正畸综合矫治不可避免有掩饰性治疗的结果。

（1）对于有前伸下颌习惯或咬合干扰导致下颌前伸的前牙反𬌗畸形的儿童，临床时应及时纠正前伸下颌习惯，解除咬合干扰，恢复下颌正常位置，避免由于长期的下颌前伸而导致下颌发育过度。

（2）儿童下颌发育过度的骨性前牙反𬌗畸形的早期矫治策略及时机。

人类的下颌骨发育晚于上颌骨，骨性Ⅲ类错𬌗畸形伴随患儿正常生长而改善的可能性极小，因此几乎所有的儿童骨性Ⅲ类错𬌗都建议早期管理。一般来说，下颌发育过度的骨性前牙反𬌗畸形早期矫治，其疗效不如上颌发育不足的骨性Ⅲ类错𬌗畸形。但下颌发育过度的儿童如果能在患儿的青春快速生长期到来前开始进行阻断性治疗，则在青春快速生长期开始时，上下颌骨间关系更有可能在青春期后相对的矢状向关系不至于更加不协调。

①水平生长型/平均生长型下颌发育过度的骨性前牙反𬌗畸形的儿童，早期可以用颏兜（矫治疗效存疑）或Ⅲ型功能调节器（FRⅢ）抑制下颌生长。轻中度的下颌发育过度的骨性前牙反𬌗畸形，临床早期矫治的目的在于尽量控制下颌生长，以便临床在Ⅱ期可以选择用牙代偿的正畸综合矫治方式来纠正前牙反𬌗畸形，避免正颌手术治疗

（见图10-2-12）。

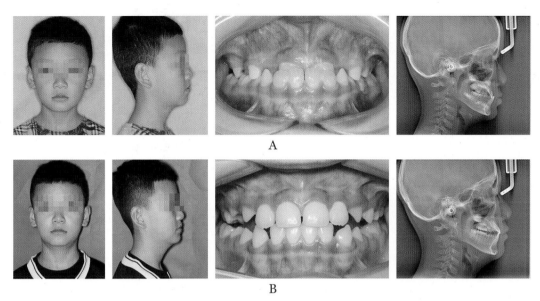

图10-2-12　混合牙列早期儿童平均生长型下颌发育过度的骨性前牙反殆畸形的早期矫治

A. 治疗前；B. 早期矫治后。

水平生长型/平均生长型下颌发育过度的骨性前牙反殆畸形早期矫治的临床疗效多为上前牙唇倾代偿、部分下颌生长抑制和下颌后下旋转代偿。

②高角的下颌发育过度的骨性前牙反殆畸形的儿童，早期矫治应用颏兜、前牵引矫治器、FRⅢ、反向双板矫治器等早期/功能矫治器都会打开后牙咬合，加重儿童下颌后下旋转。早期矫治必须要考虑垂直向颌骨生长的控制：若要颏兜控制下颌生长，则颏兜口外牵引应保证有足够稳定的垂直向矫治分力；应用FRⅢ或反向双板矫治器，其临床适应证则应选择轻中度的高角患儿（∠FMA介于30°～35°；∠MP-SN小于40°）。

轻中度下颌发育过度的高角骨性前牙反殆畸形，早期矫治的目的在于尽量控制下颌骨的不良生长，避免其在成年后发展为严重骨性下颌过度的骨性前牙反殆畸形，尽量避免正颌手术，但临床治疗需谨慎（见图10-2-13）。

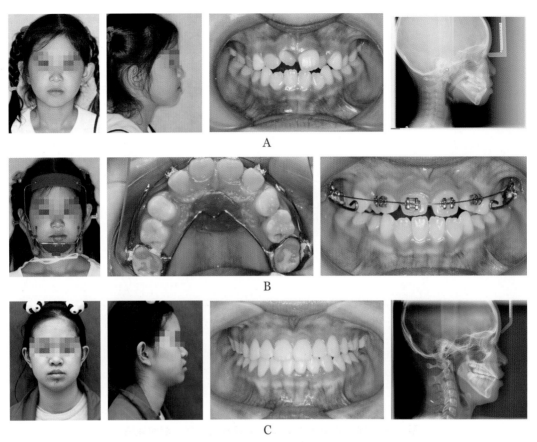

图10-2-13　儿童上颌发育不足伴下颌发育过度的骨性高角前牙反𬌗畸形的早期矫治
A. 治疗前；B. 早期矫治中；C. 治疗后。

轻中度下颌发育过度高角骨性前牙反𬌗畸形的早期矫治疗效包括：上前牙唇倾代偿、可能有下颌生长发育的抑制，下颌无或轻度的后下旋转的代偿是可以接受的。

③儿童下颌发育过度的骨性前牙反𬌗畸形早期矫治禁忌症。

儿童严重下颌发育过度骨性前牙反𬌗畸形（特别是男童），前牙反覆盖较大（反覆盖超过3 mm）、下颌后下旋转（∠FMA大于35°；∠MP-SN大于45°）且有明显的遗传特征时，临床早期矫治难以纠正下颌发育过度的异常，反而有可能增加前牙的代偿及咬合创伤，这是早期矫治的禁忌症。这类病人应在成人后通过正颌-正畸联合治疗的方法纠正其下颌发育过度的骨性前牙反𬌗畸形。

（李小兵　苏晓霞）

（三）颏的发育与儿童口腔早期矫治策略与时机

1. 儿童颏的发育异常的早期矫治可能性

儿童颏的生长发育包括了软硬组织的生长发育，体现个体的遗传及人种特征，也有性别的不同。正畸临床矫治的外力很难直接作用在颏部骨组织，改变颏的形态大小。临床发现骨性Ⅱ类下颌后缩的患者，其颏肌紧张，闭唇出现颏肌收缩的现象（临床叫"高尔夫球颏"，Golf Chin）（见图10-2-14）。因此，骨性Ⅱ类颏发育不足的颏肌功能训练，从理论上可以形成颏部骨组织的表面生长改建，促进颏的形态改善，但目前相关的研究较少，临床治疗的疗效并不确定。

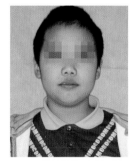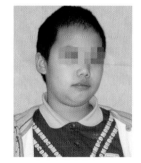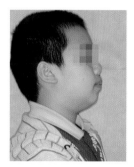

图10-2-14　儿童骨性Ⅱ类下颌颏发育不足，颏肌紧张

颏发育不足的儿童早期临床治疗的策略：单纯正畸矫治无法直接改变颏部骨骼的形态，但早期矫形治疗能够改变颏部的矢状向位置，从而改善儿童面部侧貌形态；青少年患者或可通过改变颏上方牙槽突及牙列的位置而改变其外形。

2. 儿童骨性颏发育不足的早期矫治策略

（1）对于儿童下颌后缩、颏发育不足的患者，早期（女性9岁，男性10岁）功能性前导矫治器（如斜导、平导、Twin-Block、肌激动器等）可改变颏部的垂直向或矢状向位置，达到部分改变面部侧貌的目的。

（2）青少年正畸掩饰拔牙矫治，内收下前牙使颏相对前移，从视觉上增加颏部的突度，使颏部更加美观。对于骨性颏发育不足的青少年患者，正畸矫治成年后再行颏成形手术，作为一种正畸代偿治疗后的辅助治疗手段，可显著提高面部的协调及美观（见图10-2-15）。

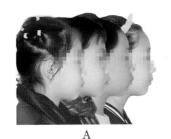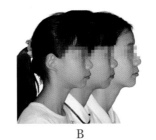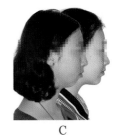

A   B   C

图10-2-15 临床不同矫治方法改善儿童、青少年及成人的颏形态发育不足
A. 儿童早期功能前导；B. 青少年正畸拔牙掩饰性矫治；C. 成人颏成形手术。

（3）从颏的骨性表面改建的理论上看，儿童面部侧貌软组织功能训练（如下唇档松解颏肌张力）可能对颏的生长有帮助（见图10-2-16）。此外，儿童的青春发育时期，颏部软组织的生长对成年后的颏形态及面部侧貌的改善有帮助，但临床只能观察，早期矫治不能改变这部分的软组织的生长。

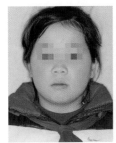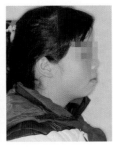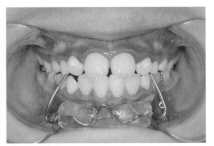

图10-2-16 儿童活动下颌唇档功能训练颏肌，改善颏肌紧张

（李小兵 贾淑娴）

三、儿童颞下颌关节问题的早期矫治策略

儿童和青少年时期颌面部骨骼及颞下颌关节快速发育，同期乳恒牙萌出替换。在这个咬合发育剧烈变动的过程中，任何异常的影响都会造成颞下颌关节的功能健康、口腔功能健康、颅面𬌗的发育问题，甚至对身心健康都有明显的影响（见图10-3-1）。错𬌗畸形早期矫治中的颞下颌关节问题或颞下颌关节发育异常对儿童早期矫治的影响都是临床不可忽视的内容，颞下颌关节发育异常会影响儿童早期矫治的临床治疗和疗效。

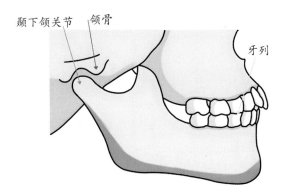

图10-3-1　儿童颞下颌关节的生长发育与牙列的替换同时进行

（一）儿童常见影响颞下颌发育的咬合发育异常

1. 儿童错𬌗畸形与颞下颌关节的发育

儿童咬合发育与颞下颌关节发育相互影响。美国儿童口腔医学会发布的临床治疗手册指出，解剖因素（颞下颌关节和咬合关系）和正畸治疗是儿童颞下颌关节病（Temporomandibular Disorder，TMD）的五大病因之一。

常见影响颞下颌关节发育的儿童咬合异常问题有：

（1）下颌恒磨牙过度近中倾斜。

（2）形成相邻牙台阶。

（3）Spee曲线过陡，或Spee曲线过平（缺乏足够前牙覆𬌗覆盖）。

（4）骨性Ⅱ类或Ⅲ类错𬌗畸形，磨牙完全的Ⅱ类、Ⅲ类咬合关系。

（5）骨性前牙开𬌗畸形。

（6）前牙中重度深覆盖畸形（覆盖超过6～7mm）。

（7）后牙单/双侧反𬌗畸形。

临床积极合理地治疗儿童错𬌗畸形有利于颞下颌关节的正常发育。

2. 儿童颞下颌关节的发育异常与颞下颌关节病

在儿童颞下颌关节发育的过程中，对于一些较小因素的影响，颞下颌关节能自主调整、改善或适应，不会造成严重后果。但是如果不良的因素影响过大，超出关节适应改建的限度，则可能导致颞下颌关节在生长发育过程中出现严重的异常，出现儿童/青少年颞下颌关节病（见图10-3-2）。

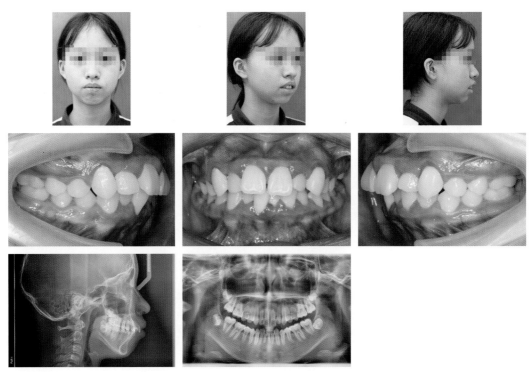

图10-3-2　儿童Ⅱ类错𬌗畸形，𬌗平面过陡，造成右侧髁突骨皮质吸收，双侧髁突形态不对称
的器质性TMD

颞下颌关节紊乱病（Temporo Mandibular Disorders，TMD）是口腔颌面部常见的疾病之一，主要临床表现为关节区及咀嚼肌的疼痛、颞下颌关节弹响，以及下颌运动异常。可复性关节盘移位（Disk Displacement with Reduction，DDwR）是青少年和成年人最常见TMD的病理机制。

青少年中TMD的患病率为11.3%，低于成年人的患病率31.1%（见图10-3-3）。尽

过去十年TMD患病率

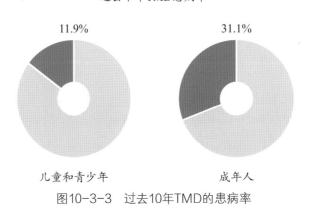

11.9%　　　　　　　　　　　31.1%

儿童和青少年　　　　　　　　　成年人

图10-3-3　过去10年TMD的患病率

管如此，过去10年的临床研究中发现TMD患病有年轻化趋势，颞下颌关节问题及症状也会随着年龄的增长而变严重。所以，6—12岁儿童应定期到颞下颌关节专科进行专科检查，发现可能影响颞下颌关节正常生长发育的问题，通过评估确定是否需要进行早期矫治。去除影响颞下颌关节生长发育的错𬌗畸形问题能及时有效地解决儿童/青少年颞下颌关节问题。

（二）儿童颞下颌关节发育与替牙期咬合关系发育的协调

1. 儿童矢状向咬合关系影响颞下颌关节发育

儿童替牙列期的后牙牙尖交错关系一方面是上下颌骨矢状向关系的反映，另一方面正常的上下颌骨矢状向生长也会受后牙咬合关系的影响：①正常后牙的咬合关系有利于颞下颌关节下颌髁突发育，维持上下颌骨矢状向的位置协调；②Ⅱ类后牙咬合关系会限制下颌前伸及髁突发育，逐步导致Ⅱ类颌骨关系，并且严重者可导致髁突骨质破坏；③Ⅲ类后牙咬合关系，下颌位置前伸，可导致Ⅲ类颌骨异常关系，以及关节盘错位和关节弹响（见图10-3-4）。

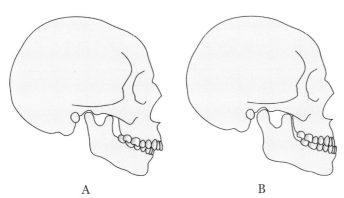

A   B

图10-3-4 替牙列期后牙咬合异常导致颞下颌生长发育异常
A. 下颌发育不足，后牙完全远中关系，髁突骨质破坏；B. 骨性Ⅲ类，关节盘错位，
出现关节弹响。

2. 儿童双侧咬合的平衡

替牙期双侧咬合平衡异常，会导致左右下颌骨体、升支的发育不对称，下颌偏斜、面部不对称，造成颞下颌关节运动异常，进一步影响颞下颌关节形态结构的发育（见图10-3-5）。

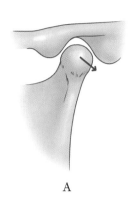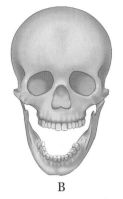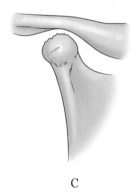

A　　　　　　　　　　　B　　　　　　　　　　　C

图10-3-5　儿童双侧咬合不平衡，影响左右颞下颌关节的运动，髁突骨质破坏，
关节窝发育不足（平）

A. 右侧髁突向前下长距运动，关节窝深；B. 下颌左偏；C. 左侧髁突水平短距移动，
髁突骨皮质破坏，关节窝发育不足。

（刘洋　李小兵）

（三）儿童早期矫治对颞下颌关节发育的维护及TMD预防

1. 儿童早期矫治要维持或恢复髁突与颞下颌关节的正中关系位（Central Relationship Position，CR位）

维护良好的关节髁突CR位，保证颞下颌关节的生理健康，对儿童颞下颌关节发育、错𬌗畸形早期矫治疗效的稳定性，以及儿童早期矫治后的咬合适应性都是非常重要的。儿童早期矫治是否需要诊断CR位，以及CR位对错𬌗畸形早期矫治治疗计划、治疗目标制定的意义，临床尚待更多的研究支持证据（见图10-3-6）。

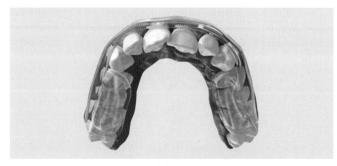

图10-3-6　儿童CR位辅助诊断法："水𬌗垫"

（刘太琪）

2. 儿童下颌后缩、前牙深覆盖的早期矫治与TMD

（1）大多数研究表明，儿童、青少年功能性下颌后缩、前牙深覆盖的Ⅱ类错𬌗畸形前导下颌的治疗不会影响关节盘的形态变化。在Herbst矫治器治疗后的MRI影像研究中发现，98.4%青少年患者关节盘的双凹形态未发生变化。研究还发现，在使用Ⅱ型功能调节器（FRⅡ）治疗后，患儿关节盘呈现双凹状的比率从治疗前的89.3%升至100%，功能矫治有利于青少年颞下颌关节的功能健康。

（2）使用功能性下颌前导矫治器能改善儿童、青少年颞下颌关节盘前移，治疗后有45%的患者部分或完全盘前移位的症状得到改善。关节盘移位并非功能矫治前导下颌的并发症，反之功能矫治有助于治疗颞下颌关节盘前移的TMD。

（3）儿童、青少年功能前导矫形治疗，不影响髁-盘-窝关系的稳定。在生长（及矫治）的影响下，功能前导矫治后，即使出现颞下颌关节髁突、关节盘和关节窝等解剖结构的形态、大小和位置的变化，但髁-盘-窝关系仅出现生理范围内的轻微改变。矫形治疗后并未出现颞下颌紊乱相关临床症状，临床实践中无功能矫形治疗影响青少年颞下颌关节生理功能的证据。功能前导下颌的矫治不是青少年TMD的危险因素（见图10-3-7）。

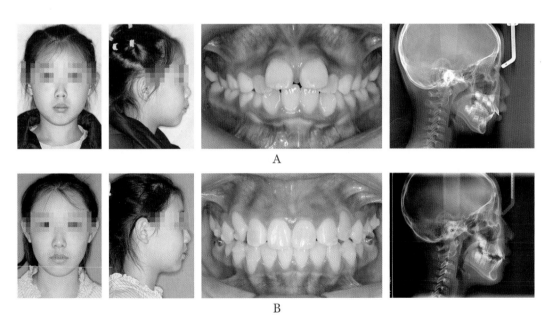

图10-3-7 儿童功能前导下颌的矫治
A. 功能前导下颌前；B. 功能前导下颌，排齐前牙后。

（4）对于功能矫治前后是否能有助于儿童青少年TMD的改善，目前仍存在争议。

3. 儿童前牙深覆𬌗畸形的早期矫治与颞下颌关节功能维护

正常的牙尖交错关系对颞下颌关节各个组成部分处在平衡协调的位置很重要，而深覆𬌗则会破坏这种平衡状态，引起颞下颌关节位置平衡协调的变化，进而引起TMD。前牙深覆𬌗畸形常导致颞下颌关节间隙异常、关节内压力增大，关节盘受挤压变形或前移，髁突位置后移导致双板区受挤压，从而产生颞下颌关节疼痛、运动受影响等颞下颌关节紊乱症状。目前临床观点认为前牙深覆𬌗伴下颌偏斜畸形是TMD的危险因素之一。

儿童、青少年前牙深覆𬌗伴下牙列中线偏斜畸形，当上下牙处于牙尖交错位时，由于牙列拥挤、个别牙错位、局部咬合障碍等原因，下颌骨处于一个被动后退或被动偏斜的位置，在张口运动中更易出现开口型偏斜的表现。长期的下颌运动异常会导致儿童颞下颌关节的发育异常。儿童的前牙深覆𬌗伴下颌偏斜畸形要特别注意早期打开咬合，改善深覆𬌗，纠正牙性下颌偏斜，有助于维护儿童颞下颌关节的正常发育（见图10-3-8）。

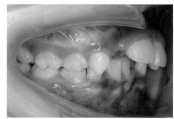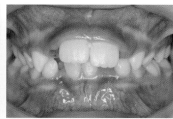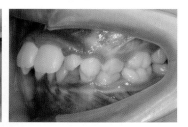
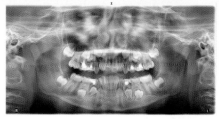

图10-3-8 儿童前牙深覆𬌗伴下牙列中线偏斜

4. Ⅲ类错𬌗畸形早期矫治与TMD

（1）对于Ⅲ类错𬌗畸形的前方牵引矫治，目前尚未有明确证据证明矫治会引起青少年TMD。前方牵引治疗中出现肌筋膜疼痛、咀嚼肌疼痛，多为患儿已有的颞下颌关节问题。青少年前方牵引治疗引起的向下和向后矫治力在短期内并不是TMD的危险因素。在临床有限的前方牵引疗效长期性追踪研究中，也无法证实前牵引会导致青少年患TMD。

（2）在骨性Ⅲ类颏兜矫治（平均18.4岁）的2~11年追踪研究中，Arat发现颏兜治疗对TMD的发生和预防没有任何作用。Imai等研究发现Ⅲ类错𬌗畸形颏兜治疗与TMD有关（7.2—38.3岁，平均13.1岁），颏兜治疗过程中会出现TMD的临床症状，但停止使用后症状消失。在6—10岁儿童TMD患者颏兜治疗中，Mukaiyama发现颏兜对青少年TMD无治疗效果，甚至导致儿童TMD发病率更高。

因此，Ⅲ类前牵引功能矫形会对颞下颌关节的形态结构和位置产生影响，但未能证明其是造成青少年TMD发病的危险因素。颏兜与青少年TMD有关，对TMD无治疗效果，甚至在儿童期引起更高的TMD发病率。Ⅲ类功能矫形治疗的矫治方法、矫治力大小、矫治持续时间、患儿的年龄（青春期前/青春期后）都是临床矫形治疗导致儿童TMD的影响因素，临床应慎重选择治疗时机、方法，避免Ⅲ类骨性的功能矫形导致儿童TMD。

5. 单侧后牙反𬌗畸形、面部偏斜畸形早期矫治与颞下颌关节发育

单侧后牙反𬌗畸形常导致下颌发生偏斜，引起口周肌群的功能紊乱，产生下颌的非正常运动模式，引起髁突的不平衡改建，宜早期进行治疗。矫正单侧后牙反𬌗畸形有助于建立双侧颞下颌关节及面部正常对称结构及正常生长发育。乳牙列期，单侧后牙功能性反𬌗畸形应及时矫正，以防止髁突的位置不对称和不对称生长。早期矫治替牙列期的功能性后牙反𬌗畸形为颅面骨的正常发育和口颌系统正常功能的恢复创造了适宜条件（见图10-3-9）。

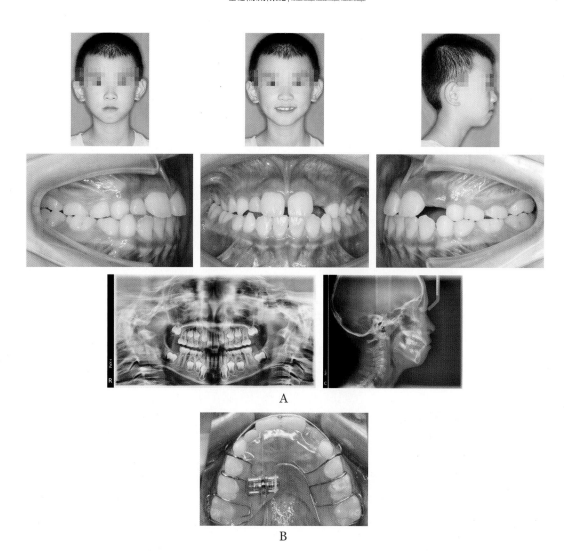

A

B

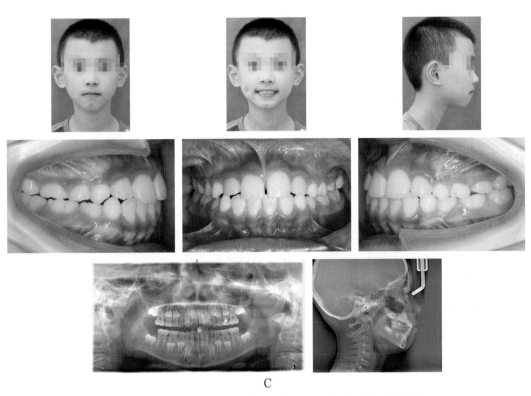

图10-3-9　儿童乳替牙列期单侧后牙反𬌗畸形的早期矫治

A. 治疗前；B. 上颌单侧扩弓矫治；C. 上颌单侧扩弓矫治后。

　　单侧后牙反𬌗畸形（面部偏斜）对颞下颌关节的健康及发育存在诸多不利影响，因此，明确儿童单侧后牙反𬌗畸形的不良影响机制，尽早地矫治单侧后牙反𬌗畸形，对维持颞下颌关节功能结构及发育的正常，防止儿童TMD的发生及维护儿童口颌系统的健康具有重要临床意义。

（李小兵　陈逸恺）

四、儿童先天性颅面颌生长发育异常与矫治原则

　　许多先天性和后天的疾病会累及颅骨、眼眶、颧骨、上下颌骨，导致广泛的颅面畸形。有些儿童在出生或婴儿早期出现先天性颅颌面生长发育异常，并且容貌畸形随年龄增长而加重，常伴有眼、耳、鼻等形态的异常及功能障碍，甚至会导致智力发育障碍。其中综合征型颅面颌发育异常同时伴有脊柱、躯干、四肢畸形及内脏转位等表现。临床上称为"颅面颌畸形"。

（一）先天性颅面颌畸形的病因

先天性颅面颌畸形的病因非常复杂，多种因素通过多种途径致畸。相关的致畸因素有遗传基因异常或胚胎发育异常，以及影响遗传因素和胚胎发育的环境因素，如维生素缺乏、病毒感染、母体内分泌失调、化疗药物、放射损伤、干扰代谢率和影响细胞活动的药物等。有害因素能干扰胚胎期各胚层细胞的形成、复制及迁移，改变胚胎期颅面各面突的正常发育和迁移。另外，物理的或机械的限制，比如受羊水过少影响，可对面突融合产生外在的限制和机械性干扰（见图10-4-1）。

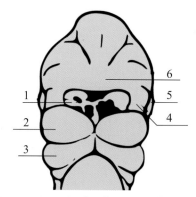

图10-4-1　4周时人体胚胎面部发育图示
1. 口凹板（颊咽膜）；2. 下颌弓（隆起或突起）；3. 舌弓；4. 第一鳃弓的上颌突起始部位；
5. 听小泡；6. 额突。

（二）先天性颅面颌畸形分类

先天性颅颌面畸形可分为以下几类。

（1）颅缝早闭症。

①单纯型颅缝早闭症：如舟状头畸形、短头畸形、三角头畸形等（见图10-4-2）。

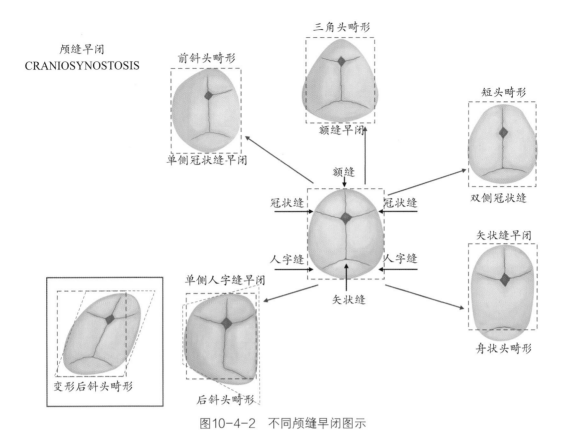

图10-4-2　不同颅缝早闭图示

②综合征型颅缝早闭症：如Crouzon综合征（颅骨面骨发育不全症，见图10-4-3）、Apert综合征（尖头并指畸形）、Binder综合征（额鼻发育不良）等。

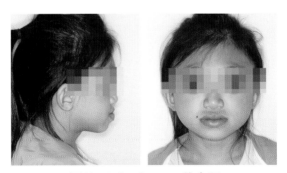

图10-4-3　Crouzon综合征

（2）颅面裂隙畸形：采用Tessier 0～14数字顺序分类，最常见的是唇腭裂（见图10-4-4）。

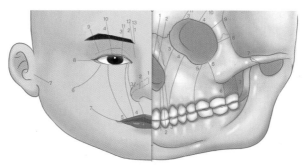

图10-4-4　颅面裂隙畸形（左：软组织裂；右：硬组织裂）

（3）眶眼畸形：如眶距增宽症、眶距狭窄症等。

（4）颅颌面不对称畸形：如半面短小症、半面肥大症、眼耳脊椎综合征（Goldenhar综合征）等。

（5）其他颅面颌畸形综合征：如Pierre-Robin序列征（腭裂、下颌过小、舌后退综合征），Mobius综合征（先天性双侧面神经外展，神经瘫痪综合征），锁骨、颅骨发育不良综合征），Treacher-Collins综合征（即下颌面发育不全症），第一、第二鳃弓综合征等（见图10-4-5、图10-4-6）。

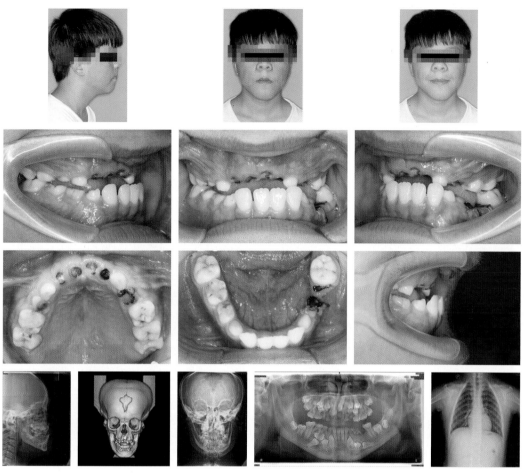

图10-4-5　锁骨、颅骨发育不良综合征

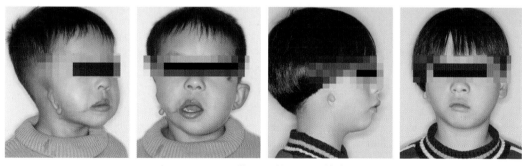

图10-4-6　第一、第二腮弓综合征

（三）先天性颅面颌畸形的临床治疗原则

先天性颅面颌畸形的治疗应遵循多学科序列治疗的原则，即从出生到成人，每一个生长发育阶段，有计划地分期针对患者相应的形态、功能异常和心理缺陷进行治疗。临

床分阶段的矫治可以在畸形矫治的最佳时期，采用最合适、最有效的方法，得到最好的矫治效果。

先天性的颅面颌畸形的治疗是多学科的治疗，除了外科团队，一个完善的多学科的颅面颌畸形治疗团队还应包括医学影像科、眼科、耳鼻咽喉科、儿童口腔科、口腔正畸和修复科、麻醉科、儿科医生，此外还应包括遗传学家、心理学家、语言学家和社会学家的参与和咨询。由于颅面颌外科手术治疗的复杂性，其外科手术团队需要多学科的医生参与并默契配合，手术治疗以整形外科、颌面外科和神经外科医生为主，同时麻醉科医生参与负责手术操作中及术后的安全，以获得最佳效果。

多学科团队的建立有利于多学科专业人员相互协作，从更多数量的病例治疗中获得经验。目前，国内外都是以颅面颌畸形多学科治疗中心开展工作，有利于制订规范化的治疗方案、手术式式；有利于患者的长期随访观察和序列治疗；有利于进行较大样本量的前瞻性研究及回顾性研究，研究手术或其他治疗对颅面生长发育的远期影响。

（四）口腔正畸及儿童口腔早期矫治医生的作用

在颅面颌先天性畸形的多学科治疗团队中，口腔正畸医生及儿童早期矫治医生是参与许多决策和计划的团队核心成员。口腔正畸医生及儿童早期矫治医生的具体作用如下。

（1）由于患儿及家庭需要面临众多医学和社会的问题，常常忽略定期的牙科护理。

口腔正畸医生及儿童早期矫治医生是团队中与患儿接触最为频繁的医生，需要与儿童口腔科、牙体牙髓科、牙周科等医生保持沟通，分享患儿情况，推进颅颌面畸形患者口腔卫生的管理。

（2）密切随访牙齿的萌出和咬合的建立。

有些颅面颌畸形患儿会出现乳牙或恒牙的迟萌或早萌、乳牙滞留等，并且由于骨骼的发育异常，表现为较为严重的错𬌗畸形。口腔正畸医生及儿童早期矫治医生是患儿颅面𬌗生长发育的监控者，从出生一直要延续到成年，应及时发现问题并设计不同颅面颌发育阶段的矫治计划。

（3）错𬌗畸形早期阻断性矫治的时机和必要性需要口腔正畸医生及儿童口腔早期矫治医生的临床判断，并实施术前术后必要的矫治。

①有些患者在生长发育期出现明显的功能影响，比如上气道阻塞致睡眠呼吸障碍等，口腔正畸医生及儿童早期矫治医生需要和正颌外科医生、耳鼻喉科医生共同商讨，

尽早制订早期干预计划，进行正颌及耳鼻喉科手术干预，恢复其正常呼吸功能，尽量恢复颌面颌的生长发育。

②大多数颅面颌畸形患者到成年时需要接受正颌正畸联合治疗，有些患者可能需要接受多次手术，此时术前正畸治疗需要为手术创造骨块移动的空间，术后正畸为获得良好的咬合关系。

（4）口腔正畸医生及儿童早期矫治医生是颅面颌先天畸形多学科治疗团队中患者治疗前中后标准资料的收集者和管理者，有利于对患者治疗的纵向评估。

（5）先天性唇腭裂及其继发的颅面秴畸形是发生率最高的颅面颌先天性畸形，约为1.45/‰。其多学科综合序列治疗模式也是最为公认最规范的颅面颌先天性畸形的诊疗规范（见表10-4-1、图10-4-7、图10-4-8、图10-4-9）。

表10-4-1　唇腭裂多学科序列规范化治疗模式

年龄	治疗内容	多学科团队
出生前	筛查、咨询	妇产科、护理、社会工作者
新生儿	喂养指导、腭护板、鼻翼-牙槽畸形矫正、父母心理疏导	护理、口腔正畸、心理科
3—6月	唇裂修复术、牙槽缝合术	口腔颌面外科或整形外科
12—18月	腭裂修复术	口腔颌面外科或整形外科
1—2岁	听力检测	耳鼻喉科
3—4岁	语音评价、牙发育及咬合检查	语音治疗师、儿童口腔科、口腔正畸科
4—6岁（学龄前）	咽成形术	口腔颌面外科
4—8岁	全身发育检测、智商检测、心理评估	儿科、心理科
7—10岁	齿槽裂植骨术前正畸	口腔正畸科
8—11岁	齿槽裂植骨术	口腔颌面外科或整形科
12—16岁	颌骨畸形的矫形治疗及牙合畸形的正畸治疗	口腔正畸科
16岁	鼻唇Ⅱ期修复（非正颌）	口腔颌面外科
18岁	正颌正畸联合治疗、鼻唇Ⅱ期修复	口腔颌面外科、口腔正畸

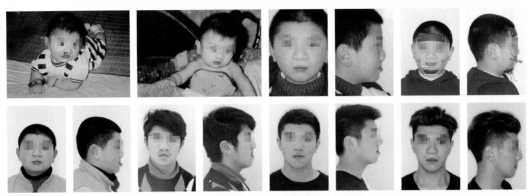

图10-4-7　儿童先天性唇腭裂多学科序列矫治：面相资料收集

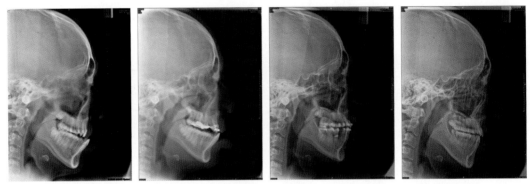

图10-4-8　儿童先天性唇腭裂多学科序列矫治：X线头颅侧位摄片资料收集

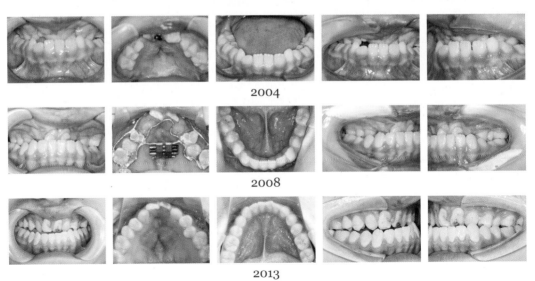

2004

2008

2013

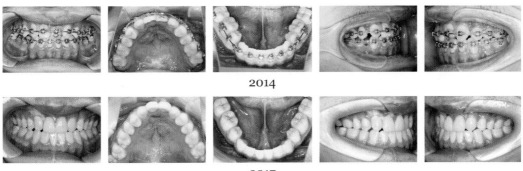

2014

2017

图10-4-9　儿童先天性唇腭裂多学科序列矫治：早期矫治及正畸综合矫治口内像资料收集

（6）颌面颌畸形患者及家长的心理评估和辅导也是团队工作的一项重要内容。

在患儿出生后（有些在出生前），对家长的心理辅导有助于家长了解患儿的治疗过程和治疗目标，了解疗程的长期性和患儿配合并坚持的重要性，给予患儿足够的鼓励和支持。对儿童来说，容貌和功能的影响显然会严重影响孩子的身心发育，来自家庭、学校、医疗团队，以及整个社会的理解和支持，是帮助患儿健康成长的重要基础。

（朱敏）

第十一章

儿童口腔早期矫治的颜貌美学

一、儿童颜貌美学的重要性

（一）改善颜貌美观是儿童早期矫治的目标之一

改善颅面𬌗生长发育不协调，恢复颅面𬌗形态美观是儿童早期矫治与正畸综合治疗的重要目标。儿童早期矫治目标之一是纠正颅面𬌗的生长发育异常，维护良好、平衡的颅面𬌗生长发育是患儿及家长关切的问题，儿童早期矫治在纠正错𬌗畸形的同时，也维护了儿童颜貌美观及身心健康。

（二）美观的颜貌是颅面𬌗的协调与平衡生长发育的结果

1. 早期矫治重视颜貌美观的目的是尽早发现颅面𬌗生长发育异常

美观的颜貌前提是颅面𬌗的形态结构协调，任何导致儿童颅面𬌗生长发育异常的因素，都将影响个体颜貌的最终美观。

儿童早期矫治的临床治疗强调颜貌美观的分析与诊断，其目的在于早期发现颅面𬌗的生长发育异常，及时采取有效的临床手段改善儿童颅面𬌗的平衡生长，达到正畸矫治功能和稳定的矫治疗效。

2. 早期矫治改善颜貌美观有助于儿童身心健康发育

通过儿童早期矫治，避免颅面𬌗异常生长发育，达到美观的颜面形态，将会提升儿童终身的自信并辅助塑造人格，早期矫治医生和正畸医生需要注重儿童正畸过程中的美学问题。

二、儿童颅面𬌗生长发育及颜貌美学的基本特点

儿童颌面部的发育异常会直接影响面部的美观。儿童在不同生长发育阶段颅面𬌗结构特点不同，对儿童颜貌美学的分析诊断较成人难度更大。不断生长变化的颅面𬌗也造

成了儿童颜貌美观特征不断变化，这是儿童颜貌美学的基本特性。儿童在进行颜貌美学评估时，不可将成人的审美标准照搬套用至儿童。

（一）儿童"丑小鸭"期暂时性错𬌗畸形的颜貌特点

1. 儿童"丑小鸭"期错𬌗畸形

儿童"丑小鸭"错𬌗畸形指的是在混合牙列初期，儿童恒上前牙萌出时牙冠远中倾斜（上恒中切牙间暂时性间隙，间隙小于2 mm）、前牙中度深覆𬌗深覆盖、下前牙轻度拥挤（以8—9岁女性为主，下前牙1.6 mm以内的轻度拥挤）。

2. 儿童"丑小鸭"期错𬌗畸形对颜貌美观的影响

"丑小鸭"期错𬌗畸形是暂时性的，其前牙中度深覆𬌗深覆盖产生在儿童青春生长发育高峰期后，通过上下颌骨差异性生长的弥补可自行纠正。儿童早期矫治不应把暂时性的前牙中度深覆𬌗深覆盖当成面部美观异常而扩大矫治（见图11-2-1）。

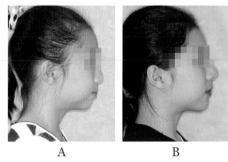

A   B

图11-2-1　儿童混合牙列初期下颌稍后缩，青春高峰期后下颌差异性生长可弥补下颌位置稍微后缩的面型特征

A. 儿童9岁，青春生长发育高峰期前；B. 儿童12岁，青春生长发育高峰期后。

（二）儿童面部三向发育顺序及儿童面部发育特征

1. 儿童面部三向发育顺序

儿童面部三向发育顺序是宽、长、高。儿童面部宽度发育最先完成（6岁左右）；矢状向长度在青春高峰期后基本完成（10—13岁）；面部高度发育最后完成，女性基本在16岁左右，男性18岁（甚至20岁）左右。

2. 儿童三向发育规律与面部形态特征

由于儿童面部宽度最先发育完成、高度最后发育完成，故儿童面部形态出现面型1/3稍短、侧貌稍突的"幼稚"性面型。儿童显"圆"、显"突"的面部特征不同于成年人，儿童颜貌美学的诊断系统应不同于成年人，早期矫治临床需要完善儿童颜貌美学的诊断分析系统。

（三）颅面骀生长发育基本规律与颜貌美学关系

1. 影响面部形态的颅面骨组织发育

颅的颅底、鼻上颌复合体、下颌骨、额骨、颧骨等骨结构构成了面部形态的骨组织框架，这些相互连接的骨结构在生长发育中按特定节奏协调发育并相互影响，在颅面平衡机制的调控下构成协调美观的颅面框架。面部形态的发育伴随这些骨结构的最终发育而完成，如鼻骨/鼻软骨发育及颏发育增加面部轮廓深度、下颌角随成年而明显、下颌差异性生长使侧貌更直等，相应的儿童颜貌美学规律也是由儿童颅面生长发育规律决定的（详见第三章相关内容）。

2. 影响面部形态的面部软组织发育

面部软组织、面部肌肉、唇、颏软组织的形态特征与儿童颜貌美学有关，如随着年龄的增大，软组织鼻厚度增长减小，而鼻底部的厚度增长较大；唇部则是随着年龄的增大，其丰度逐渐降低，儿童唇发育向"薄""直"发展；颏部软组织厚度增加较颏部骨组织增加少，整体颏形态向更明显的发育发展；咀嚼肌肉也配合成年后口腔咀嚼功能的发育而更明显等，逐步体现从儿童到成人的面部成熟过程（详见第三章相关内容）。

从儿童颜面发育的规律上看，不同于成年人的儿童颜貌美学诊断系统有待临床进一步完善。

三、口腔正畸颜面美学的分析诊断

对于早期矫治/正畸综合矫治的临床而言，掌握有关颜面审美的标准与方法，提升自身的审美素质并应用于早期矫治的临床方案中，恢复患者颌面部的美观是早期矫治/口腔正畸中的重要治疗内容。

颅面骀的美观，需要从静息状态下的面部美学与微笑时的动态美学两个方面进行分析，同时在分析测量时要兼顾正面与侧面的美学评价。

（一）口腔正畸颜面正貌美学的分析诊断

颜貌正貌美学分析主要涉及患者垂直向面部比例、垂直向的面型、面部对称性等方面。

1. 面部"三庭五眼"

（1）将面部分为三等分，从前额发际线至眉弓（上）、从眉弓至鼻底（中）、从鼻底至颏部（下），正常形态面部上中下长度相等，各占脸面部长度的1/3，即"三庭"。

"五眼"指脸的宽度比例，以眼形长度为单位，把脸的宽度分成五个等分，每个等分都等于眼裂的长度，从左侧发际至右侧发际，可有容纳五只眼睛的宽度（见图11-3-1）。

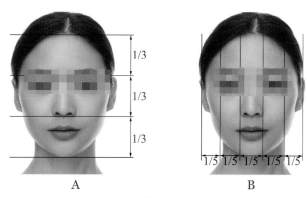

图11-3-1　正面美学分析："三庭五眼"
A. "三庭"；B. "五眼"。

（2）正貌唇形态。

唇在面部的比例关系也是面部比例的重要内容，从鼻下点至下唇下缘最低点，从下唇下缘最低点至软组织颏下点各占面下1/3的一半。同时鼻翼宽度约等于内眦间距，口裂宽度约等于虹膜内缘宽度（见图11-3-2）。

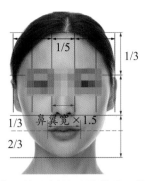

图11-3-2　唇及鼻翼的比例关系是美观正貌的重要组成部分

"三庭五眼"与唇部的美学比例是成人阶段常用的正貌审美标准。

2. 面型

面型是垂直向的分析，主要包括长面型、短面型与平均生长型。长面型人群面型窄长，面下1/3较长，常由于上下颌骨与颏部垂直向发育过度导致；短面型人群面型方短，面下1/3较短，常由于上下颌骨垂直向发育不足导致；平均生长型的人群面部的上、中、下三部分比例均等，面高与面宽协调，软组织对称协调，符合"三庭"的审美标准。平均生长型面型是颌面部矫治的美学目标之一。

儿童在发育过程中的面部比例相较于成人存在差异。由于颅骨较面骨的发育早完成，6岁前儿童的五官多集中于面下部，额部较大。以眼的位置为例，6岁前儿童的眼裂位于儿童的面中1/2处，而成人的眼裂则位于面上1/3与面中1/3的交接处（见图11-3-3）。因上、下颌骨的差异性生长，儿童的面下1/3较成人阶段短，故需要结合儿童颌面部的发育特征进行符合个性化美学要求的正畸方案设计（见图11-3-4）。

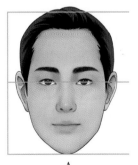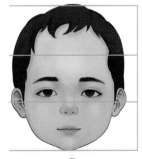

A　　　　　　　　　B

图11-3-3　儿童眼裂与成人眼裂在面中位置比较
A. 成人眼裂位于面上1/3与面中1/3交界处；B. 儿童眼裂位于面中1/2处。

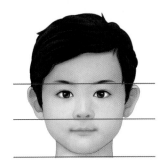

图11-3-4　儿童面下1/3较短

3. 面部对称性

面部对称是面貌美学的基本标准之一。人类的面部在符合美学要求的条件下，常有镜像对称的特点。面部中线位置的确定常有两种方法：第一种方法为取两眼内眦连线的中点至上唇中点的连线；第二种方法为取眼耳平面过眉间点的垂线（见图11-3-5）。正常情况下，眉间点、鼻尖点、上唇的最凹点与颏部中点位于面部对称中线上，眉、眼、颧弓、鼻翼、口角与下颌角则是镜面对称关系。该类对称关系在成人与幼儿的审美标准中均适用。

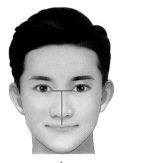
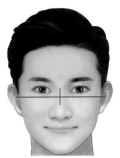

A　　　　　　　　　　B

图11-3-5　面部中线位置的确定方法
A. 取两眼内眦连线的中点至上唇中点的连线；B. 取眼耳平面过眉间点的垂线。

（二）口腔正畸颜面侧貌美学的分析诊断

1. 侧貌面型的分析诊断

从侧面观察人群的面貌，可根据其特点将面型分为直面型、凹面型与凸面型。直面型表现为上下颌骨前后关系协调，软组织额点、鼻底点和颏前点基本在一条直线上；凸面型表现为鼻底点在额点和颏前点连线的前方，可能表现为上颌前突或者下颌后缩；凹面型表现为鼻底点在额点和颏前点连线之后，可能表现为下颌前突或上颌发育不足（见图11-3-6）。

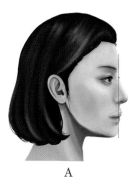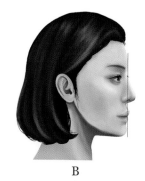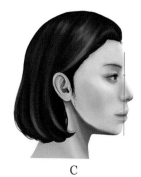

图11-3-6 侧貌面型分析
A. 直面型；B. 凹面型；C. 凸面型。

临床上可通过侧面型估计法对患者面型进行初步估计，观察时应注意额、鼻、唇、颏的相对位置。软组织鼻部与颏部的发育情况对于侧面型的判断存在影响，故对于可能存在的骨性问题需要结合影像学的检查与头影分析进行判断。

2. 面部侧貌分析方法：常用参考线、角与平面

（1）E线：即审美平面。由通过鼻尖点与颏前点的切线构成，用于评价上下唇的突度。上下唇位于审美平面后方则表示上、下唇突度符合美学要求。中国人恒牙列初期上下唇多位于E线前（见图11-3-7）。

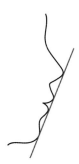

图11-3-7 E线：由通过鼻尖点与颏前点的切线构成，用于评价上下唇的突度

（2）S线：一条通过软组织颏部最突点与鼻尖部至上唇的S形中点的连线。常认为

理想容貌的S线位置正好切过上下唇最突点（见图11-3-8）。

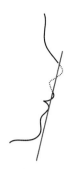

图11-3-8　S线：一条通过软组织颏部最突点与鼻尖部至上唇的S形中点的连线

（3）面垂线：通过软组织额点、鼻根点、鼻底点做垂直于FH平面的垂线，通过观察唇部的标志点至上述垂线的距离来判断唇部的突度。现常用通过软组织鼻底点（SN）的自然头位铅垂线（SNV）作为参考平面以评价唇部突度。常用标准值：SNV-UL（上唇最突点到鼻底垂线的距离）为4.91 ± 1.41 mm；SNV-LL（下唇最突点到鼻底垂线的距离）为（2.45 ± 1.64）mm；SNV-Pog'（颏前点到鼻底垂线的距离）为（-2.90 ± 2.21）mm（见图11-3-9）。

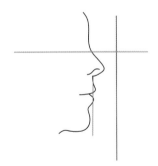

图11-3-9　面垂线：通过软组织额点、鼻根点、鼻底点做垂直于FH平面的垂线

（4）上下指示线：用以评价生长期面部美观的重要标志线。上指示线指从软组织鼻尖点至上左中切牙切缘间的连线。在生长高峰期时，女性约为36 mm，男性约为38 mm。在生长高峰期前后，该线每年增长1 mm。至成人时为42 mm或45 mm（SN-MP角30°时）；下指示线指软组织颏前点至左下中切牙切缘间的连线，一般下指示线较上指示线短约2 mm（见图11-3-10）。

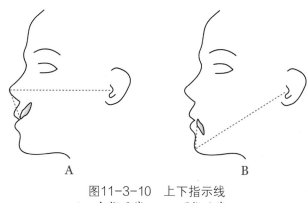

图11-3-10 上下指示线
A. 上指示线；B. 下指示线。

（5）H角：H线为软组织颏前点与上唇最突点的连线。H线与软组织平面（N'-POG'）的交角为H角，其为7°~14°时侧貌突度符合美学要求（见图11-3-11）。

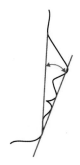

图11-3-11 H角：H线与软组织面平面（N'-POG'）的交角

（6）Z角：软组织颏前点至唇最突点（包括上下唇）的连线与眶耳平面的交角，理想侧貌状态下，该线切过上唇，而下唇位于该线稍后或正切（见图11-3-12）。因儿童的唇部较成人阶段丰满，且儿童颏部未发育完全，故儿童的Z角较成人偏小。

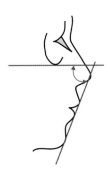

图11-3-12 Z角：软组织颏前点至唇最突点（包括上下唇）的连线与眶耳平面的交角

（7）鼻唇角：鼻下缘与上唇前缘间交角，常用于评估侧面唇突度与上牙的突度。中国成年人鼻唇角均值男性为100.38°±8.24°；女性为97.93°±8.24°。儿童因唇丰度较好，故鼻唇角相对较小。

（8）颏唇沟角：从颏唇沟最凹点向下唇最外轮廓与颏部软组织外轮廓做两条切线，其夹角为颏唇沟角。颏唇沟角可用于辅助判断面下比例、颏部发育与下唇的形态是否符合颌面部美学标准。一般来说，符合美学标准的中国人侧貌，其颏唇沟角约为130°，其中男性的角度较女性小，且儿童随着生长发育的进行，其角度会逐渐变锐（见图11-3-13）。

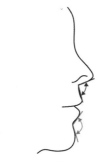

图11-3-13　鼻唇角和颏唇沟角

四、颜面微笑美学分析诊断基本方法

口腔正畸医生所关注的微笑美学是指在微笑时牙齿三维向的呈现在口颌面是否协调和美观。

（一）儿童横向微笑美学考量

1. 颊间隙大小与微笑美学颊间隙

（1）正面微笑美的影响因素之一是颊间隙的大小。

颊间隙是指微笑时双侧上颌后牙颊面与颊部内侧之间的间隙，称之为"颊廊"（buccal corridor）。因正面微笑时颊间隙是个三角形暗区，也可称为"微笑黑三角"（见图11-4-1）。

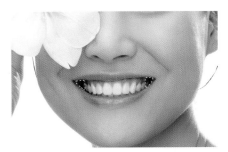

图11-4-1　颊间隙，即"微笑黑三角"

（2）颊间隙大小与横向微笑美学。

宽牙弓的人微笑时保留着适当颊间隙，"微笑黑三角"不明显，微笑协调被认为是饱满的微笑；牙弓过窄，颊间隙过大，"微笑黑三角"明显。目前对微笑时的颊间隙尚无明确的量化指标，颊间隙的大小形态与上颌牙弓宽度、面部肌肉的张力和口唇、下颌的运动度有关。

（3）儿童早期矫治对颊间隙的影响。

对于上下颌牙弓狭窄的儿童，一方面造成牙齿萌出间隙不足，另一方面使得正面微笑时口角处颊间隙过大，"微笑黑三角"明显，影响颜面美观。因此，对替牙期伴有牙弓过度狭窄的儿童应尽早进行扩弓矫治和牙列管理，改善微笑美学，增强儿童自信心，简化二期综合矫治疗程，起到事半功倍的作用（见图10-4-2）。

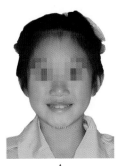
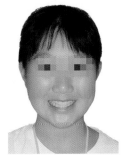

A　　　　　　　　　　　　　B

图11-4-2　儿童牙弓宽度发育不足的早期扩弓治疗（能改善微笑颊间隙过大的问题）
A. 治疗前；B. 早期扩弓矫治后。

2. 上颌牙三维位置异常对微笑美观的影响

（1）上颌尖牙与前磨牙颊舌向倾斜度对微笑美观的影响。

上颌尖牙与前磨牙颊舌向倾斜度甚至磨牙的直立度对微笑的美观程度有着明显的影

响。对于上颌基骨位置大小正常者来说，上尖牙宜有轻微的舌向倾斜，而前磨牙最好为0°转矩；对于如上颌基骨较宽者，上尖牙、前磨牙可有轻度的舌向倾斜转矩；而对于上颌基骨宽度不足者，则这些牙齿宜稍颊向直立。但无论上颌基骨情况如何，上尖牙、前磨牙和磨牙的过度舌倾必然会影响正面微笑的美观。

正畸医师认为尖牙颊舌向0°～－7°的负转矩、前磨牙－3°～－10°的负转矩是和谐微笑的合理范围。尖牙3°～－10°颊舌向转矩、前磨牙5°～－11°是非专业人士可以接受的范围。因此，虽然正面观时上颌尖牙、前磨牙过度直立或过度舌倾，都将对微笑产生负面影响，但常人对这个问题可接受的范围较大，并不是超越某一个具体数值即变得不美观。

（2）前牙矢状向倾斜度与位置对微笑美观的影响。

2000年Andrews LF和Andrews WA提出口颌面协调六个要素理论，在要素Ⅱ中，他们提出了应用GALL线（Goal Anterior-limit line，GALL line）来确定上中切牙目标最前沿线的理论。GALL线是正畸矫治的目标前界线，是于矢状平面通过前额的直线。GALL线是上颌理想的参照前界，可在正中矢状平面上根据前额倾斜度调整并确定上中切牙目标最前沿线。当前额倾斜度小于或等于7°时，GALL线通过前额临床中心点；当前额倾斜度大于7°，每增大1°，此线越靠前0.6 mm，但最前不超过眉间点。

Andrews LF和Andrews WA提出，在上下牙弓满足要素Ⅰ的前提下（保证上下中切牙直立于牙槽骨中），上颌中切牙的临床牙冠中心点（FA点）应落在GALL线上（见图11-4-3）。

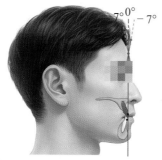

图11-4-3　Andrews口颌面协调六要素Ⅱ中，GALL线与上中切牙FA点的关系

3. 微笑中的上前牙横径黄金分割比对微笑美观的影响

黄金分割比是指被分割的较短部分与较长部分之比等于较长部分与全长之比，用数

字表示是0.618。

前牙美观的黄金比例关系。

一般认为从尖牙到另一侧尖牙间所有前牙横径之和与微笑时两口角间距离之比为黄金分割比时，微笑最美观。正面观时美观微笑的上前牙横径比例也符合黄金分割比例，即上中切牙与上侧切牙、上侧切牙与上尖牙、上尖牙与上第一前磨牙的比例皆接近1：0.618。

（2）唇、齿、面部美观的黄金比例关系。

研究发现，唇、齿及面部横向比例与微笑美之间有相关性。和谐微笑的特点是：①尖牙间宽度与口角宽度比例为0.638（±10%）；②口角宽度与眼外眦间宽度比例为0.638（±10%）；③尖牙间宽度与口角水平线面部宽度比例为0.3（±10%）。在可接受的美学范围内，该比例有10%的变异范围（见图11-4-4）。黄金分割比作为口颌系统审美标准尺度之一，可以作为临床工作的一项参考值。

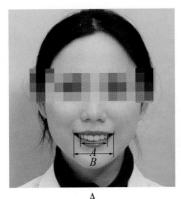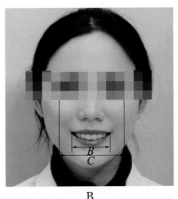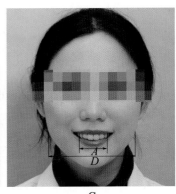

图11-4-4　唇、齿及面部横向比例的微笑美学特征
A. 尖牙间宽度与口角宽度比例为0.638（±10%）；B. 口角宽度与眼外眦间宽度比例为0.638（±10%）；C. 尖牙间宽度与口角水平线面部宽度比例为0.3（±10%）。

（二）儿童垂直向微笑美学考量

1. 微笑线

（1）微笑线概念及分类。

微笑线指微笑时上唇下缘的高度位置，可以用微笑时上前牙垂直向的暴露量来表示，是衡量美观迷人微笑的重要指标（见图11-4-5）。理想的微笑线指微笑时上唇下缘位于上中切牙龈缘处或仅显露牙龈1～2mm。

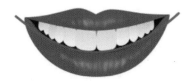

图11-4-5　微笑线指微笑时上唇下缘的位置高度

从横向上微笑线分为正向微笑线（凸向下）、水平微笑线（平直）、反向微笑线
（凹向下）三类（见图11-4-6）。经研究调查表明，理想的微笑线为凸向下的一条弧
线，它是建立在微笑时与下唇弧线相互协调统一的基础上，相较水平微笑线和反向微笑
线而言更为美观。

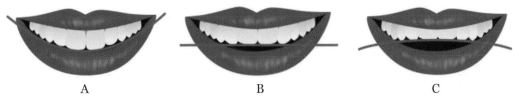

图11-4-6　正向、水平及反向微笑线
A. 正向微笑线（凸向下）；B. 水平微笑线（平直）；C. 反向微笑线（凹向下）。

从上唇与上前牙冠高度的相关性上，微笑线分为低位、中位和高位微笑线。美观协
调的微笑线高度为中位微笑线（见图11-4-7）。

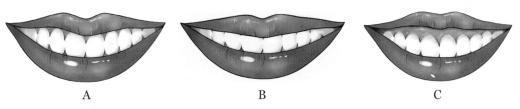

图11-4-7　低位、中位及高位微笑线
A. 低位微笑线；B. 中位微笑线；C. 高位微笑线。

（2）微笑线形态的影响因素。

微笑线的形态受多重因素的影响，如上前牙唇倾度、生长型及牙弓弓形，过度唇倾
会使微笑时上前牙暴露量不足，微笑线高度降低。生长型的差异对微笑线的形态有着相
当大的决定作用，低角或水平生长型患者理论上缺乏上颌前部顺时针旋转的趋势，更容
易出现水平微笑线。患者牙弓形态的差异，尤其是前牙部分的形态，会直接影响微笑线
的曲度，不同的牙弓形态会形成不同曲度的微笑线，弓形越窄，前牙部分的曲度越大，

反之则曲度越小。

2. 微笑弧

微笑弧是指上颌切牙切缘与尖牙牙尖连线的曲度与微笑时下唇上缘的曲度之间的相互关系，分为平行、平直、反向三类（见图11-4-8）。当上中切牙的切端在尖牙牙尖以下，牙列曲线与下唇上缘曲线相互平行时，微笑弧最为理想和美观；若尖牙牙尖或者侧切牙的切缘低于上中切牙的切端，上前牙切牙牙尖曲线与下唇上缘曲度相反，会产生所谓的"反向微笑弧"。

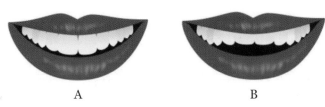

图11-4-8 微笑弧
A. 美观的微笑弧；B. 反向微笑弧。

过于平直或反向的微笑弧均会影响笑容的协调，适中的微笑弧度最美观舒适。但随年龄增长，由于咬合磨耗垂直高度降低及面部肌肉松弛等原因，微笑弧有增龄性逐渐变平趋势（见图11-4-9）。

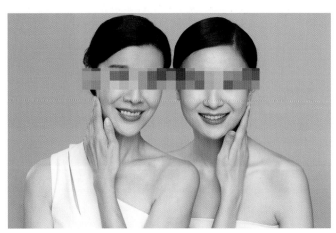

图11-4-9 微笑弧的增龄性变化

（三）牙齿及牙龈垂直向暴露量对微笑美学的影响

微笑时牙龈暴露量是影响微笑美的重要因素，它是指上唇唇珠最下缘与上颌中切牙牙冠龈缘间的垂直距离。虽然有医生觉得露龈微笑会使人看起来更年轻，但常人认为当牙龈暴露量＞2mm时，影响微笑美观。关于美观微笑时上唇覆盖上中切牙的量的大小标准，一般认为理想的微笑是上切牙牙冠显露3/4以上，也有医生认为最迷人微笑上唇对上颌牙齿的覆盖至少要达到4mm左右，这与医生审美、种族差异、年龄大小、面型分类，以及性别等因素有关，不能一概而论（见图11-4-10）。

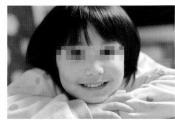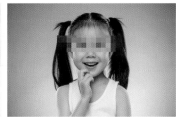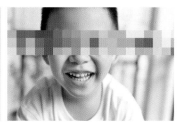

图11-4-10　微笑时不同的牙齿及牙龈暴露量

此外，微笑美学除要保持上前牙切端要和下唇曲线协调一致外，上前牙龈缘的水平连线也要与上前牙切端曲线相协调，若龈缘连线偏斜也会造成面部不美观。

（舒睿　李小兵　贾淑娴　廖珮吟　杨一凡）

附录　儿童早期矫治的问答

一、什么时候开始矫治呢？矫治是越早越好吗？

国际著名正畸专家W. R. Proffit曾写到"错殆畸形不是一种病，而是咬合的发育异常（The malocclusion is not a disease，but defined as a developmental variation of normal occlusions）"。因此，临床应该采用早期矫治的各种手段进行错殆畸形的预防、引导与阻断治疗，避免错殆畸形的发生发展。

早期矫治强调的"早"是指在颅面殆生长发育时，在错殆畸形矫治的最佳时期进行矫治，颅面殆生长发育规律是其生物学基础，不是简单的提前治疗。在最佳的时机、用最有效的方法、花最小的代价以预防、引导和阻断错殆畸形的发生发展是早期矫治的目的。盲目"过早"的矫治增加患者及家庭的经济负担。

（1）下颌后缩的Ⅱ类错殆畸形最佳的矫治时机是儿童青春生长发育高峰（前）期（女性9岁、男性10岁）（见附图1-1）。

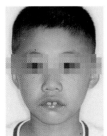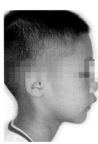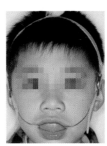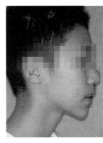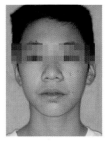

附图1-1　下颌后缩的Ⅱ类错殆畸形，在青春发育高峰（前）期（女性9岁、男性10岁）开始矫治

（2）前牙反殆畸形，一经发现应及时矫治（或管理）（见附图1-2）。

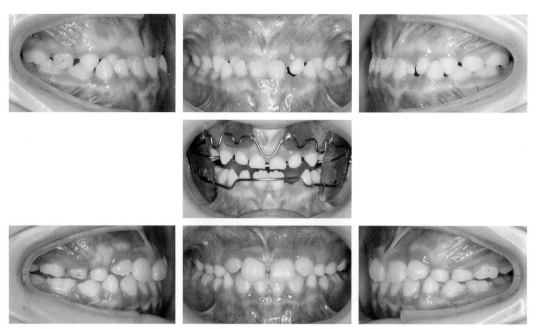

附图1-2　前牙反𬌗畸形应及时矫治（或管理）

（3）咬合创伤，尽早矫治（见附图1-3）。

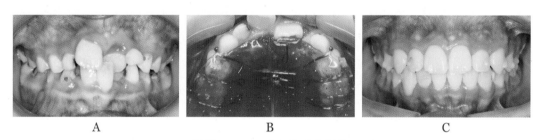

A　　　　　　　　　B　　　　　　　　　C

附图1-3　及时去除咬合创伤

A. 治疗前；B. 佩戴上颌𬌗垫式双曲舌簧活动矫治器；C. 恒牙列初期，正畸综合矫治结束后。

（4）弯根牙在牙根开始发育时矫治，能促进牙根长度的增加并减轻弯根的严重程
度（见附图1-4）。

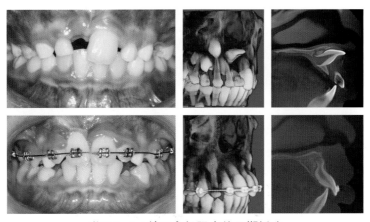

附图1-4　前牙弯根阻生的早期矫治

（李小兵）

二、戴矫治器对孩子身心发育有什么影响？

从社会—心理—生理角度讲，严重的错殆畸形不但影响口腔功能，还会妨碍儿童心理发育、社会交往以及全身健康发育。孩子们通常希望通过正畸治疗带来心理自信、群体接受程度的提升，达到社交及心理的改善。对这部分儿童而言，良好的口腔功能改善可能只是排第二位。外貌是否协调美观的确可以使老师或其所在群体对儿童产生不同的印象，进而影响孩子在学校的进步和竞争力，以及在群体生活中的受欢迎程度。

早期矫治佩戴任何矫治器均需要一个适应过程，特别是早期矫治需要长时间佩戴矫治器。这需要加强医患沟通，使患儿及家长充分认识早期矫治的必要性以及对学习生活的积极作用，并给予积极配合。而多数儿童的不适感会随着佩戴时间的增加而显著减少，直至最终完全接受并习惯矫治器的存在。对于儿童来讲，佩戴矫治器的孩子们之间互相鼓励、交流，甚至于吐槽，甚至可成为另一种形式的社交方式，建立早期矫治群体友谊，有助于他们的身心健康。

总之，通过早期治疗儿童能获得牙齿状况和面型外貌显著改变，有助于口腔卫生维护、口腔功能正常，提升患儿良好的心理感受，这是儿童颅面殆生长发育非常必要的治疗（见附图2-1）。

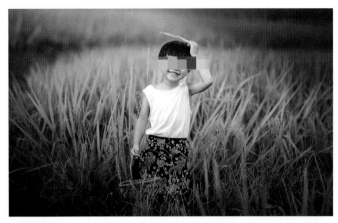

附图2-1　儿童早期矫治极大提升了儿童口腔及身心健康

（李小兵　苏晓霞　任彦洁）

三、小孩早期矫治结束后还需要再矫正吗？能避免长大拔牙或者做手术吗？

从错𬌗畸形病因学上看，遗传因素更多体现在儿童的颅面形态的发育上，比如种族特征性（白种人、黄种人、黑人的面部特征不同，见附图3-1）、家族特征（包括不同地域的面部特征）、性别特征（女性柔和、男性刚毅）、个体发育特征（个体从儿童到成人保持一致的颅面生长发育基本形态），而环境因素更多影响咬合的正常发育。

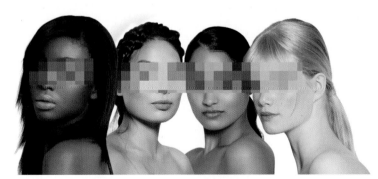

附图3-1　不同人种的颅面形态遗传特征

早期矫治不能改变遗传控制的个体颅面结构，更多的是提供儿童正常生长发育所需的良好的颅面𬌗环境。及时有效的早期矫治是在颅面正常发育的遗传框架内，恢复儿童正常颅面骀发育，建立良好的咬合，形成健康的口腔功能，以及达到颅面形态协调美观。这样的早期矫治可以避免长大后的拔牙或手术治疗（见附图3-2）。

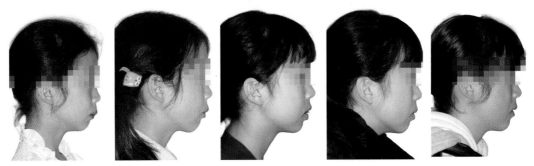

附图3-2　及时有效的早期矫治，能恢复颅面正常生长，避免成人后手术或拔牙掩饰治疗

如果儿童颅面形态有遗传性的不协调、儿童生长发育的恢复未达到正常或者早期矫治没有达到预期的效果，则不能避免Ⅱ期的正畸拔牙掩饰治疗或正颌—正畸联合治疗。低效或无效的儿童早期矫治会增加患者治疗时间及经济成本，扩大化的早期矫治会增加社会负担，这是需要避免的。

儿童生长发育的早期矫治是序列矫治、"四维矫治"，这对儿童早期矫治医生提出了更高的要求（见附图3-3）。

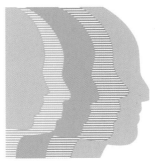

附图3-3　儿童早期矫治涉及颅面骀的生长发育，是序列矫治、"四维矫治"

（李小兵　马玗玟）

四、儿童口腔早期矫治医患沟通需要注意的那些事儿

儿童错骀畸形的早期矫治是全面管理儿童牙颌面生长发育，预防/阻断牙颌面畸形

发生发展、引导牙颌面正常生长发育，以期达到更好的口腔功能，以及稳定、协调美观牙颌面形态结构的临床治疗理论与技术系统。儿童错殆畸形早期矫治需要选择最佳的治疗时机，根据儿童错殆畸形的遗传/环境因素以及错殆畸形机制，在最有效的治疗时间内、首选简单的矫治方法、设计最合适的矫治器，预防和阻断不同阶段的儿童牙颌面异常表现，并在控制矫治费用的同时为患儿带来尽可能好的矫治效果与效益。儿童错殆畸形早期矫治能减轻错殆畸形严重程度、简化错殆畸形复杂程度、减少错殆畸形发病率，并减轻患儿与家长身心负担，具有很大的社会效益和经济效益。

临床开展儿童错殆畸形早期矫治，在与患者沟通的过程中，需要明晰早期矫治的阶段性、局限性、早期矫治与Ⅱ期正畸矫治的延续性；需要强调作为全面管理牙颌面生长发育的儿童错殆畸形治疗的重要性，强调儿童牙颌面生长发育规律的正畸矫治是纳入时间轴的"四维矫治"，临床医患沟通主要包括以下方面：

1. 错殆畸形早期矫治对颅面殆生长发育的维护有积极意义

错殆畸形不仅仅影响牙的问题，更是对颅面殆发育有重要影响。对不良遗传/环境因素的早期阻断，对错殆的发生发展的预防/阻断，能够对颅面发育起到积极作用。同时，对于部分有骨性错殆畸形的患儿来说，合理利用生长发育期，能为治疗带来积极意义，避免由于错过生长发育期患儿骨性畸形需要正颌手术矫治的可能性（见附图4-1）。

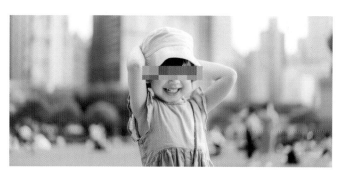

附图4-1　早期矫治能维护儿童颅面殆的正常生长发育

2. 错殆畸形早期矫治效果具有阶段性

由于早期矫治时患儿处于乳牙列期或替牙列期，咬合发育还待完成，早期矫治的目的是解除影响颅面殆功能、健康与发育的问题，临床目标不以综合正畸的牙列排列标准作为治疗结束的效果预期。早期矫治的重点在于解决干扰颅面殆发育和口腔功能的相关问题，初步解除前牙段影响功能和美观的牙排列异常，牙齿排列问题不是重点，因此对于治疗的效果预期要与患儿及家长充分沟通，让患儿及家长达成一致的治疗预期（见附图4-2）。

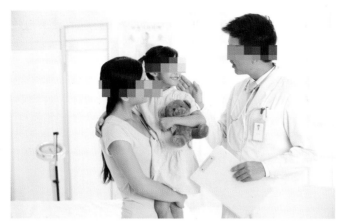

附图4-2　家长与儿童应与早期矫治医生达成一致的阶段性治疗预期

3. 选择错殆畸形早期矫治方式的最优解

儿童错殆畸形的矫治方式多种多样，矫治器种类繁多，早期矫治医生需要根据患儿自身错殆畸形情况、矫治器设计机制、医生对早期矫治理论与技术的掌握，并结合患儿依从性、经济因素等考量，为患儿选择最适宜的矫治方式和矫治器设计。若有多种矫治方式均能达到预期效果，早矫医生应在与患者及家长沟通各种选择方式的优劣情况下，从效果和效益比上，充分考虑患者需求，选择最优解，并做到患者及家长充分的知情同意。

4. 错殆畸形早期矫治的治疗时长及保持要求

除了预期效果，治疗时长也是患儿及家长关注的重点。阶段性早期矫治的目标明确，通常较综合矫治时间短。盲目的早期矫治不仅增加患者及家长经济负担，由于矫治目的不清，也会增加不必要的矫治时间，这是临床治疗必须避免的。此外，由于早期矫治结束后到恒牙列完全萌出还有一段时间，因此可能需要患儿进行适当的保持。在治疗开始前的沟通可以让患者及家长有充分的心理准备。

5. 错殆畸形早期矫治的配合要求

早期矫治重点在于解决干扰颅面殆生长发育、口腔健康和口腔功能的问题，牙列排齐并不是重点，因此较多使用活动和功能矫治类矫治器。此类矫治器可以自由摘戴，需要患儿的积极配合，以确保矫治器的准确就位和佩戴时长，否则会影响疗效。此外，早期矫治关注口腔功能及肌肉问题，也需要患者配合进行相应的口腔功能及肌肉训练。对于治疗的配合需求以及不配合带来的矫治效应不足，早矫医生也应在治疗前与患儿及家长充分沟通（见附图4-3）。

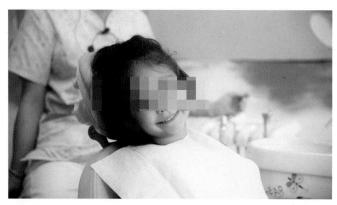

附图4-3　儿童早期矫治需要儿童与家长的充分配合

　　早期矫治是一件需要医患双方充分信任、相互合作、共同努力向目标奋进的事情。前期的沟通越充分细致，将越有利于患儿及家长跨越专业知识的壁垒，理解正确矫治对儿童颅面𬌗生长发育的重要性，形成对早期矫治的正确认识。这不仅能为治疗的成功创造有利条件，也能规避因不正确预期造成的医疗纠纷。

（李小兵　姚红英）

参考文献

1. 何三纲，于海洋. 口腔解剖生理学[M]. 北京：人民卫生出版社，2020.

2. 丁文龙，刘学政. 系统解剖学[M]. 北京：人民卫生出版社，2018.

3. Proffit WR, Fields HW, Larson BE, Sarver DM. Contemporary Orthodontics 6th ed St. Louis: ELsevier, 2018.

4. 陈扬熙. 口腔正畸学，基础、技术与临床（第一版）[M]. 人民卫生出版社，2012.

5. Mayers R., D. Enlow. Growth of the craniofacial skeleton[M]. In: Handbook of Orthodontics, 4th ed. Chicago, Mosby-Year Book, Inc, 1988.

6. Enlow H. D. 颅面生长发育学（第2版）[M]. 林久祥等，译. 北京：北京大学医学出版社，2012-9.

7. 谢秋菲，张磊. 牙体解剖与口腔生理学（第3版）[M]. 北京：北京大学医学出版社，2021.

8. Bhat M., D. Enlow. Facial variations related to headform type[J]. Angle orthod. 1985 55: 269.

9. Enlow DH, Kuroda T, Lewis AB. The morphological and morphogenetic basis for craniofacial form and pattern[J]. Angle Orthod, 1971, 41: 161-188.

10. Scott JH.Growth at facial sutures[J]. Am J Orthod, 1956, 42: 381-387.

11. Pimenidis MZ, Gianelly AA. The effect of early postnatal condylectomy on the growth of the mandible[J]. Am J Orthod, 1972, 62(1): 42-7.

12. Thomas PM, Tucker MR, Prewitt JR, Proffit WR. Early skeletal and dental changes following mandibular advancement and rigid internal fixation[J]. Int J Adult Orthodon Orthognath Surg, 1986, 1(3): 171-8.

13. Van Limborgh J. A new view on the control of the morphogenesis of the skull[J]. Acta Morphol Neerl Scand, 1970, 8: 143-160.

14. Moss ML, Salentijn L. The primary role of functional matrices in facial growth[J]. Am J Orthod, 1969, 55.

15. Petrovic AG, Stutzmann JJ, Oudet CL. Control processes in the postnatal growth of the condylar cartilage of the mandible. //McNamara JA Jr. Determinants of mandibular form and growth[J].

Center for Human Growth and Development. Michigan: Ann Arbor, 1975, 101-153.

16. 罗伯托·费罗. 儿童口腔早期正畸[M]. 吴茜等, 译. 北京: 化学工业出版社, 2020.

17. Lee W. Graber, Robert L. Vanarsdall, Jr., Katherine W. L. Vig, Greg J. Huang. 口腔正畸学, 现代原理与技术（第6版）[M]. 南京: 江苏凤凰科学技术出版社, 2018.

18. 李小兵. 中国儿童早期矫治专家共识及病例解析（第一版）[M]. 成都: 四川大学出版社, 2022.

19. Graber M.T., Rakosi T.,Petrovic G.A.. 口腔正畸功能矫形学（第2版）[M]. 徐芸等, 主译. 北京: 人民卫生出版社, 2004, 第一版.

20. Begg PR Stone age man's dentition: With reference to anatomically correct occlusion, the etiology of malocclusion, and a technique for its treatment Am J Orthod, 1954, 40: 298-312.

21. Andrews LF, Andrews WA. The six elements of oralfacial harmony. Andrews J, 2000, 1:13-22.

22. Lundeen HC, Gibbs CH. Advances in Occlusion. Boston, MA: John Wright's PSG; 1982.

23. Daniel E. Lierer Man The Evolution Of The Human Head 2011 London: The Belknap Press Of Harvard University Press.

24. Jared Diamond Jaws: The Story Of a Hidden Epidemic 2018 California: Stanford University Press.

25. 阿部伸一. 口が元気なら、若い！ ぼけない！ 口腔からウェルエイジング 2013 1st ed. 東京: クインテッセンス出版株式会社.

26. Kim YK, Moon SW, Yun PY, et al. Evaluation of Soft Tissue Changes Around the Lips After Mandibular Setback Surgery With Minimal Orthodontics Using Three-Dimensional Stereophotogrammetry. J Oral Maxillofac Surg. 2016 May; 74(5): 1044-54. doi: 10.1016/j.joms. 2015. 11. 023.

27. Pattern, B.M. Humanembryology, 3rd ed. New York, McGraw-Hill, 1968.

28. 王兴. 第四次全国口腔健康流行病学调查报告（第一版）[M]. 北京: 人民卫生出版社, 2021.

29. 李小兵. 中国儿童错𬌗畸形早期矫治专家共识[J]. 华西口腔医学杂志, 2021, 39（04）: 369-376.

30. W.R. Proffit. the timing of early orthodontic treatments(Pre-adolensce) [J]. Am J of Orthodontics and dentofacial orthopedics, 2006, 129: S47-S49.

31. Proffit WR, Fields HW, Nixon WL. J Occlusal forces in normal- and long-face adults[J]. Dent Res. 1983; 62: 566–571.

32. 陈莉莉, 林久祥, 许天民, 等. 正常（牙合）青少年下牙弓后段间隙增龄性变化的观察[J]. 中华口腔医学杂志, 2007, 42（09）: 515-518.

33. MCnamara JA. Midpalatal suture maturation: classification method for individual assessment[J]. Am J Orthod Dentofacial Orthop, 2013, 144(5): 759-69.

34. Solow B. The dentoalveolar compensatory mechanism: Background and clinical implications[J]. Br J Orthod. 1980; 7: 145-61.

35. MASPERO C, FARRONATO M, BELLINCIONI F, et al. Three-Dimensional Evaluation of

Maxillary Sinus Changes in Growing Subjects: A Retrospective Cross-Sectional Study[J]. Materials, 2020,13(4): 1007.

36. LUIZ ULEMA RIBEIRO G, JACOB H B, BRUNETTO M, et al. A preliminary 3 D comparison of rapid and slow maxillary expansion in children: A randomized clinical trial[J]. International Journal of Paediatric Dentistry, 2020,30(3): 349-359.

37. Mac-Thiong J M, Labelle H, Berthonnaud E, et al. Sagittal spinopelvic balance in normal children and adolescents[J]. European Spine Journal, 2007.

38. Mangione P, Gomez D, Senegas J. Study of the course of the incidence angle during growth[J]. European Spine Journal, 1997, 6(3): 163-167.

39. Mac-Thiong J M , Éric Berthonnaud, Dimar J , et al. Sagittal alignment of the spine and pelvis during growth[J]. Spine, 2004, 29(15): 1642-1647.

40. Roussouly, Pierre, Labelle, et al. Normal sagittal parameters of global spinal balance in children and adolescents: a prospective study of 646 asymptomatic subjects[J]. European spine journal: official publication of the European Spine Society, the European Spinal Deformity Society, and the European Section of the Cervical Spine Research Society, 2016, 25(11): 3650-3657.

41. Machida, Masafumi, Yato, et al. Walking sagittal balance correction by pedicle subtraction osteotomy in adults with fixed sagittal imbalance[J]. European spine journal: official publication of the European Spine Society, the European Spinal Deformity Society, and the European Section of the Cervical Spine Research Society, 2016, 25(8): 2488-2496.

42. Solow B. The dentoalveolar compensatory mechanism: background and clinical implications[J]. Br J Orthod, 1980, 7: 145-61.

43. Bishara SE. Arch width changes from 6 weeks to 45 years of age[J]. Am J Orthod Dentofac Orthop 1997 111: 401-409.

44. LANTERI V, CAVAGNETTO D, ABATE A, et al. Buccal Bone Changes Around First Permanent Molars and Second Primary Molars after Maxillary Expansion with a Low Compliance Ni–Ti Leaf Spring Expander[J]. International Journal of Environmental Research and Public Health, 2020, 17(23): 9104.

45. CAPRIOGLIO A, CASTIGLIONI F, SAMBATARO S, et al. Changes in canine inclination after rapid and slow maxillary expansion compared to untreated controls[J]. Orthod Craniofac Res, 2020, 23(3): 351-356.

46. J M, PETER E, GEORGE S A. How effective is maxillary expansion as an interceptive treatment in individuals with palatally displaced canines? A systematic review and meta-analysis[J]. World Fed Orthod, 2022.

47. Patrick Fellus. The role of Biochemistry and neurophysiology in the reeducation of deglutition[J]. Med Clin Arch. 2017, Vol1(1): 1-3.

48. 李小兵. 牙弓/牙槽骨弓的塑形矫治[J]. 华西口腔医学杂志, 2016年34（6）：556-463.

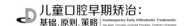
49. Ugolini A, Doldo T, Ghislanzoni LT, Mapelli A, Giorgetti R, Sforza C. Rapid palatal expansion effects on mandibular transverse dimensions in unilateral posterior crossbite patients: a three-dimensional digital imaging study[J]. Prog Orthod. 2016; 17: 1.

50. 近藤悦子. 基于呼吸及口周肌功能的正畸临床治疗[M]. 北京：人民军医出版社，2009.

51. 人民军医出版社 第一版，2009-08.

52. Devi P. et al. Oral splint for temporomandibular joint disorders with revolutionary fluid system[J]. Dental Research Journal 201305 10(3): 307-313.

53. American Academy of Pediatric Dentistry. Acquired temporomandibular disorders in infants, children, and adolescents. The Reference Manual of Pediatric Dentistry[J]. Chicago, Ill.: American Academy of Pediatric Dentistry, 2021: 426-34.

54. 町田幸雄著. 混合牙列期咬合诱导（第二版）[M]. 白玉娣，译. 西安：陕西科学技术出版社，2018.

55. Joy TE, Tanuja S, Pillai RR, et al. Assessment of craniocervical posture in TMJ disorders using lateral radiographic view: A crosssectional study[J]. Cranio, 2019: 1-7.

56. Finet G, Williame C. Treating visceral dysfunction[M]. Portland: Stillness Press, 2000.

57. Moss ML. The functional matrix hypothesis revisited. 3. The genomic thesis[J]. Am J Orthod Dentofacial Orthop, 1997, 112: 338-42.

58. Sforza C, Tartaglia GM, Solimene U, Morgun V, Kaspranskiy RR, Ferrario VF. Occlusion, sternocleidomastoid muscle activity, and body sway: a pilot study in male astronauts[J]. Cranio 2006; 24(1): 43-9.

59. Shedden Mora M, Weber D, Borkowski S, Rief W. Nocturnal masseter muscle activity is related to symptoms and somatization in temporomandibular disorders[J]. J Psychosom Res. 2012, 73: 307-12.

60. FRANCO A A, YAMASHITA H K, LEDERMAN H M, et al. Frankel appliance therapy and the temporomandibular disc: a prospective magnetic resonance imaging study[J]. Am J Orthod Dentofacial Orthop, 2002, 121(5): 447-457.

61. AIDAR L A, DOMINGUEZ G C, YAMASHITA H K, et al. Changes in temporomandibular joint disc position and form following Herbst and fixed orthodontic treatment[J]. Angle Orthod, 2010, 80(5): 843-852.

62. MANDALL N, DIBIASE A, LITTLEWOOD S, et al. Is early Class Ⅲ protraction facemask treatment effective? A multicentre, randomized, controlled trial: 15-month follow-up[J]. J Orthod, 2010, 37(3): 149-161.

63. Andrews LF, Andrews WA. The six elements of orofacial harmony[J]. Andrews J, 2000, 1:13-22.

64. A. Abate, D. Cavagnetto, A. Fama, C. Maspero, G. Farronato, Relationship between Breastfeeding and Malocclusion: A Systematic Review of the Literature[J]. Nutrients, 12 (2020).

65. C. Abrahamsson, T. Henrikson, L. Bondemark, E. Ekberg, Masticatory function in patients with

dentofacial deformities before and after orthognathic treatment-a prospective, longitudinal, and controlled study[J]. European journal of orthodontics, 37 (2015) 67-72.

66. C. Abrahamsson, T. Henrikson, M. Nilner, B. Sunzel, L. Bondemark, E.C. Ekberg, TMD before and after correction of dentofacial deformities by orthodontic and orthognathic treatment[J]. International journal of oral and maxillofacial surgery, 42 (2013) 752-758.

67. L.G. Abreu, S.M. Paiva, I.A. Pordeus, C.C. Martins, Breastfeeding, bottle feeding and risk of malocclusion in mixed and permanent dentitions: a systematic review[J]. Brazilian oral research, 30 (2016).

68. S.S. Agarwal, K. Nehra, M. Sharma, B. Jayan, A. Poonia, H. Bhattal, Association between breastfeeding duration, non-nutritive sucking habits and dental arch dimensions in deciduous dentition: a cross-sectional study[J]. Progress in orthodontics, 15 (2014) 59.

69. N.N. Almasoud, Extraction of primary canines for interceptive orthodontic treatment of palatally displaced permanent canines: A systematic review[J]. The Angle orthodontist, 87 (2017) 878-885.

70. E.A. Al-Moraissi, D. Perez, E. Ellis, 3rd, Do patients with malocclusion have a higher prevalence of temporomandibular disorders than controls both before and after orthognathic surgery? A systematic review and meta-analysis[J]. Journal of cranio-maxillo-facial surgery: official publication of the European Association for Cranio-Maxillo-Facial Surgery, 45 (2017) 1716-1723.

71. S.A. Al-Mozany, O. Dalci, M. Almuzian, C. Gonzalez, N.E. Tarraf, M. Ali Darendeliler, A novel method for treatment of Class Ⅲ malocclusion in growing patients[J]. Progress in orthodontics, 18 (2017) 40.

72. A.A. Alsulaiman, E. Kaye, J. Jones, H. Cabral, C. Leone, L. Will, R. Garcia, Incisor malalignment and the risk of periodontal disease progression[J]. American journal of orthodontics and dentofacial orthopedics: official publication of the American Association of Orthodontists, its constituent societies, and the American Board of Orthodontics, 153 (2018) 512-522.

73. A. Alyahya, A. Bin Ahmed, Y. Nusair, R. Ababtain, A. Alhussain, A. Alshafei, Mandibular condylar fracture: a systematic review of systematic reviews and a proposed algorithm for management[J]. The British journal of oral & maxillofacial surgery, 58 (2020) 625-631.

74. C. Araújo, C.C. de Menezes, M. Santamaria-Jr, M.C. Meneghim, S.A.S. Vedovello, Should midline diastema in mixed dentition be an aesthetic concern?[J]. Orthodontics & craniofacial research, 26 (2023) 331-337.

75. G.P. Arraj, G. Rossi-Fedele, E.J. Doğramacı, The association of overjet size and traumatic dental injuries-A systematic review and meta-analysis[J]. Dental traumatology: official publication of International Association for Dental Traumatology, 35 (2019) 217-232.

76. T. Baccetti, L. Franchi, C.G. Cameron, J.A. McNamara, Jr., Treatment timing for rapid maxillary expansion[J]. The Angle orthodontist, 71 (2001) 343-350.

77. T. Baccetti, L. Franchi, J.A. McNamara, Jr., An improved version of the cervical vertebral

maturation (CVM) method for the assessment of mandibular growth[J]. The Angle orthodontist, 72 (2002) 316-323.

78. T. Baccetti, V. Giuntini, A. Vangelisti, M.A. Darendeliler, L. Franchi, Diagnostic performance of increased overjet in Class Ⅱ division 1 malocclusion and incisor trauma[J]. Progress in orthodontics, 11 (2010) 145-150.

79. T. Baccetti, M. Mucedero, M. Leonardi, P. Cozza, Interceptive treatment of palatal impaction of maxillary canines with rapid maxillary expansion: a randomized clinical trial[J]. American journal of orthodontics and dentofacial orthopedics: official publication of the American Association of Orthodontists, its constituent societies, and the American Board of Orthodontics, 136 (2009) 657-661.

80. R.L. Ball, R.M. Miner, L.A. Will, K. Arai, Comparison of dental and apical base arch forms in Class Ⅱ Division 1 and Class I malocclusions[J]. American journal of orthodontics and dentofacial orthopedics: official publication of the American Association of Orthodontists, its constituent societies, and the American Board of Orthodontics, 138 (2010) 41-50.

81. M.M. Bedoya, J.H. Park, A review of the diagnosis and management of impacted maxillary canines[J]. Journal of the American Dental Association (1939), 140 (2009) 1485-1493.

82. P.E. Benson, A. Atwal, F. Bazargani, N. Parkin, B. Thind, Interventions for promoting the eruption of palatally displaced permanent canine teeth, without the need for surgical exposure, in children aged 9 to 14 years[J]. Cochrane Database Syst Rev, 12 (2021) Cd012851.

83. O. Bernhardt, K.F. Krey, A. Daboul, H. Völzke, S. Kindler, T. Kocher, C. Schwahn, New insights in the link between malocclusion and periodontal disease[J]. Journal of clinical periodontology, 46 (2019) 144-159.

84. M. Biondi, A. Picardi, Temporomandibular joint pain-dysfunction syndrome and bruxism: etiopathogenesis and treatment from a psychosomatic integrative viewpoint[J]. Psychotherapy and psychosomatics, 59 (1993) 84-98.

85. S.E. Bishara, J.J. Warren, B. Broffitt, S.M. Levy, Changes in the prevalence of nonnutritive sucking patterns in the first 8 years of life[J]. American journal of orthodontics and dentofacial orthopedics: official publication of the American Association of Orthodontists, its constituent societies, and the American Board of Orthodontics, 130 (2006) 31-36.

86. A. Björk, The use of metallic implants in the study of facial growth in children: method and application[J]. American journal of physical anthropology, 29 (1968) 243-254.

87. L. Bondemark, J. Tsiopa, Prevalence of ectopic eruption, impaction, retention and agenesis of the permanent second molar[J]. The Angle orthodontist, 77 (2007) 773-778.

88. F.R. Borrie, D.R. Bearn, N.P. Innes, Z. Iheozor-Ejiofor, Interventions for the cessation of non-nutritive sucking habits in children[J]. Cochrane Database Syst Rev, 2015 (2015) Cd008694.

89. S. Braun, W.P. Hnat, D.E. Fender, H.L. Legan, The form of the human dental arch[J]. The Angle

orthodontist, 68 (1998) 29-36.

90. A. Bukhari, D. Kennedy, A. Hannam, J. Aleksejūnienė, E. Yen, Dimensional changes in the palate associated with slow maxillary expansion for early treatment of posterior crossbite[J]. The Angle orthodontist, 88 (2018) 390-396.

91. D.P.A. Carneiro, G.C. Venezian, H.C. Valdrighi, M. de Castro Meneghim, S.A.S. Vedovello, Esthetic impact of maxillary midline diastema and mandibular crowding in children in the mixed dentition[J]. American journal of orthodontics and dentofacial orthopedics: official publication of the American Association of Orthodontists, its constituent societies, and the American Board of Orthodontics, 161 (2022) 390-395.

92. R. Celić, V. Jerolimov, J. Panduríć, A study of the influence of occlusal factors and parafunctional habits on the prevalence of signs and symptoms of TMD[J]. The International journal of prosthodontics, 15 (2002) 43-48.

93. G.O. Cericato, M.A. Bittencourt, L.R. Paranhos, Validity of the assessment method of skeletal maturation by cervical vertebrae: a systematic review and meta-analysis[J]. Dento maxillo facial radiology, 44 (2015) 20140270.

94. S.R. Chandra, K.S. Zemplenyi, Issues in Pediatric Craniofacial Trauma[J]. Facial plastic surgery clinics of North America, 25 (2017) 581-591.

95. P.R.B. Chaves, A.M. Karam, A.W. Machado, Does the presence of maxillary midline diastema influence the perception of dentofacial esthetics in video analysis?[J]. The Angle orthodontist, 91 (2021) 54-60.

96. L.R. Chen, C.L. Lai, I.T. Chang, C.L. Hsu, J.F. Liu, C.T. Kao, Evaluation of skeletal and dentoalveolar changes in class Ⅱ division I pediatric patients receiving myofunctional appliance therapy: A preliminary study[J]. Journal of the Formosan Medical Association=Taiwan yi zhi, 121 (2022) 2028-2034.

97. R.T. Christensen, H.W. Fields, J.R. Christensen, F.M. Beck, P.S. Casamassimo, D.J. McTigue, The Effects of Primary Canine Loss on Permanent Lower Dental Midline Stability[J]. Pediatric dentistry, 40 (2018) 279-284.

98. V. Ciftci, H.N. Uguz, M. Ozcan, Laser-assisted management of ectopic eruption of permanent incisors[J]. Nigcrian journal of clinical practice, 22 (2019) 276-280.

99. P. Cozza, T. Baccetti, L. Franchi, L. De Toffol, J.A. McNamara, Jr., Mandibular changes produced by functional appliances in Class Ⅱ malocclusion: a systematic review[J]. American journal of orthodontics and dentofacial orthopedics: official publication of the American Association of Orthodontists, its constituent societies, and the American Board of Orthodontics, 129 (2006) 599. e591-512; discussion e591-596.

100. L.B. Crawford, Impacted maxillary central incisor in mixed dentition treatment[J]. American journal of orthodontics and dentofacial orthopedics: official publication of the American Association

of Orthodontists, its constituent societies, and the American Board of Orthodontics, 112 (1997) 1-7.

101. R.M. da Silva, F.B. Mathias, C.T. da Costa, V.P.P. da Costa, M.L. Goettems, Association between malocclusion and the severity of dental trauma in primary teeth[J]. Dental traumatology: official publication of International Association for Dental Traumatology, 37 (2021) 275-281.

102. R. Daley, M. Hill, L.S. Chitty, Non-invasive prenatal diagnosis: progress and potential[J]. Archives of disease in childhood. Fetal and neonatal edition, 99 (2014) F426-430.

103. M. D'Attilio, A. Scarano, A. Quaranta, F. Festa, S. Caputi, A. Piattelli, Modification of condyle anatomy following a monolateral bite rise: a histological study in rat[J]. International journal of immunopathology and pharmacology, 20 (2007) 43-47.

104. A. Dehesa-Santos, P. Iber-Diaz, A. Iglesias-Linares, Genetic factors contributing to skeletal class III malocclusion: a systematic review and meta-analysis[J]. Clinical oral investigations, 25 (2021) 1587-1612.

105. S. Di Vecchio, P. Manzini, E. Candida, M. Gargari, Froggy mouth: a new myofunctional approach to atypical swallowing[J]. European journal of paediatric dentistry, 20 (2019) 33-37.

106. A.T. DiBiase, M.T. Cobourne, R.T. Lee, The use of functional appliances in contemporary orthodontic practice[J]. British dental journal, 218 (2015) 123-128.

107. E.J. Doğramacı, G. Rossi-Fedele, Establishing the association between nonnutritive sucking behavior and malocclusions: A systematic review and meta-analysis[J]. Journal of the American Dental Association (1939), 147 (2016) 926-934.e926.

108. C.C.O. Dos Santos, R.T. da Rosa Moreira Bastos, S.A. Bellini-Pereira, D. Garib, D. Normando, Spontaneous changes in mandibular incisor crowding from mixed to permanent dentition: a systematic review[J]. Progress in orthodontics, 24 (2023) 15.

109. U.H. Doshi, W.A. Bhad-Patil, Speech defect and orthodontics: a contemporary review[J]. Orthodontics: the art and practice of dentofacial enhancement, 12 (2011) 340-353.

110. R. Dua, S. Sharma, Prevalence, causes, and correlates of traumatic dental injuries among seven-to-twelve-year-old school children in Dera Bassi[J]. Contemporary clinical dentistry, 3 (2012) 38-41.

111. I. Ekprachayakoon, J.J. Miyamoto, M.S. Inoue-Arai, E.I. Honda, J.I. Takada, T. Kurabayashi, K. Moriyama, New application of dynamic magnetic resonance imaging for the assessment of deglutitive tongue movement[J]. Progress in orthodontics, 19 (2018) 45.

112. S. Ericson, J. Kurol, Early treatment of palatally erupting maxillary canines by extraction of the primary canines[J]. European journal of orthodontics, 10 (1988) 283-295.

113. M.T. Flores, J.E. Onetto, How does orofacial trauma in children affect the developing dentition? Long-term treatment and associated complications[J]. Dental traumatology: official publication of International Association for Dental Traumatology, 35 (2019) 312-323.

114. M. Fu, D. Zhang, B. Wang, Y. Deng, F. Wang, X. Ye, The prevalence of malocclusion in China--an investigation of 25,392 children[J]. Zhonghua kou qiang yi xue za zhi=Zhonghua kouqiang yixue

zazhi=Chinese journal of stomatology, 37 (2002) 371-373.

115. G. Gallerano, G. Ruoppolo, A. Silvestri, Myofunctional and speech rehabilitation after orthodontic-surgical treatment of dento-maxillofacial dysgnathia[J]. Progress in orthodontics, 13 (2012) 57-68.

116. T. Gaunt, Prenatal imaging advances: physiology and function to motion correction and AI-introductory editorial[J]. The British journal of radiology, 96 (2023) 0.

117. E. Gershater, C. Li, P. Ha, C.H. Chung, N. Tanna, M. Zou, Z. Zheng, Genes and Pathways Associated with Skeletal Sagittal Malocclusions: A Systematic Review[J]. International journal of molecular sciences, 22 (2021).

118. L. Giannini, G. Galbiati, P. Cressoni, L. Esposito, Bad oral habits: a review of the literature[J]. Journal of biological regulators and homeostatic agents, 35 (2021) 403-406.

119. S.M. Gokce, H.S. Gokce, S. Gorgulu, S. Karacay, E. Akca, H. Olmez, Relationship between Class III malocclusion and hyoid bone displacement during swallowing: a cine-magnetic resonance imaging study[J]. Korean journal of orthodontics, 42 (2012) 190-200.

120. V. Grassia, F. d'Apuzzo, A. Jamilian, F. Femiano, L. Favero, L. Perillo, Comparison between rapid and mixed maxillary expansion through an assessment of arch changes on dental casts[J]. Progress in orthodontics, 16 (2015) 20.

121. C. Grippaudo, E.G. Paolantonio, F. Pantanali, G. Antonini, R. Deli, Early orthodontic treatment: a new index to assess the risk of malocclusion in primary dentition[J]. European journal of paediatric dentistry, 15 (2014) 401-406.

122. M.M. Grippaudo, V. Quinzi, A. Manai, E.G. Paolantonio, F. Valente, G. La Torre, G. Marzo, Orthodontic treatment need and timing: Assessment of evolutive malocclusion conditions and associated risk factors[J]. European journal of paediatric dentistry, 21 (2020) 203-208.

123. S.D. Grosse, W.H. Rogowski, L.F. Ross, M.C. Cornel, W.J. Dondorp, M.J. Khoury, Population screening for genetic disorders in the 21st century: evidence, economics, and ethics[J]. Public health genomics, 13 (2010) 106-115.

124. B. Häggman-Henrikson, P.O. Eriksson, Head movements during chewing: relation to size and texture of bolus[J]. Journal of dental research, 83 (2004) 864-868.

125. C. Hansen, A. Markström, L. Sonnesen, Specific dento-craniofacial characteristics in non-syndromic children can predispose to sleep-disordered breathing[J]. Acta paediatrica (Oslo, Norway: 1992), 111 (2022) 473-477.

126. T. Henrikson, E.C. Ekberg, M. Nilner, Masticatory efficiency and ability in relation to occlusion and mandibular dysfunction in girls[J]. The International journal of prosthodontics, 11 (1998) 125-132.

127. A.P. Hermont, C.C. Martins, L.G. Zina, S.M. Auad, S.M. Paiva, I.A. Pordeus, Breastfeeding, bottle feeding practices and malocclusion in the primary dentition: a systematic review of cohort studies[J]. International journal of environmental research and public health, 12 (2015) 3133-3151.

128. M. Hirose, E. Tanaka, M. Tanaka, R. Fujita, Y. Kuroda, E. Yamano, T.M. van Eijden, K. Tanne, Three-dimensional finite-element model of the human temporomandibular joint disc during prolonged clenching[J]. European journal of oral sciences, 114 (2006) 441-448.

129. G. Holan, H.L. Needleman, Premature loss of primary anterior teeth due to trauma--potential short- and long-term sequelae[J]. Dental traumatology: official publication of International Association for Dental Traumatology, 30 (2014) 100-106.

130. W. Hu, Y. Zhou, M. Fu, [Effect of skeletal Class Ⅲ malocclusion on speech articulation][J]. Zhonghua kou qiang yi xue za zhi=Zhonghua kouqiang yixue zazhi=Chinese journal of stomatology, 32 (1997) 344-346.

131. F. Hua, T. Zhao, T. Walsh, Q. Sun, X. Chen, H. Worthington, F. Jiang, H. He, Effects of adenotonsillectomy on the growth of children with obstructive sleep apnoea-hypopnea syndrome (OSAHS): protocol for a systematic review[J]. BMJ open, 9 (2019) e030866.

132. E.F. Hutchinson, J.A. Kieser, B. Kramer, Morphometric growth relationships of the immature human mandible and tongue[J]. European journal of oral sciences, 122 (2014) 181-189.

133. A.D. Inchingolo, M. Di Cosola, A.M. Inchingolo, A. Greco Lucchina, G. Malcangi, F. Pettini, A. Scarano, I.R. Bordea, D. Hazballa, F. Lorusso, F. Inchingolo, G. Dipalma, Correlation between occlusal trauma and oral microbiota: a microbiological investigation[J]. Journal of biological regulators and homeostatic agents, 35 (2021) 295-302.

134. M. Jiang, Z. Shang, T. Zhang, X. Yin, X. Liang, H. Sun, Study on the role of pyroptosis in bone resorption induced by occlusal trauma with or without periodontitis[J]. Journal of periodontal research, 57 (2022) 448-460.

135. K. Keski-Nisula, R. Hernesniemi, M. Heiskanen, L. Keski-Nisula, J. Varrela, Orthodontic intervention in the early mixed dentition: a prospective, controlled study on the effects of the eruption guidance appliance[J]. American journal of orthodontics and dentofacial orthopedics: official publication of the American Association of Orthodontists, its constituent societies, and the American Board of Orthodontics, 133 (2008) 254-260; quiz 328.e252.

136. N. Khayat, E. Winocur, R. Kedem, O. Winocur Arias, A. Zaghal, N. Shpack, The Prevalence of Temporomandibular Disorders and Dental Attrition Levels in Patients with Posterior Crossbite and/or Deep Bite: A Preliminary Prospective Study[J]. Pain research & management, 2021 (2021) 8827895.

137. J.A. Kieser, M.G. Farland, H. Jack, M. Farella, Y. Wang, O. Rohrle, The role of oral soft tissues in swallowing function: what can tongue pressure tell us?[J]. Australian dental journal, 59 Suppl 1 (2014) 155-161.

138. V. Koka, A. De Vito, G. Roisman, M. Petitjean, G.R. Filograna Pignatelli, D. Padovani, W. Randerath, Orofacial Myofunctional Therapy in Obstructive Sleep Apnea Syndrome: A Pathophysiological Perspective[J]. Medicina (Kaunas, Lithuania), 57 (2021).

139. D. Koletsi, M. Makou, N. Pandis, Effect of orthodontic management and orofacial muscle training protocols on the correction of myofunctional and myoskeletal problems in developing dentition. A systematic review and meta-analysis[J]. Orthodontics & craniofacial research, 21 (2018) 202-215.

140. E.C. Küchler, C.L.B. Reis, J. Carelli, R. Scariot, P. Nelson-Filho, R.D. Coletta, A.O. Paza, M.A.N. Matsumoto, P. Proff, C. Kirschneck, Potential interactions among single nucleotide polymorphisms in bone- and cartilage-related genes in skeletal malocclusions[J]. Orthodontics & craniofacial research, 24 (2021) 277-287.

141. A. Kupietzky, E. Tal, The transpalatal arch: an alternative to the Nance appliance for space maintenance[J]. Pediatric dentistry, 29 (2007) 235-238.

142. M. Leonardi, P. Armi, L. Franchi, T. Baccetti, Two interceptive approaches to palatally displaced canines: a prospective longitudinal study[J]. The Angle orthodontist, 74 (2004) 581-586.

143. B. Levy, R. Wapner, Prenatal diagnosis by chromosomal microarray analysis[J]. Fertility and sterility, 109 (2018) 201-212.

144. M. Limme, [The need of efficient chewing function in young children as prevention of dental malposition and malocclusion][J]. Archives de pediatrie: organe officiel de la Societe francaise de pediatrie, 17 Suppl 5 (2010) S213-219.

145. M. Lin, C. Xie, H. Yang, C. Wu, A. Ren, Prevalence of malocclusion in Chinese schoolchildren from 1991 to 2018: A systematic review and meta-analysis[J]. International journal of paediatric dentistry, 30 (2020) 144-155.

146. Y. Lin, R. Guo, L. Hou, Z. Fu, W. Li, Stability of maxillary protraction therapy in children with Class Ⅲ malocclusion: a systematic review and meta-analysis[J]. Clinical oral investigations, 22 (2018) 2639-2652.

147. W. Liu, S. Zhou, E. Yen, B. Zou, Comparison of changes in the nasal cavity, pharyngeal airway, and maxillary sinus volumes after expansion and maxillary protraction with two protocols: Rapid palatal expansion versus alternate rapid maxillary expansion and constriction[J]. Korean journal of orthodontics, 53 (2023) 175-184.

148. X. Liu, J. Xu, S. Li, X. Wang, J. Liu, X. Li, The prevalence of gingivitis and related risk factors in schoolchildren aged 6-12 years old[J]. BMC oral health, 22 (2022) 623.

149. X. Liu, C. Zhang, Q. Liu, K. Zhou, N. Yin, H. Zhang, M. Shi, X. Liu, M. Wang, Dental malocclusion stimulates neuromuscular circuits associated with temporomandibular disorders[J]. European journal of oral sciences, 126 (2018) 466-475.

150. Y. Liu, R. Hou, H. Jin, X. Zhang, Z. Wu, Z. Li, J. Guo, Relative effectiveness of facemask therapy with alternate maxillary expansion and constriction in the early treatment of Class Ⅲ malocclusion[J]. American journal of orthodontics and dentofacial orthopedics: official publication of the American Association of Orthodontists, its constituent societies, and the American Board of Orthodontics, 159 (2021) 321-332.

151. A. Majorana, E. Bardellini, F. Amadori, G. Conti, A. Polimeni, Timetable for oral prevention in childhood--developing dentition and oral habits: a current opinion[J]. Progress in orthodontics, 16 (2015) 39.

152. C. Maspero, C. Prevedello, L. Giannini, G. Galbiati, G. Farronato, Atypical swallowing: a review[J]. Minerva stomatologica, 63 (2014) 217-227.

153. H. Matsumoto, K. Tomoto, G. Kawase, K. Iitani, K. Toma, T. Arakawa, K. Mitsubayashi, K. Moriyama, Real-Time Continuous Monitoring of Oral Soft Tissue Pressure with a Wireless Mouthguard Device for Assessing Tongue Thrusting Habits[J]. Sensors (Basel, Switzerland), 23 (2023).

154. J.A. McNamara, Jr., L. Franchi, The cervical vertebral maturation method: A user's guide[J]. The Angle orthodontist, 88 (2018) 133-143.

155. S. Melink, M.V. Vagner, I. Hocevar-Boltezar, M. Ovsenik, Posterior crossbite in the deciduous dentition period, its relation with sucking habits, irregular orofacial functions, and otolaryngological findings[J]. American journal of orthodontics and dentofacial orthopedics: official publication of the American Association of Orthodontists, its constituent societies, and the American Board of Orthodontics, 138 (2010) 32-40.

156. R.S. Milani, D.D. De Perière, L. Lapeyre, L. Pourreyron, Relationship between dental occlusion and posture[J]. Cranio: the journal of craniomandibular practice, 18 (2000) 127-134.

157. H. Mohammed, E. Čirgić, M.Z. Rizk, V. Vandevska-Radunovic, Effectiveness of prefabricated myofunctional appliances in the treatment of Class Ⅱ division 1 malocclusion: a systematic review[J]. European journal of orthodontics, 42 (2020) 125-134.

158. N.Z. Mostafa, A.P.G. McCullagh, D.B. Kennedy, Management of a Class I malocclusion with traumatically avulsed maxillary central and lateral incisors[J]. The Angle orthodontist, 89 (2019) 661-671.

159. D. Musich, M.J. Busch, Early orthodontic treatment: current clinical perspectives[J]. The Alpha omegan, 100 (2007) 17-24.

160. P. Nadelman, N. Bedran, M.B. Magno, D. Masterson, A.C.R. de Castro, L.C. Maia, Premature loss of primary anterior teeth and its consequences to primary dental arch and speech pattern: A systematic review and meta-analysis[J]. International journal of paediatric dentistry, 30 (2020) 687-712.

161. J. Naoumova, J. Kurol, H. Kjellberg, A systematic review of the interceptive treatment of palatally displaced maxillary canines[J]. European journal of orthodontics, 33 (2011) 143-149.

162. I. Narbutytė, A. Narbutytė, L. Linkevičienė, Relationship between breastfeeding, bottle-feeding and development of malocclusion[J]. Stomatologija, 15 (2013) 67-72.

163. P. Ngan, R.G. Alkire, H. Fields, Jr., Management of space problems in the primary and mixed dentitions[J]. Journal of the American Dental Association (1939), 130 (1999) 1330-1339.

164. Y. Nimkarn, P.G. Miles, M.T. O'Reilly, R.J. Weyant, The validity of maxillary expansion indices[J]. The Angle orthodontist, 65 (1995) 321-326.

165. G. Nishimura, A. Handa, O. Miyazaki, Y. Tsujioka, J. Murotsuki, H. Sawai, T. Yamada, Y. Kozuma, Y. Takahashi, K. Ozawa, R. Pooh, M. Sase, Prenatal diagnosis of bone dysplasias[J]. The British journal of radiology, 96 (2023) 20221025.

166. S. Nuvvula, S. Ega, S.K. Mallineni, B. Almulhim, A. Alassaf, S.A. Alghamdi, Y. Chen, S. Aldhuwayhi, Etiological Factors of the Midline Diastema in Children: A Systematic Review[J]. International journal of general medicine, 14 (2021) 2397-2405.

167. L. Paglia, Interceptive orthodontics: awareness and prevention is the first cure[J]. European journal of paediatric dentistry, 24 (2023) 5.

168. Z. Pan, H. Xu, B. Chen, Y. Tian, L. Zhang, S. Zhang, D. Liu, H. Liu, R. Li, X. Hu, J. Guan, W. Tang, W. Lu, Treacher Collins syndrome: Clinical report and retrospective analysis of Chinese patients[J]. Molecular genetics & genomic medicine, 9 (2021) e1573.

169. E.G. Paolantonio, N. Ludovici, S. Saccomanno, G. La Torre, C. Grippaudo, Association between oral habits, mouth breathing and malocclusion in Italian preschoolers[J]. European journal of paediatric dentistry, 20 (2019) 204-208.

170. I. Partal, M. Aksu, Changes in lips, cheeks and tongue pressures after upper incisor protrusion in Class II division 2 malocclusion: a prospective study[J]. Progress in orthodontics, 18 (2017) 29.

171. E.F. Primo-Miranda, M.L. Ramos-Jorge, M.A. Homem, D.S. de Souza, A.D. Stetler, J. Ramos-Jorge, L.S. Marques, Association between occlusal characteristics and the occurrence of dental trauma in preschool children: a case-control study[J]. Dental traumatology: official publication of International Association for Dental Traumatology, 35 (2019) 95-100.

172. V. Quinzi, A. Nota, E. Caggiati, S. Saccomanno, G. Marzo, S. Tecco, Short-Term Effects of a Myofunctional Appliance on Atypical Swallowing and Lip Strength: A Prospective Study[J]. Journal of clinical medicine, 9 (2020).

173. I.T.M. Ramos, M. Nabarrette, M. Vedovello-Filho, C.C. de Menezes, C.M.M. de, S.A.S. Vedovello, Correlation between malocclusion and history of bullying in vulnerable adolescents[J]. The Angle orthodontist, 92 (2022) 677-682.

174. L.H.G. Rodríguez-Olivos, P.R. Chacón-Uscamaita, A.G. Quinto-Argote, G. Pumahualcca, L.F. Pérez-Vargas, Deleterious oral habits related to vertical, transverse and sagittal dental malocclusion in pediatric patients[J]. BMC oral health, 22 (2022) 88.

175. V. Ronay, R.M. Miner, L.A. Will, K. Arai, Mandibular arch form: the relationship between dental and basal anatomy[J]. American journal of orthodontics and dentofacial orthopedics: official publication of the American Association of Orthodontists, its constituent societies, and the American Board of Orthodontics, 134 (2008) 430-438.

176. O. Sabuncuoglu, Understanding the relationships between breastfeeding, malocclusion, ADHD,

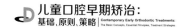
sleep-disordered breathing and traumatic dental injuries[J]. Medical hypotheses, 80 (2013) 315-320.

177. Z. Sari, T. Uysal, S. Usumez, F.A. Basciftci, Rapid maxillary expansion. Is it better in the mixed or in the permanent dentition?[J]. The Angle orthodontist, 73 (2003) 654-661.

178. Y. Sasaki, M. Otsugu, H. Sasaki, N. Fujikawa, R. Okawa, T. Kato, K. Nakano, Relationship between Dental Occlusion and Maximum Tongue Pressure in Preschool Children Aged 4-6 Years[J]. Children (Basel, Switzerland), 9 (2022).

179. K.M. Schmid, R. Kugler, P. Nalabothu, C. Bosch, C. Verna, The effect of pacifier sucking on orofacial structures: a systematic literature review[J]. Progress in orthodontics, 19 (2018) 8.

180. L.M. Sigler, T. Baccetti, J.A. McNamara, Jr., Effect of rapid maxillary expansion and transpalatal arch treatment associated with deciduous canine extraction on the eruption of palatally displaced canines: A 2-center prospective study[J]. American journal of orthodontics and dentofacial orthopedics: official publication of the American Association of Orthodontists, its constituent societies, and the American Board of Orthodontics, 139 (2011) e235-244.

181. C. Simsuchin, Y. Chen, S.K. Mallineni, Clinical Effectiveness of Vestibular Shields in Orthodontic Treatment: A Scoping Review[J]. Children (Basel, Switzerland), 10 (2022).

182. O. Sollenius, A. Golež, J. Primožič, M. Ovsenik, L. Bondemark, S. Petrén, Three-dimensional evaluation of forced unilateral posterior crossbite correction in the mixed dentition: a randomized controlled trial[J]. European journal of orthodontics, 42 (2020) 415-425.

183. M.A. Souza, L.A. Soares Junior, M.A. Santos, M.H. Vaisbich, Dental abnormalities and oral health in patients with Hypophosphatemic rickets[J]. Clinics (Sao Paulo, Brazil), 65 (2010) 1023-1026.

184. S. Taslan, S. Biren, C. Ceylanoglu, Tongue pressure changes before, during and after crib appliance therapy[J]. The Angle orthodontist, 80 (2010) 533-539.

185. B. Thiruvenkatachari, J. Harrison, H. Worthington, K. O'Brien, Early orthodontic treatment for Class Ⅱ malocclusion reduces the chance of incisal trauma: Results of a Cochrane systematic review[J]. American journal of orthodontics and dentofacial orthopedics: official publication of the American Association of Orthodontists, its constituent societies, and the American Board of Orthodontics, 148 (2015) 47-59.

186. R. Togawa, H. Ohmure, K. Sakaguchi, H. Takada, K. Oikawa, J. Nagata, T. Yamamoto, H. Tsubouchi, S. Miyawaki, Gastroesophageal reflux symptoms in adults with skeletal Class Ⅲ malocclusion examined by questionnaires[J]. American journal of orthodontics and dentofacial orthopedics: official publication of the American Association of Orthodontists, its constituent societies, and the American Board of Orthodontics, 136 (2009) 10.e11-16; discussion 10-11.

187. S. Tristão, M.B. Magno, A.V.B. Pintor, I.F.O. Christovam, D. Ferreira, L.C. Maia, I.P.R. de Souza, Is there a relationship between malocclusion and bullying? A systematic review[J]. Progress in orthodontics, 21 (2020) 26.

188. L.D. Vallino, Speech, velopharyngeal function, and hearing before and after orthognathic surgery[J]. Journal of oral and maxillofacial surgery: official journal of the American Association of Oral and Maxillofacial Surgeons, 48 (1990) 1274-1281; discussion 1281-1272.

189. C. Van Dyck, A. Dekeyser, E. Vantricht, E. Manders, A. Goeleven, S. Fieuws, G. Willems, The effect of orofacial myofunctional treatment in children with anterior open bite and tongue dysfunction: a pilot study[J]. European journal of orthodontics, 38 (2016) 227-234.

190. J.J. Warren, R.L. Slayton, S.E. Bishara, S.M. Levy, T. Yonezu, M.J. Kanellis, Effects of nonnutritive sucking habits on occlusal characteristics in the mixed dentition[J]. Pediatric dentistry, 27 (2005) 445-450.

191. M. Wishney, M.A. Darendeliler, O. Dalci, Myofunctional therapy and prefabricated functional appliances: an overview of the history and evidence[J]. Australian dental journal, 64 (2019) 135-144.

192. E. Yaman Dosdogru, F.N. Gorken, A.P. Erdem, E. Oztas, G. Marsan, E. Sepet, Z. Aytepe, Maxillary incisor trauma in patients with class Ⅱ division 1 dental malocclusion: associated factors[J]. Journal of Istanbul University Faculty of Dentistry, 51 (2017) 34-41.

193. T. Zhao, F. Hua, H. He, Rapid maxillary expansion may increase the upper airway volume of growing patients with maxillary transverse deficiency[J]. The journal of evidence-based dental practice, 21 (2021) 101579.

194. T. Zhao, X. Zhang, P. Ngan, W. Yuan, X. Chen, F. Hua, H. He, Effects of Maxillary Skeletal Expansion on Upper Airway Airflow: A Computational Fluid Dynamics Analysis[J]. The Journal of craniofacial surgery, 31 (2020) e6-e10.

195. O. Zohud, I.M. Lone, K. Midlej, A. Obaida, S. Masarwa, A. Schröder, E.C. Küchler, A. Nashef, F. Kassem, V. Reiser, G. Chaushu, R. Mott, S. Krohn, C. Kirschneck, P. Proff, N. Watted, F.A. Iraqi, Towards Genetic Dissection of Skeletal Class Ⅲ Malocclusion: A Review of Genetic Variations Underlying the Phenotype in Humans and Future Directions[J]. Journal of clinical medicine, 12 (2023).

196. J. Zou, M. Meng, C.S. Law, Y. Rao, X. Zhou, Common dental diseases in children and malocclusion[J]. International journal of oral science, 10 (2018) 7.